COMBATTRE POUR LA SANTÉ

L'Armée d'Orient et la construction du système sanitaire grec

1912-1922

É C O L E   F R A N Ç A I S E   D ' A T H È N E S

Directrice des publications : Véronique CHANKOWSKI

Responsable des publications : Bertrand GRANDSAGNE

Combattre pour la santé : l'Armée d'Orient et la construction du système sanitaire grec, 1912-1922 /
Léna Korma
Athènes : École française d'Athènes, 2022
ISBN : 978-2-86958-564-5
(Bibliothèque des Écoles françaises d'Athènes et de Rome, ISSN 0257-4101 ; 397)

1. France -- Armée d'Orient -- 1915-1918
2. Guerre -- Aspect médical
3. Guerre mondiale (1914-1918) -- Aspect sanitaire
4. Guerre mondiale (1914-1918) -- Soins médicaux
5. Maladies -- Balkans -- Guerre mondiale (1914-1918)
6. Services de santé -- Grèce -- Guerre mondiale (1914-1918)
7. Institut Pasteur (Grèce)
8. Choléra
9. Typhoïde
10. Maladies sexuellement transmissibles

Bibliothèque de l'École française d'Athènes

Préparation des textes : Clara Villain

Prépresse, conception graphique texte et couverture : EFA, Guillaume Fuchs

Impression et reliure : n.v. Peeters s.a.

ISBN : 978-2-86958-564-5

BIBLIOTHÈQUE DES ÉCOLES FRANÇAISES D'ATHÈNES ET DE ROME
FASCICULE TROIS CENT QUATRE-VINGT-DIX-SEPT

Léna Korma
Ancienne membre de l'École française d'Athènes

COMBATTRE POUR LA SANTÉ

L'Armée d'Orient et la construction du système sanitaire grec

1912-1922

ÉCOLE FRANÇAISE D'ATHÈNES

REMERCIEMENTS

Ce livre est le fruit d'une recherche que j'ai menée à l'École française d'Athènes en tant que membre scientifique (2015-2019), dans le cadre du programme quinquennal intitulé « Entre global et local. L'histoire civile d'une armée oubliée : l'Armée d'Orient, 1915-1919 » (2016-2021). Tout d'abord, j'aimerais remercier Alexandre Farnoux, alors directeur de l'École, pour son soutien et ses conseils, ainsi que Véronique Chankowski, la directrice actuelle. Incontestablement, ce travail n'aurait pu aboutir sans la contribution essentielle, les remarques, les longues discussions, les encouragements et la confiance décisive de l'ancien directeur des études modernes et contemporaines, Tassos Anastassiadis. Il a cru à ce livre dès le début, beaucoup plus que moi, et il m'a soutenue dans les moments difficiles de déception et de pessimisme, m'exhortant à ne pas abandonner le combat. Je dois une mention spéciale à Maria Couroucli, ancienne directrice de la Section moderne et contemporaine, qui m'a donné la possibilité et la chance de découvrir comme chercheuse postdoctorale (2014-2015) une thématique jusqu'alors totalement inconnue pour moi : l'Armée française d'Orient dans la Grande Guerre. Qu'elle soit assurée de ma reconnaissance.

Les remarques de fond, les propositions bibliographiques et les précieux conseils de Kostas Kostis et de Katerina Gardikas ont été essentiels pour l'achèvement de ce travail. Sans la présence de Béatrice Detournay, qui a fait preuve d'un très grand intérêt pour mes recherches, ce livre n'aurait pas pu être terminé. Je lui dois beaucoup plus qu'un simple remerciement pour son aide inlassable.

Je veux exprimer ma gratitude à Ioanna Pétropoulou et Eirini Anesti qui ont lu avec beaucoup d'attention et d'intérêt ce travail. Elles m'ont fait des observations judicieuses dans le texte et leurs remarques ont été importantes pour la version finale. Je tiens aussi à remercier chaleureusement les deux experts anonymes sollicités par le comité éditorial de l'EFA pour leurs critiques constructives et leurs commentaires.

Les stagiaires de l'EFA dont j'étais responsable, Alfonso Marin-Aponte, Hortense Chauvin et Maria Xypolopoulou, ont fait preuve de beaucoup de zèle pour recueillir et dépouiller un grand nombre d'archives, absolument nécessaires à mon sujet. Je dois un grand merci à Eleni Gadolou qui a élaboré avec beaucoup de patience et de compréhension les cartes du livre.

Je remercie Bertrand Grandsagne, responsable du service des publications de l'EFA, et Clara Villain qui a mis en forme mon manuscrit.

Je suis aussi reconnaissante, pour leur aide à divers moments de cette aventure, aux ami(e)s et aux collègues : Marina Aggeli, Meropi Anastassiadou, Dimitris Antoniou, Thanassis Barlagiannis, Konstantinos Dardoufas, Iro Diamantourou, Andreas Kakridis, Klida Karageorgiou, Victoria Laina, Nicolas Manitakis, Marie-Elisabeth Mitsou, Erini Orati, Georges Orfanidis, Stavros Perentidis, Iris Polyzos, Georges Sakorafas, Maroula Sinarellis, Zoe Taxidis.

Sans le soutien moral et affectif de mes parents, Antonis et Vania, je n'aurais jamais pu mener ce travail à bien. Je remercie particulièrement ma sœur Katerina, ainsi qu'Alexandros Chamalidis, Maria Dermitzaki et Christina Xiskaki pour leur présence et leur aide. Je dois plus qu'un très grand merci à Nikos et Lydia Tricha qui ont toujours été à mes côtés. Mais je n'aurais jamais pu achever ce livre sans la compréhension et la bienveillance de mon mari, Konstantinos Dinos, qui a partagé et allégé toutes mes angoisses et mes inquiétudes, durant la difficile période de l'écriture. Il a fait preuve d'une patience incroyable et intarissable. De plus, le fait qu'il est médecin s'est avéré d'une importance capitale pour moi : il m'a conseillée et aidée dans le domaine qui est le sien !

ὡς ποθεινόν ἐστιν ὑγεία νοσοῦσι καὶ πολεμουμένοις εἰρήνη...
combien dans la maladie on regrette la santé, et la paix pendant la guerre...

Plutarque, *Œuvres morales*

À la mémoire de Kostas Kormas
et de Roula Vélissariou

INTRODUCTION

Dans un article intitulé « La médecine militaire », l'historien Leo Van Bergen souligne le rôle de celle-ci dans la Grande Guerre : « La guerre et la médecine présentent l'une comme l'autre une infinité de visages, une réalité encore plus évidente dans un conflit marqué par des fronts d'une grande diversité ainsi que par des tactiques et des stratégies mouvantes, et qui coïncida de surcroît avec une évolution rapide des connaissances médicales [...] Les circonstances dues à la guerre [...] entraînèrent la mise en place de politiques et d'administrations de santé publique qui reconfigurèrent le paysage sanitaire de l'Europe d'après-guerre[1]. »

C'est dans cette problématique que s'inscrit cet ouvrage dont le but est de dégager quelques aspects de la construction et du fonctionnement du système sanitaire grec en temps de guerre, de 1912 à 1922. Le choix de ces limites chronologiques n'est pas un hasard. Comme Kostas Kostis l'a signalé, en Grèce, la guerre commence en 1912 et se termine en 1922. En d'autres mots, selon lui : « En réalité, et en toute logique probablement, même si ce n'est pas toujours consciemment, pour les Grecs, la Grande Guerre n'est que la continuité des Guerres Balkaniques et une introduction à l'expédition en Asie Mineure – en même temps que l'expédition en Ukraine en 1919 –, une des étapes du cheminement de l'achèvement national [...] la Première Guerre mondiale ne constitue que l'entretemps d'une période de dix ans de guerres continues, dont la conclusion, malgré les profits qu'octroyaient à la Grèce les traités de la paix, n'était rien d'autre qu'une Catastrophe[2]. »

Pendant toute cette période, l'État grec fait face à de nombreuses vagues de réfugiés[3], dont beaucoup sont porteurs de maladies contagieuses en raison des conditions particulières des guerres. Au début des années 1910, comme nous le développerons dans le premier chapitre, l'État grec s'empresse de prendre des mesures d'hygiène pour la protection de la santé publique en publiant plusieurs décrets. Cependant, les services sanitaires sont encore dispersés dans divers ministères et l'armée couvre partiellement les besoins civils.

L'éclatement des Guerres Balkaniques (1912-1913) entraîne la réapparition des maladies contagieuses, en raison de la fragilité des frontières et de la mobilité des populations, mettant l'État face à de nouvelles demandes et de nouveaux défis, alors que son système sanitaire est

1. Van Bergen 2014, p. 317, 342.

2. Kostis 2013, p. 553. Autour de cette problématique, voir aussi Kostis 2008, p. 349-366.

3. Pour une présentation, courte mais très cohérente, des mouvements de populations en Grèce pendant toute la période examinée ici, voir Kostis 2019, p. 57-65.

encore très faible et de qualité médiocre. La Première Guerre mondiale précipite cette évolution. La nécessité d'organiser la santé publique se fait donc plus claire et plus impérative. La présence en Grèce des troupes étrangères joue également un rôle catalytique, qui est sous-estimé dans l'historiographie grecque. Comme l'a remarqué assez tôt Antonis Liakos, « les services sanitaires militaires et certains établissements des armées étrangères influencèrent considérablement la réponse aux menaces sanitaires provoquées par les conflits, par la concentration d'un grand nombre de troupes étrangères et par les vagues successives de réfugiés jusqu'en 1918[4] ». C'est pourquoi nous insisterons dans cet ouvrage sur l'action du service sanitaire de l'Armée française d'Orient et son rôle auprès des autorités grecques. Son influence ne s'achève pas avec la fin de la Grande Guerre, elle se poursuit ensuite et pose les fondements de la conception et de l'organisation modernes de la santé publique en Grèce.

À ses débuts, à l'automne 1915, l'Armée française d'Orient est composée des survivants du corps expéditionnaire français ayant participé aux opérations des Dardanelles/Gallipoli, réunis à Salonique. Elle constitue la partie française des armées alliées d'Orient qui couvrent le front sud-est de la Première Guerre mondiale de 1915 à 1918[5]. Celles-ci sont arrivées pour soutenir les troupes serbes en déroute après l'offensive des empires centraux, mais sans succès. Durant l'été 1916, l'organisation du corps expéditionnaire change, unissant les forces françaises, britanniques, grecques, russes et italiennes en une seule armée, placée sous les ordres du Commandement des armées alliées en Orient (CAA). L'Armée française d'Orient (AFO)[6], dont l'appellation trouve ses racines dans le corps expéditionnaire français du passé, devient une subdivision de ce groupe d'armées dirigé d'octobre 1915 à décembre 1917 par le général français Maurice Sarrail. Le chef d'état-major va s'inspirer respectivement de l'Armée d'Orient de Bonaparte pendant l'expédition d'Égypte, en 1799, et de celle de la campagne de Crimée en 1854-1855[7].

Après leur échec auprès des Serbes, les armées alliées furent obligées de stationner un assez grand laps de temps dans le camp retranché de Salonique, à l'origine du fameux quolibet de Georges Clemenceau sur les « Jardiniers de Salonique ». Cette phrase, utilisée *ad nauseam* pour qualifier une armée ridicule[8], sous-estimait l'importance du front balkanique et trahissait la réalité. Les poilus d'Orient « avaient appris à planter des salades dans la plaine de Salonique pour échapper au scorbut qui menaçait les mangeurs de conserves[9] » et pour faire face aux problèmes d'approvisionnement d'une grande armée stationnée dans une ville étrangère, loin de sa base. En effet, alors qu'elle n'était qu'un corps expéditionnaire franco-anglais de quelques dizaines de milliers de soldats, fin 1915, l'Armée d'Orient s'est progressivement élargie au point de compter plus de 650 000 unités en 1918[10]. Elle était devenue une mosaïque multiethnique et multiconfessionnelle à laquelle s'étaient progressivement incorporés, entre autres, Annamites, Grecs, Italiens, Marocains, Russes, « Sénégalais[11] » et Serbes : une « Babel des nations » ou une « armée de Babel », comme il a été souligné[12].

4. Liakos 1993, p. 319-320.

5. Fassy 2003, p. 7 ; Wakefield, Moody 2011, p. 3-33.

6. Schiavon 2014, p. 198.

7. Fassy 2003, p. 7.

8. Palmer 2009, p. 70.

9. Miquel 1998, p. 153.

10. Fassy 2003, p. 7.

11. Les régiments sénégalais comprenaient des soldats de tous les territoires français d'Afrique occidentale et pas seulement de l'actuel Sénégal. L'Annam désigne la région géographique de l'Asie du Sud-Est qui correspond aujourd'hui au centre du Vietnam. Sur la présence des « Sénégalais » en Grèce et la façon dont la société intellectuelle grecque les a affrontés, voir Gazi 2017, p. 245-271.

12. Megas 2015 ; Miquel 1998, p. 193-236.

Cette armée bigarrée et souvent méprisée joua pourtant un rôle déterminant dans la capitulation de la Bulgarie et eut, par extension, un impact considérable sur l'issue de la guerre au profit de l'Entente. Au général Sarrail succédèrent le général Adolphe Guillaumat (fin décembre 1917-juin 1918) puis le général Louis Franchet d'Espèrey, qui conduisit la Bulgarie à la reddition en septembre 1918. Trois personnalités complètement différentes qui marquèrent cependant, chacune à sa façon, l'histoire du front d'Orient : « Sarrail est obsédé par le "problème grec", Guillaumat traite surtout des questions organisationnelles, Franchet d'Espèrey ne pense qu'à l'offensive et à son exploitation stratégique[13]. »

Les soldats de l'Armée française d'Orient n'ont pourtant jamais bénéficié de la reconnaissance de l'État, ni du prestige de ceux qui ont combattu dans la Somme, à Verdun, au Chemin des Dames ou dans les Vosges[14]. En d'autres mots, comme l'a signalé Pierre Miquel, « les survivants de Salonique rentraient chez eux pleins d'amertume, conscients d'avoir été pendant quatre ans les oubliés de la Grande Guerre[15] ». Bien que les actions militaires des armées alliées d'Orient aient contribué à la victoire finale de l'Entente, la mémoire collective de l'immédiat après-guerre n'a retenu que le quolibet moqueur, poussant l'affront jusqu'à ce qu'aucun soldat de l'Armée française d'Orient ne soit choisi parmi les huit inhumés aux cérémonies de consécration du monument du Soldat inconnu en 1920. C'est en 1927 seulement, avec l'inauguration du Monument aux héros de l'Armée d'Orient et des terres lointaines à Marseille, qu'une place est faite, à l'écart certes, à cette armée.

Les troupes alliées arrivèrent dans un pays théoriquement neutre pour ce qui est de sa participation à la Grande Guerre, mais en réalité divisé entre ceux qui soutenaient le Premier ministre, Elefthérios Venizélos, et l'engagement militaire du pays aux côtés de l'Entente, et ceux qui soutenaient le roi Constantin et la neutralité. L'armée devait faire face à des tractations politiques et diplomatiques qui provoquaient d'importantes reconfigurations. À la suite de l'arrivée des troupes alliées à Salonique, Venizélos fut forcé de démissionner. Après la reddition de la forteresse de Roupel en mai 1916[16] et l'occupation de la Macédoine orientale par les puissances centrales en août de la même année, le pays se trouva officiellement divisé entre le gouvernement d'Athènes, aux ordres du germanophile Constantin, et le gouvernement provisoire de Salonique conduit par Venizélos. Le Schisme national, selon le terme historique, culmina en 1916 avec les combats des Alliés contre des unités de l'armée régulière et des organisations paramilitaires à Athènes, connus sous le nom de Noemvriana[17].

Dans ce contexte, les Alliés imposèrent un blocus maritime à la « Vieille Grèce[18] », pour faire céder Constantin. En 1917, ils occupèrent les îles Ioniennes et les Cyclades, ce qui aboutit à l'expansion du mouvement de Venizélos. En mai 1917, l'occupation de la Thessalie fut aussi

13. Fassy 2003, p. 435.

14. Schiavon 2014, p. 366.

15. Miquel 1998, p. 343.

16. La forteresse Roupel se trouve à la frontière gréco-bulgare. Édifiée au lendemain de la deuxième Guerre Balkanique, en 1914, elle fut abandonnée aux troupes bulgares en mai 1916.

17. Maurogordatos 1996; Mourelos 2007. Les Noemvriana correspondent au calendrier julien alors en usage en Grèce et non au calendrier grégorien utilisé par l'Europe de l'Ouest « en avance » de treize jours (18 novembre / 1er décembre 1917). Pour respecter les sources, on se réfère, dans ce livre, au calendrier julien quand les dates sont celles des archives grecques, tandis que dans les archives françaises les dates suivent le calendrier grégorien. Ce qui explique que, dans les sources, on trouve quelquefois les dates écrites de deux façons, par exemple 1er/13 mai 1917.

18. La notion de « Vieille Grèce » recouvre le Royaume de Grèce avant l'expansion territoriale des Guerres Balkaniques, 1912-1913.

décidée lors de la conférence de Paris et de Londres, afin de contrôler les récoltes de blé[19]. Dans ce cadre, le sénateur français Charles Jonnart organisa une mission décisive à Athènes, qui déposa le roi Constantin et le força à quitter la Grèce. Son fils cadet, Alexandre, monta sur le trône, en même temps que Venizélos revenait à Athènes. Celui-ci convoqua en session parlementaire, non pas la chambre issue des élections de novembre1915, auxquelles il n'avait pas pris part, mais celle issue des élections d'avril 1915 qui avait été abusivement dissoute par le roi[20]. C'est pour cette raison et en référence à la célèbre histoire biblique de la résurrection de Lazare que ce Parlement fut surnommé « Parlement Lazare ». Alexandre y prêta serment d'allégeance à la Constitution[21]. En juin 1917, le pays, désormais réunifié, entra en guerre aux côtés de l'Entente.

L'armée française, dans laquelle la présence coloniale était la plus importante[22], se trouvait à Salonique dans une ville qui constituait une des dernières mosaïques de la diversité ethno-culturelle, ayant notamment conservé une forte population juive et même musulmane. Le sergent Jean Leymonnerie la perçoit comme « une ville assez curieuse » où « les derniers perfectionnements modernes côtoient les degrés de civilisation les plus primitifs. Le Turc coudoie le Grec, l'Annamite, le Nègre ou l'Européen, et tout le monde semble faire assez bon ménage[23] ». La réalité était évidemment plus complexe. Le gouvernement royal d'Athènes ainsi que la partie sioniste de la communauté juive de la ville considéraient l'armée française comme un adversaire. De l'autre côté, pour la partie francophile de la communauté juive et, surtout, pour les vénizélistes, les armées alliées constituaient une soupape de sécurité contre la menace bulgare et autrichienne. Il n'est d'ailleurs pas négligeable que le général Sarrail ait joué un rôle décisif dans l'établissement du gouvernement provisoire de Venizélos. Lui-même le souligne dans son autobiographie : « J'avais autre chose à faire qu'à tolérer le désordre à Salonique. Je profitais d'ailleurs de la circonstance pour trancher une question jamais solutionnée : l'exode des forces grecques de Salonique. [...] La présence dans la ville de ces troupes au loyalisme douteux ou même inexistant pouvait cependant, au point de vue militaire, constituer un véritable danger pour les Alliés[24]. »

En même temps, les tensions politiques donnèrent à Sarrail l'occasion de réclamer à nouveau, en juin 1916, que l'état de siège soit proclamé dans la ville de Salonique. Il s'agissait de contenir l'hostilité tant des autorités en place que d'une grande partie de la population. La situation troublée qui régnait à Salonique, entre les armées alliées et le général Konstantinos Moschopoulos, est en ce sens caractéristique. À la tête du 3e corps d'armée, proche du gouvernement royal, Moschopoulos ne cache pas sa méfiance, dans un rapport de février 1916, « pour l'insupportable comportement du Général Sarrail et sa mauvaise foi envers toutes les autorités grecques, qui ne respecte même pas la personne du Roi[25] ».

19. Lemonidou 2017, p. 60-61.

20. Pour les deux démissions forcées de Venizélos durant l'année 1915 et les conséquences politiques de la dissension entre le roi et le Premier ministre sur la position à tenir par rapport à la guerre, voir Maurogordatos 2015, p. 13-155.

21. Leon 1974 ; Mourelos 1983 ; Leontaritis 2000 ; Maurogordatos 2015, p. 13-155 ; Lemonidou 2015, p. 8-18 ; Rizas 2019.

22. Guelton 2021.

23. Leymonnerie 2003, p. 185. Sur l'image que les soldats anglais avaient de la Grèce et la façon dont ils ont vu leur présence là-bas, voir Fantauzzo 2018.

24. Sarrail 2012, p. 195.

25. Direction de l'Histoire de l'armée de terre (DIS), 371/13/4, *Έκθεση Στρατηγού Μοσχόπουλου* [Rapport du Général Moschopoulos], février 1916, p. 2.

À cela s'ajoutait un autre ennemi intérieur. Les soldats de l'Armée d'Orient, arrivés en Grèce deux ans seulement après les Guerres Balkaniques, devaient affronter non seulement l'ennemi germano-bulgare, mais aussi les *comitadjis*, partisans et bandits probulgares qui étaient restés ou revenus dans la région à la faveur de la guerre et en avaient une parfaite connaissance, acquise de longue date. Ils participaient, surtout au nord de la Grèce, d'un réseau d'espionnage ennemi des Alliés, soumis à la propagande allemande et qui renseignait aussi bien ces derniers que le gouvernement grec. Dans ce contexte, très tôt dans le conflit, un service d'espionnage et de contre-espionnage allié fut créé à Salonique et Jérôme Carcopino fut nommé chef du 2e bureau de l'Armée française d'Orient. Grâce à ce bureau, Sarrail « devait combattre à la fois l'administration grecque, opposée à l'occupation, et les agents bulgares et turcs hostiles à la Grèce, mais plus encore aux Alliés[26] ».

L'Armée d'Orient en Grèce joua enfin un rôle primordial dans les affaires intérieures grecques en intervenant dans la vie quotidienne et politique du pays, agissant profondément et de manière multidimensionnelle[27]. L'archéologie devint par exemple un autre moyen de combat[28], qu'illustre la relation de l'Armée d'Orient avec l'École française d'Athènes. Cette dernière joua un rôle crucial pendant la Grande Guerre, en fournissant une partie de son personnel à la direction du service archéologique de l'Armée d'Orient[29] mais aussi en intervenant directement dans les affaires politiques[30]. Certains anciens membres de l'EFA participaient, en plus de leur activité professionnelle, à des missions militaires où leur rôle fut déterminant[31]. On peut citer ceux qui encadraient, entre autres, le 2e bureau de l'état-major du Commandement des armées alliées et celui de l'Armée française d'Orient[32]. Gustave Fougères, alors directeur de l'EFA, était lui-même l'un des principaux organisateurs de la propagande française destinée à renforcer l'influence politique de son pays dans la vie publique grecque[33]. Une propagande qui, comme nous le verrons, s'étendait aussi au domaine sanitaire, jusqu'à déterminer le fonctionnement de l'Institut Pasteur d'Athènes après la fin de la Grande Guerre.

Si la guerre, et avec elle l'Armée d'Orient, influa sur tous les aspects de la société grecque y compris l'aspect sanitaire, c'est que les soldats avaient en réalité trois ennemis : l'adversaire, les *comitadjis* et les maladies[34]. La particularité du front d'Orient par rapport aux fronts de l'Ouest et de l'Est est que le nombre de malades y dépasse celui des blessés : six fois plus, par exemple, d'octobre 1915 à février 1918. Comme le signale Vincent Viet, pendant cette période, 48 338 blessés et 323 980 malades sont reçus par le service sanitaire de l'Armée d'Orient, dont 9 116 décéderont[35]. Les conditions exceptionnelles de la guerre alliées à la situation de la Grèce jouent un rôle décisif dans l'éclatement des épidémies durant la période étudiée. L'Armée d'Orient arrive dans un pays qui a vu la propagation, dans un passé récent, de plusieurs maladies infectieuses. La contagion apparaît rapidement comme le pire ennemi de l'Armée française d'Orient aussi bien que de la population locale, à une époque où les services de santé commencent juste à s'organiser.

26. Miquel 1998, p. 191.
27. Porte 2007, p. 83-101.
28. Farnoux 2012, p. 87-90.
29. René-Hubert 2002, p. 71-80 ; René-Hubert 2021.
30. Valenti 2001, p. 5-14.
31. René-Hubert 2010, p. 98; René-Hubert 2021.
32. René-Hubert 2021.
33. Stavrinou 1996, p. 83-99 ; Montant 1992, p. 61-87.
34. Schiavon 2014, p. 278.
35. Viet 2015, p. 400.

Le cas grec conduit à interroger plus largement les rapports entre la guerre et la médecine, à une époque où celle-ci participe d'un processus de modernisation caractérisé selon Max Weber par la « rationalisation » : systématisation, bureaucratie, mathématisation de la nature, de l'expérience et de la connaissance, spécialisation, maximalisation des ressources matérielles et humaines. Le management scientifique des industries proposé par l'ingénieur Fréderic Taylor dans les années 1880-1890 en est l'exemple typique. L'armée est naturellement touchée par ces transformations, non seulement pour les évolutions technologiques qu'elles permettent, mais aussi pour les modes d'organisation qu'elles induisent. De nouvelles formes de discipline et de surveillance apparaissent. La médecine, pour sa part, contribue au management militaire, entre autres en diminuant les pertes par maladies, en aidant à une convalescence plus rapide des blessés, en améliorant la nourriture et les conditions de vie[36].

La médecine est déterminante dans la structuration de la connaissance et dans le développement des technologies administratives relatives au corps et à l'esprit[37]. En particulier, l'implication de la médecine dans le premier conflit mondial constitue un préalable essentiel à l'émergence d'un grand nombre de procédures techniques et de politiques sanitaires après la fin de la guerre[38]. À l'inverse, la culture du militarisme prussien puis allemand, aussi bien que du militarisme libéral en Grande-Bretagne, influence déjà, avant la Grande Guerre, les mœurs et l'organisation de la profession médicale[39]. Même le vocabulaire technique et professionnel utilisé par les médecins civils montre chez eux l'impact inconscient de l'esprit militaire.

Une des caractéristiques fondamentales de la guerre moderne, qui tend à devenir totale, est qu'elle implique la mobilisation de toutes les ressources de la société pour ses propres objectifs, incluant celles de la science, de la médecine et de la technologie. La guerre moderne provoque plus ou moins l'affaiblissement ou même la disparition de la distinction entre la sphère civile et la sphère militaire[40]. Il s'agit d'un axe de réflexion majeur dans le cas qui nous occupe : la protection des soldats et des populations locales face aux maladies contagieuses, comme le typhus exanthématique et le paludisme, œuvre commune des autorités militaires étrangères et des autorités civiles grecques, s'inscrit dans cette problématique. Il en va de même du service sanitaire de l'Armée française d'Orient, qui s'organise en collaboration avec les autorités civiles grecques. Le cas de la lutte menée contre le choléra, tant durant les Guerres Balkaniques que dans la Grande Guerre, permet également de comprendre le processus réciproque d'évolution de la médecine civile pendant la guerre et de sa militarisation en période de paix[41]. En d'autres mots, la guerre n'est pas séparée ou distincte de la constitution et des transformations de la société qu'elle affecte. Il est donc important d'examiner la relation entre la guerre, la médecine et la société en général[42].

Selon l'expression de Roger Cooter, la guerre peut aussi exercer une « influence positive externe » sur la médecine – sans qu'il faille généraliser, bien sûr –, procurant des opportunités uniques pour la connaissance, laquelle conduit à de meilleurs traitements curatifs et humanitaires[43]. Pendant toute la durée de la Grande Guerre, on enregistre une augmentation

36. Harrison 2004, p. 1-3.

37. Cooter, Sturdy 1998, p. 17. Ce processus est connu sous le nom de « médicalisation » chez Michel Foucault. Foucault *et al.* 1979.

38. Cooter, Sturdy 1998, p. 17.

39. Harrison 2004, p. 4-7.

40. Cooter, Sturdy 1998, p. 2-3. Voir, à titre indicatif, Sutphen 1998, p. 48-64 ; Taithe 1998, p. 22-47.

41. Sur ce débat historiographique, voir Harrison 1996, p. 267-276.

42. Cooter, Sturdy 1998, p. 7.

43. Cooter 2004, p. 333.

des crédits de recherche pour la santé. Comme Stéphane Audoin-Rouzeau et Annette Becker l'ont montré, la médecine durant cette période doit beaucoup aux innovations du XIXe siècle, mais on remarque en même temps « de véritables percées thérapeutiques directement liées aux nécessités imposées par les blessures apparues en 1914[44] ». La professionnalisation du corps médical se développe[45]. Des spécialités s'affirment, s'étendent ou naissent, comme l'orthopédie[46], la chirurgie plastique, la « médecine respiratoire » selon le terme de l'époque, la microbiologie, la cardiologie[47] et l'épidémiologie.

Le choléra, le paludisme et le typhus exanthématique ont conduit de façon particulièrement décisive à l'amélioration de la connaissance scientifique, tant en Grèce qu'ailleurs. Le cas du typhus exanthématique constitue un exemple assez représentatif. Même si, avant la guerre, on avait découvert la façon dont se transmettait la maladie, durant la guerre, mais aussi après, elle prit des dimensions énormes. En même temps, on pourrait dire aussi que cette influence positive apparaît, directement et visiblement, du fait que, pour la première fois dans son histoire, l'État grec est forcé, dans ces conditions particulières, de fonder un ministère de la Santé.

ÉTAT DE LA QUESTION

Il n'est pas exagéré de dire aujourd'hui que la Première Guerre mondiale constitue un champ historiographique fertile et ouvert[48]. Les femmes[49], les enfants[50], les civils[51], les sujets coloniaux[52], les oubliés[53], la culture[54], entre autres, ont (re)trouvé leur place dans l'histoire sociale de la Grande Guerre. La question sanitaire a également fait l'objet de travaux récents[55] mais plusieurs aspects restent à explorer. Il manque, par exemple, une étude détaillée sur l'influence de la grippe espagnole dans les pays balkaniques[56].

À quelques exceptions près, l'Armée d'Orient reste en France un objet méconnu de l'histoire de la Première Guerre mondiale, en dépit du nombre relativement important d'ouvrages qui lui ont été consacrés, surtout dans les années 1920 et 1930, et dans la décennie 1960. La plupart ont été écrits par des acteurs du conflit qui ont voulu rappeler à leurs contemporains les combats acharnés qui se sont déroulés dans cette partie du continent européen, dans des conditions qui n'avaient rien à envier à celles du front occidental. Rares sont également les études en langue grecque[57], même si, à l'occasion de la commémoration du Centenaire, la communauté scientifique grecque s'est peu à peu intéressée au sujet avec l'organisation de journées, de

44. Audoin-Rouzeau, Becker 2000, p. 43.
45. Cooter 1990, p. 147-159.
46. Cooter 1993.
47. Howell 1998, p. 85-105.
48. Horne 2010 ; Winter 2014b ; Winter 2014c ; Compagnon, Peurseigle 2016, p. 39-63 ; Clarke, Horne 2018.
49. Thébaud 2013.
50. Audoin-Rouzeau 2004.
51. Proctor 2010.
52. Fogarty 2012.
53. Becker 2012.
54. Becker 2005.
55. Voir, à titre indicatif : Delaporte 1999 ; Ozdemir 2002 ; Reznick 2004 ; Hallett 2009 ; Van Bergen 2009 ; Harrison 2010 ; Carden-Coyne 2014 ; Delaporte 2010.
56. Barry 2005 ; Rasmussen 2007, p. 171-190 ; Rasmussen 2014, p. 369-390, Vinet 2018.
57. Sur la place de la Première Guerre mondiale dans l'historiographie grecque, voir Lemonidou 2018.

colloques, de volumes collectifs et d'expositions[58]. Toutefois, le souvenir de l'Armée d'Orient ne fut pas enchâssé dans l'espace ou dans la mémoire collective et ne trouva pas sa place dans les historiographies locales, à la fois en raison des connexions troubles entre relations internationales et politique intérieure durant la Première Guerre mondiale et en raison d'un décalage au niveau de la temporalité[59].

Quant à la question sanitaire, hormis quelques cas sporadiques, c'est tout récemment que l'historiographie contemporaine grecque a commencé à s'intéresser systématiquement aux thèmes de la médecine et de la santé publique en Grèce[60], constituant un Réseau pour l'histoire de la santé publique. Cependant, les études sur la médecine en temps de guerre sont presque exclusivement menées par des militaires de carrière et des professeurs de médecine[61]. Leurs travaux sont utiles et riches d'informations. Toutefois, les questions sont traitées à l'aide d'outils méthodologiques différents de ceux des sciences humaines et sociales. D'autres auteurs se sont intéressés aux conséquences sanitaires de la guerre après la défaite de l'armée grecque en Asie Mineure en 1922, sans couvrir de manière approfondie et concrète la période antérieure qui reste une *terra incognita*.

Il apparaît donc clairement que la relation entre la guerre et la médecine demeure, dans l'historiographie grecque, un champ vierge et que beaucoup de questions restent encore sans réponses. Comme nous l'avons déjà signalé, la Grande Guerre a longtemps été abordée séparément des autres faits de société et de civilisation. Cet ouvrage vise à fournir quelques pistes d'étude des processus et de l'évolution à l'œuvre dans le domaine sanitaire en Grèce durant cette période, en relation avec l'arrivée de diverses vagues de réfugiés aussi bien que des puissances militaires étrangères. Si, pour ces dernières, l'histoire sociale de l'Armée d'Orient a été sous-estimée et marginalisée, considérée comme un secteur indépendant et séparé de l'histoire grecque de cette période, cette constatation est encore plus nette pour les questions sanitaires au sein de cette armée. Sans négliger la présence d'autres armées étrangères en Grèce et leur contribution dans ce domaine, cette étude se concentre surtout sur le service sanitaire de l'Armée française d'Orient. Comme nous l'avons dit plus haut, la France jouait alors un rôle influent puisqu'elle tenait l'état-major d'un groupe d'armées stationné en Grèce. Comparée par exemple à la présence anglaise, celle des Français eut dans la formation du système sanitaire de l'État grec un poids considérable qui se manifeste dès les Guerres Balkaniques et perdure après la fin de la Grande Guerre, comme nous allons le voir tout au long de ce livre.

Incontestablement, cette étude constitue un premier essai abordant cette problématique et ne saurait épuiser le sujet. Quelques études de cas y sont proposées en appui de notre propos, mais d'autres, comme la grippe espagnole ou les névroses de la guerre[62], pourraient éclairer de nouvelles facettes de cette histoire. Afin de pouvoir aborder ces questions de manière exhaustive, la concentration et le croisement de sources variées et différentes, provenant de

58. Voir à titre indicatif : Satrazanis 2012 ; Antonaras, Motsianos 2012 ; Vlassidis 2016 ; Suntomorou 2016 ; Anastasiadis, Korma 2017 ; *L'Armée d'Orient peint Thessalonique* 2018 ; Kolonas 2018 ; Mourelos *et al.* 2018. Les éditions University Studio Press de Thessalonique ont inauguré en 2015 une série de quatorze petits livres illustrés, consacrés chacun à divers aspects de l'histoire sociale de l'Armée d'Orient. Voir les titres détaillés dans la bibliographie.

59. Sur cette problématique de la poursuite de la guerre en Orient après la fin des conflits à l'Ouest, voir Gerwarth 2016.

60. Voir à titre indicatif : Kuriopoulos 2008 ; Lekka 2012 ; Stoyannidis 2016 ; Gardikas 2018 ; Barlagiannis 2018 ; Barmpouti 2019 ; Theodorou, Karakatsani 2019.

61. Le chapitre III du livre de Gardikas intitulé « Malaria in Peace and War » paraît constituer une exception autour de cette question. Gardikas 2018, p. 151-264.

62. Hurst 1918, p. 1-137 ; Winter 2014a, p. 343-368.

divers organismes ou institutions, s'avèrent indispensables. Nous avons principalement travaillé à partir des sources archivistiques conservées dans les institutions suivantes : la direction de l'Histoire de l'Armée à Athènes, le service des Archives diplomatiques et historiques du ministère des Affaires étrangères de Grèce, les Archives nationales de Grèce/Archives historiques de Macédoine, l'École française d'Athènes, le Service historique de la Défense à Vincennes, le Centre des archives diplomatiques de Nantes, l'Institut Pasteur de Paris et le Quai d'Orsay. Les témoignages écrits laissés par les protagonistes de la période eux-mêmes permettent, comme nous le verrons en détail, de montrer comment ils ont vu et vécu la santé en temps de guerre.

Durant la période qui nous intéresse, surtout après la fin de la Grande Guerre et au début des années 1920, l'idée de la modernisation des services sanitaires mûrit toujours davantage dans la conscience du commandement politique et militaire de l'État grec[63]. La défaite en Asie Mineure, avec l'afflux de presque 1,5 million de réfugiés dans la société grecque, entraîne un bouleversement de la situation préexistante. Néanmoins, dans le domaine sanitaire, pour la Grèce de l'entre-deux-guerres, la crise de 1922 et ses conséquences ne constituent pas un phénomène indépendant de ce qui s'est passé dans la décennie précédente, avec bien évidemment des ruptures et des continuités. Notre travail a donc consisté à comprendre la construction et le fonctionnement du système sanitaire grec dans le cadre de la guerre et à étudier l'interférence du facteur militaire, du facteur politique et du facteur épidémiologique. En d'autres mots, il vise l'étude de la formation de l'État grec à travers sa composante sanitaire, l'hygiène publique.

63. Theodorou 2017, p. 236-237.

CHAPITRE I

LA SITUATION SANITAIRE EN GRÈCE DES GUERRES BALKANIQUES À L'ARRIVÉE DE L'ARMÉE D'ORIENT, 1912-1915

Le résultat général des vaccinations anticholériques est là pour nous prouver que, loin de s'arrêter à de vaines considérations théoriques, il est nécessaire *de pratiquer les vaccinations même en plein foyer épidémique [...] La leçon de choses qui se dégage de toute l'histoire des vaccinations anticholériques est qu'en médecine aucune théorie, si séduisante fût-elle, ne vaut une bonne expérience.*

Jean Cantacuzène, « La pathogénie du choléra et la vaccination anticholérique », 1920, p. 86

L'ORGANISATION DES SERVICES SANITAIRES CIVILS

En 1913, les Guerres Balkaniques se soldèrent par l'expansion territoriale de l'État grec avec l'annexion de la Crète, de la majeure partie des îles de l'Égée, de l'Épire et du sud de la Macédoine[1]. Les « Nouveaux Territoires » furent annexés à la « Vieille Grèce ». Les conditions particulières engendrées par les conflits, en raison de la mobilité des populations et de la fragilité des frontières, provoquèrent, entre autres, une augmentation des épidémies et des cas de maladies contagieuses véhiculées par les armées. L'État grec devait fournir une aide sanitaire et médicale pour protéger sa population de ce danger. Cependant, le rôle des services chargés des questions sanitaires n'était pas encore bien délimité. La distinction n'était pas nettement faite entre les questions d'hygiène et de prévoyance, parce que tous ces services étaient dispersés dans divers ministères (**tabl. 1**) : la « Direction de l'hygiène publique et de prévoyance » (Διεύθυνση Δημόσιας Υγιεινής και Αντιλήψεως), le « Conseil royal médical[2] » (Ιατροσυνέδριο) et le « service de santé de la ville » (Αστυϊατρική Υπηρεσία) relevaient du ministère de l'Intérieur, la « section du paludisme » (Τμήμα Ελονοσίας) du ministère des Transports, le « service de la quinine » (Υπηρεσία Κινίνης) du ministère des Finances, la « section d'hygiène scolaire »

1. Couderc 2003, p. 20-21.
2. Le Conseil royal médical, fondé en 1834 à l'image des *collegia medica* allemands, est formé de sept membres : son président, quatre médecins « compétents en médecine, chirurgie et obstétrique » et deux pharmaciens lors des séances qui requièrent leur expertise. Selon la législation, les tâches du Conseil royal médical étaient de trois types : le contrôle du corps médical et pharmaceutique du pays (police sanitaire), la promulgation des avis en matière de santé publique et l'examen des cas médico-légaux. Barlagiannis 2017, p. 111, 113, 118. Voir aussi : Antonakopoulos 2012.

(Τμήμα Σχολικής Υγιεινής) du ministère de l'Éducation, les « sources thermales et hygiène du travail » (Ιαματικαί Πηγαί και Υγιεινή εργασίας) du ministère de l'Économie nationale et l'« hygiène des prisons » (Υγιεινή Φυλακών) du ministère de la Justice[3].

Ministère	Service
Ministère de l'Intérieur	Direction de l'hygiène publique et de la prévoyance Conseil royal médical Service de santé de la ville
Ministère des Transports	Section du paludisme
Ministère des Finances	Service de la quinine
Ministère de l'Éducation	Section de l'hygiène scolaire
Ministère de l'Économie nationale	Sources thermales et hygiène du travail
Ministère de la Justice	Hygiène des prisons

Tableau 1. Répartition des services d'hygiène et de prévoyance entre les différents ministères. Triadafullou 1950, p. 248.

La Direction de l'hygiène (Υγειονομική Υπηρεσία) du ministère de l'Intérieur (1911-1921) avait pour but, d'une part, de prévenir les menaces épidémiques extérieures et, d'autre part, de lutter contre celles qui se déclaraient sur le territoire. Elle tenta de réorganiser et d'étoffer les institutions déjà existantes, en promulguant des lois, des décrets et des circulaires. Dans une communication à la Société médicale d'Athènes (Ιατρική Εταιρεία Αθηνών) en février 1922, l'inspecteur de l'hygiène Kuriakos Kuriazidis indique que ces textes sont « rédigés sur la base des progrès de l'hygiène publique et de la microbiologie grâce auxquels la vieille législation des Bavarois fut refondée totalement » et doivent répondre, « selon les moyens et les personnels mis à disposition par l'État, aux besoins de l'hygiène publique actuels[4] ».

La section de la santé publique, le bureau de l'inspecteur de l'hygiène et le Conseil royal médical relevaient du service central de la Direction de l'hygiène publique et de la prévoyance, qui supervisait les décisions et contrôlait l'application des lois et des décrets royaux. La section de la santé publique éditait ou préparait les questions soumises à l'approbation du directeur du service central puis du ministère de l'Intérieur. L'inspecteur de l'hygiène assumait la responsabilité scientifique et la direction des laboratoires microbiologiques, mais il supervisait aussi le laboratoire central d'hygiène et, plus généralement, tout le personnel de santé de l'État. Le Conseil royal médical jouait un rôle dans toutes les questions de santé publique et de médecine. Des microbiologistes inspecteurs de l'hygiène étaient en charge de l'organisation et de la direction des services dédiés à la lutte contre les maladies contagieuses. Un renforcement de leurs effectifs était prévu en cas d'épidémie. Un poste d'inspecteur distinct relevait de la direction de la police d'Athènes, pour la lutte contre les maladies vénériennes[5].

Chaque préfecture, sauf Athènes, disposait d'un conseil sanitaire dont la présidence était assurée par le préfet et la vice-présidence par un chef des services d'hygiène départemental (νομίατρος)[6]. Comme le risque d'afflux des maladies contagieuses par voie maritime était

3. Triadafullou 1950, p. 248.
4. Kuriazidis 1929, p. 3.
5. Kuriazidis 1929, p. 3-6.
6. Kuriazidis 1929, p. 7.

important, il existait également un service d'hygiène des ports (υγειονομική υπηρεσία λιμένων). Celui-ci se composait de bureaux de la santé (υγειονομεία), de centres de santé (υγειονομικοί σταθμοί), d'avant-postes sanitaires (υγειονομικά φυλάκια) et de lazarets (λοιμοκαθαρτήρια). Dans les bureaux de la santé, on surveillait la situation sanitaire des ports, des bateaux et des passagers. Suivant l'importance de leur position géographique et de leur fréquentation, ils étaient répartis en trois classes. Le Pirée et Salonique disposaient d'un bureau de la santé de 1re classe. L'application des mesures sanitaires de décontamination se faisait dans les lazarets[7].

Mis à part son rôle d'organisation et d'administration, le service central fit aussi œuvre législative : 42 lois, 97 décrets royaux, 7 décrets législatifs et 7 circulaires furent votés et publiés par ses soins[8]. Parmi cet arsenal réglementaire, la loi 346 de 1914 « pour la supervision de la santé publique » (περί επιβλέψεως της δημοσίας υγείας) était d'une importance particulière : on considère qu'elle « a posé les bases scientifiques de l'organisation systématique de la santé publique et défini les devoirs et les compétences des médecins départementaux[9] ». Elle réorganisait le personnel affecté aux politiques d'hygiène, remodelait le Conseil royal médical, refondait la Direction de l'hygiène publique et de la prévoyance pendant que des inspecteurs d'hygiène spéciaux étaient recrutés[10]. D'autres lois et décrets royaux furent promulgués dans le cadre de mesures sanitaires spécifiques, contre le choléra et la variole en 1911 et contre la peste en 1915[11]. L'exercice de la médecine fut également encadré par des textes définissant en détail les devoirs et obligations des médecins, dentistes et sages-femmes, leurs salaires ainsi que les pénalités encourues dans les cas d'illégalité. La pratique de la médecine et la fonction des pharmacies dans les régions intégrées à la Grèce après les Guerres Balkaniques[12] suscitaient un intérêt particulier dans le domaine législatif.

Les maladies contagieuses apparues pendant les Guerres Balkaniques avaient également mis en relief le manque criant de laboratoires microbiologiques spécialisés capables de fabriquer des vaccins. Celui de l'université d'Athènes ne s'occupait alors que de la formation des étudiants. L'État grec était donc obligé d'importer des doses de vaccins contre le choléra et la peste, ainsi que d'autres produits microbiologiques, et ne les recevait qu'en quantité limitée[13]. La nécessité de protéger la santé publique conduisit donc à la création d'un laboratoire d'hygiène centrale (κεντρικό υγειονομικό εργαστήριο) qui commença à fonctionner à partir de 1912, au début comme un organisme non permanent, partageant ses locaux avec le laboratoire d'hygiène de l'université d'Athènes[14]. Il devait organiser des campagnes de vaccination préventive de la population civile et de l'armée contre le choléra, la peste, le typhus et la grippe, et l'envoi d'équipes d'intervention dans toutes les régions du pays en cas d'épidémie, afin d'appliquer immédiatement les mesures prévues contre ces maladies[15].

Cependant, la réalité ne correspondait pas à l'image d'un système cohérent et unifié que donnait à la Direction de l'hygiène du ministère de l'Intérieur cet appareil légal et réglementaire. Ce mécanisme, bien organisé et législativement structuré, ne pouvait pas être traduit

7. Kuriazidis 1929, p. 8-10.
8. Kuriazidis 1929, 18-33.
9. Triadafullou 1950, p. 248.
10. Kuriazidis 1929, p. 34.
11. Kuriazidis 1929, p. 36.
12. Loi 617 de 1915 « Περί ασκήσεως των ιατρικών επαγγελμάτων εν ταις νέαις Ελληνικαίς χώραις [L'exercice des métiers de la santé dans les nouvelles régions grecques] ». Kuriazidis 1929, p. 39.
13. Kuriazidis 1929, p. 45.
14. Ce laboratoire fut pérennisé et devint indépendant avec la loi 2299 de 1920. Kuriazidis 1929, p. 45.
15. Kuriazidis 1929, p. 46.

dans la pratique ni appliqué à tous les cas. Malgré des efforts soutenus et systématiques qui, incontestablement, marquèrent la fin d'une période d'indifférence à la santé publique, sa mise en pratique fut largement incomplète, en raison du manque de fonctionnaires, de l'insuffisance des stocks, de la rareté des hôpitaux capables de traiter les maladies contagieuses et des laboratoires microbiologiques dans la majorité des départements de Grèce. Le facteur principal de ce dysfonctionnement était l'absence d'un personnel qualifié[16]. La distinction entre les devoirs des hygiénistes et ceux des médecins commença à se faire plus claire. Quelques années avant la création de l'École d'hygiène d'Athènes, la fondation d'écoles d'hygiène spéciales s'imposait encore davantage[17] en raison des besoins de la société grecque elle-même.

Tant bien que mal, la Grèce tentait de suivre et de s'adapter aux évolutions qu'avait connues l'Europe de l'Ouest au XIXe siècle. Les découvertes de Pasteur dans le domaine de la microbiologie, dans les années 1890, avaient été déterminantes tant « pour le développement de l'hygiène publique que pour [...] la formation d'un discours social et médical sur les causes des maladies caractérisées comme "fléaux sociaux"[18] ». Les hygiénistes jouèrent à partir de ce moment-là un rôle décisif dans la prévention et la lutte contre les grandes épidémies par l'utilisation des statistiques de mortalité et de la topographie médicale, mais aussi par l'information du public au moyen de circulaires rédigées dans une langue accessible à tous. C'est à cette époque que l'hygiène devint une branche essentielle de la médecine[19].

Dans la deuxième moitié du XIXe siècle, une mobilisation internationale des médecins hygiénistes fut enregistrée avec le rassemblement des Anglais, des Allemands, des Belges, des Français et des Italiens. Le but en était la recherche sur les problèmes suscités par les épidémies. L'hygiène apparut désormais dans un contexte pratique et scientifique, aboutissant à la création d'un modèle emblématique et inclus dans la sphère publique[20]. Les hygiénistes européens influencèrent les politiques de santé, en définissant de nouvelles mesures de prise en charge des maladies contagieuses dans les deux dernières décennies du XIXe siècle. Même si elles ne donnèrent pas naissance à un « espace unifié » dans le domaine de l'hygiène, l'Europe de l'Ouest représentait désormais, pour beaucoup de pays, le modèle à suivre[21]. Dans le cas de la Grèce, dès le début du XXe siècle[22], le professeur de la faculté de médecine d'Athènes Konstantinos Savas et le médecin Ioannis Kardamatis avaient fondé l'« Association pour l'éradication des maladies infectieuses » (Σύλλογος προς Περιστολήν Ελωδών Νόσων) pour former les médecins au traitement du paludisme[23]. Ce processus d'institutionnalisation se poursuivit lentement à partir des Guerres Balkaniques et pendant toute la durée de la Grande Guerre.

LE SERVICE SANITAIRE DE L'ARMÉE DE TERRE GRECQUE EN TEMPS DE GUERRE : UN RÔLE CLAIR ET DISTINCT ?

Incontestablement, l'activité du service de santé de l'armée grecque, pendant les Guerres Balkaniques, ne se réduisit pas à l'organisation des soins prodigués aux militaires. Il joua un

16. Kuriazidis 1929, p. 59.
17. Kuriazidis 1929, p. 65.
18. Theodorou 2002, p. 145-146.
19. Theodorou 2002, p. 146.
20. Bourdelais 2001, p. 22-23. Sur l'activité internationale des hygiénistes et ses résultats, voir : Rasmussen 2001, p. 213-239 ; Nonnis-Vigilante 2001, p. 241-265.
21. Bourdelais 2001, p. 23.
22. Kuriopoulos, Karela 2011, p. 31.
23. Tsiamis, Piperaki, Tsakris 2013.

rôle primordial également auprès de la population civile. Depuis le XIXe siècle, des personnalités œuvrant à l'évolution du système sanitaire étaient issues des rangs de l'armée, comme l'ingénieur réserviste en chef Konstantinos Savas, déjà évoqué, ou les médecins réservistes aides-majors Nicolaos Sbarounis et Giorgos Papanikolaou[24]. Konstantinos Savas (1861-1929) fut d'ailleurs le premier titulaire de la chaire d'hygiène et de microbiologie à la faculté de médecine de l'université d'Athènes en 1900. Après des études en Grèce et un début de carrière dans le service sanitaire de l'armée grecque, il s'était spécialisé dans les domaines de la microbiologie et de l'hygiène à Vienne et à Berlin. À Berlin, il collabora, de novembre 1893 à mai 1894, avec le professeur Max Rubner qui venait de succéder à l'Institut d'hygiène à Robert Koch, le découvreur du bacille de la tuberculose. Il voyagea aussi à Munich, à Francfort, à Londres et en Italie, afin d'acquérir une connaissance complète des pratiques hygiénistes et des travaux d'infrastructure qu'elles impliquaient (lazarets, aqueducs, égouts, abattoirs, etc.)[25].

Le service sanitaire de l'armée de terre fut créé en 1904 d'après les décrets de la loi ΓΛΑ', en vigueur jusqu'en 1910. Le « Règlement du service sanitaire de l'armée en campagne » (Κανονισμός της Υγειονομικής Υπηρεσίας του Στρατού εν Εκστρατεία) fut mis en place par un décret royal du 25 novembre 1910, qui modifiait le règlement français[26]. Le service sanitaire fut divisé en : a) services sanitaires des corps d'armée (Υγειονομική Υπηρεσία της Ζώνης Ενέργειας των Σωμάτων), b) service sanitaire de l'arrière (Υγειονομική Υπηρεσία των Μετόπισθεν) et c) service sanitaire de l'intérieur (Υγειονομική Υπηρεσία Εσωτερικού) dépendant du ministère de l'Armée[27]. Mais le changement administratif principal du règlement de 1910 fut la suppression du service central du médecin-chef de l'armée. Ce qui eut pour résultat le manque d'unification de l'administration pour tous les services sanitaires, tant de l'avant que de l'arrière[28].

En parallèle, la défaite de l'armée grecque dans la guerre gréco-turque de 1897[29] avait déjà rendu urgent son remaniement, qui fut entrepris par des missions militaires étrangères[30]. La restructuration de l'armée de terre fut accomplie avec l'arrivée en Grèce de la mission militaire française, sous le commandement du général Joseph-Paul Eydoux. Celui-ci créa en 1912 la Ligue franco-hellénique, afin de renforcer l'influence culturelle française et de faciliter l'œuvre de la mission. Dans le domaine sanitaire, il mit en place un service de santé rattaché à la mission, dont la direction fut confiée au général médecin-chef Odilon Arnaud. Celui-ci devait jouer un rôle essentiel dans les affaires de santé publique grecques y compris après la Grande Guerre[31].

24. La Direction de l'Histoire de l'armée de terre publia trois monographies sur le service sanitaire de l'armée de terre au XXe siècle. Voir Grand Quartier général de l'Armée 1968, 1983 et 2001.

25. Pour une biographie, courte mais cohérente, de Savas, voir Pournaropoulos 1963, p. 313-349.

26. DIS, 1810/A/IM9, Ιστορία της Διεύθυνσης Υγειονομικού του Γενικού Επιτελείου Στρατού και του Υγειονομικού Σώματος της 26/03/1999 για την περίοδο από το 1821 έως 26/03/1999 [Histoire de la Direction sanitaire du Grand Quartier Général et de son corps sanitaire du 26/03/1999 pour la période de 1821 au 26/03/1999], p. 30-31.

27. *Ibid.*, p. 3 ; Moschonas 1973, p. 45-52.

28. DIS, 1810/A/IM9, Ιστορία της Διεύθυνσης Υγειονομικού του Γενικού Επιτελείου Στρατού και του Υγειονομικού Σώματος της 26/03/1999 για την περίοδο από το 1821 έως 26/03/1999 [Histoire de la Direction sanitaire du Grand Quartier Général et de son corps sanitaire du 26/03/1999 pour la période de 1821 au 26/03/1999], p. 31.

29. Sur les questions sanitaires à cette époque, voir Vladimiros 1997.

30. La mission anglaise était notamment responsable de la marine sous le commandement de l'amiral Toffner et la mission italienne de la police, avec pour chef le lieutenant-colonel Fr. A. Garigliota.

31. Il proposa à Venizélos de fonder en Grèce une section de l'Institut Pasteur. Malgré un accueil favorable, la mise en œuvre de ce projet si important, tant dans le cadre de la politique sociale pour la santé publique que du resserrement des relations bilatérales avec la France, fut finalement retardée jusqu'en 1919, voir *infra*, chap. VI.

Quelque temps avant le début des Guerres Balkaniques, les causes de morbidité et de mortalité dans l'armée de terre grecque étaient multiples : paludisme, grippe, méningite cérébro-vasculaire, fièvre typhoïde, rougeole, dysenterie, etc. Les travaux de la mission militaire française ont établi le nombre de soldats atteints et décédés des maladies les plus fréquentes de 1906 à 1910, c'est-à-dire durant une période de paix[32] (**tabl. 2**). Il est remarquable que le choléra et le typhus exanthématique, maladies qui devinrent épidémiques dans la décennie suivante et constituèrent une grande menace pour l'ensemble de la société grecque, soient absents de ces statistiques.

	1906		1907		1908		1909		1910	
Maladies	Malades	Morts	Malades	Morts	Malades	Morts	Malades	Morts	Malades	Morts
Grippe	1 698	21	835	12	750	8	975	4	1 339	14
Paludisme	6 035	4	7 047	2	3 952	-	3 467	1	4 539	3
Rougeole	149	5	449	21	195	9	192	5	160	-
Oreillons	291	-	652	-	76	-	636	-	1 372	-
Scarlatine	3	1	-	-	-	-	-	-	-	-
Méningite cérébro-vasculaire	15	7	19	7	37	14	13	4	51	22
Tuberculose	88	8	94	13	134	16	149	17	124	13
Dysenterie	26	-	59	3	109	5	57	1	32	2
Fièvre typhoïde	66	14	76	14	114	16	68	-	98	14
Gastrite	374	-	288	-	234	-	568	5	648	-
Rhumatisme	189	-	224	-	269	-	229	-	342	-
Variole	29	4	-	-	-	-	-	-		-

Tableau 2. Statistiques médicales de l'armée de terre grecque pendant la période 1906-1910. Mission militaire française 1912, p. 4.

Au moment où se profilaient les Guerres Balkaniques, le service sanitaire de l'armée de terre fut de nouveau reconstitué par décret royal du 30 septembre 1912[33]. En d'autres mots, il eut très peu de temps pour s'organiser afin de couvrir médicalement toutes les sections combattantes sur les fronts d'Épire et de Macédoine occidentale. La contribution française aux évolutions qu'il connut durant les Guerres Balkaniques fut décisive. Par exemple, c'est grâce à la mission française que l'utilisation des pansements stériles permettant le bandage antiseptique des blessés fut introduite[34]. Odilon Arnaud, directeur du service sanitaire du ministère de

32. Mission militaire française 1912.

33. La première Guerre Balkanique opposa la Grèce, la Serbie, la Bulgarie et le Monténégro à l'Empire ottoman, d'octobre 1912 à mai 1913. La deuxième Guerre Balkanique opposa la Grèce, la Serbie, le Monténégro et la Roumanie à la Bulgarie, de juin à juillet 1913. À la même époque, l'Empire ottoman s'attaqua à la Bulgarie : Ventiris 1931. Le service fut donc constitué quelques jours seulement avant le déclenchement de la première Guerre Balkanique.

34. Grand Quartier général de l'Armée 2001, p. 6.

l'Armée grec pendant cette période, joua un rôle décisif dans la réorganisation de l'encadrement et du fonctionnement des services[35]. Il supervisait aussi la répartition des blessés dans les divers hôpitaux d'Athènes, dès leur arrivée au Pirée[36].

La réforme essentielle du règlement de 1912 visait à la création de nouvelles salles d'opération mobiles, classées en type a (salles d'opération alpines d'expédition) et type b (salles d'opération de campagne d'expédition). Ce règlement supprimait tous les hôpitaux d'expédition existant jusque-là et réaffectait leur matériel[37]. Les services soignants des nouveaux « hôpitaux » créés autour de ces salles d'opération mobiles[38] étaient en réalité de simples unités chargées du transport de matériel, de quelque nature qu'il fût, nécessaire à leur fonctionnement. Comme celui de 1910, le règlement de 1912 ne prévoyait pas de service central confié au médecin-chef de l'armée sous les ordres du quartier général. Le service sanitaire dépendait encore du ministère de l'Armée et, par conséquent, l'administration de la santé sur le front et à l'arrière n'était toujours pas indépendante ni unifiée[39].

La mobilisation, réclamée en septembre 1912, selon l'ancien calendrier, n'apporta pas les résultats escomptés. Les unités sanitaires manquaient de personnel qualifié. Nombre des officiers de réserve sanitaires étaient à l'étranger et d'autres n'avaient pas été rayés de la liste des réservistes. De plus, beaucoup d'officiers sanitaires, d'infirmiers et de brancardiers, déjà comptés dans les plans de la mobilisation pour encadrer ce service, n'étaient pas arrivés à temps[40]. Le célèbre chirurgien Mathios Makkas, futur directeur du département de chirurgie à l'hôpital Evaggelismos (1914-1930) puis à l'hôpital de la Croix-Rouge (1930-1954), se trouvait en Allemagne lors de la mobilisation. Il se présenta à son retour au ministère de l'Armée et put être affecté au deuxième escadron des hôpitaux de la 2e division de l'armée de terre grecque qui partait pour Lamia et Domokos. Avec d'autres médecins, il suivit l'armée dans sa progression, dirigeant la construction d'hôpitaux sur les divers champs de bataille : Servia, Kozani, Véroia, Vodéna (aujourd'hui Édessa), Kastoria. Makkas tenait un journal qui contient nombre d'informations à la fois sur les conditions de fondation de ces hôpitaux et sur la composition ethnologique de la population des régions traversées[41]. Il s'y montre préoccupé par la situation sanitaire et le manque de moyens disponibles pour y faire face. Les 13 et 14 octobre 1912, il relate :

> Servia se trouve au pied d'une montagne et, en face, s'étend la vallée fertile d'Aliákmon. Dans le village, bon nombre de belles maisons turques. Il y a 600 maisons turques et 400 maisons grecques. Nous avons construit deux hôpitaux [...] et tous deux se sont remplis immédiatement [...] La situation

35. Schizas 2000, p. 67 ; DIS, 1810/A/IM9, Ιστορία της Διεύθυνσης Υγειονομικού του Γενικού Επιτελείου Στρατού και του Υγειονομικού Σώματος της 26/03/1999 για την περίοδο από το 1821 έως 26/03/1999 [Histoire de la Direction sanitaire du Grand Quartier Général et de son corps sanitaire du 26/03/1999 pour la période de 1821 au 26/03/1999], p. 32.

36. Koumaris 1914, p. 8.

37. DIS, 1810/A/IM9, Ιστορία της Διεύθυνσης Υγειονομικού του Γενικού Επιτελείου Στρατού και του Υγειονομικού Σώματος της 26/03/1999 για την περίοδο από το 1821 έως 26/03/1999 [Histoire de la Direction sanitaire du Grand Quartier Général et de son corps sanitaire du 26/03/1999 pour la période de 1821 au 26/03/1999], p. 33.

38. *Ibid.*, p. 37.

39. Schizas 2000, p. 67.

40. DIS, 1810/A/IM9, Ιστορία της Διεύθυνσης Υγειονομικού του Γενικού Επιτελείου Στρατού και του Υγειονομικού Σώματος της 26/03/1999 για την περίοδο από το 1821 έως 26/03/1999 [Histoire de la Direction sanitaire du Grand Quartier Général et de son corps sanitaire du 26/03/1999 pour la période de 1821 au 26/03/1999], p. 34.

41. Tricha 1993, p. 121-123.

dans les hôpitaux est piteuse, surtout en pathologie. Nous avons 12 infirmiers pour les deux hôpitaux avec 224 lits occupés jour et nuit. Pas de moyens pour l'hospitalisation. Des malades atteints de dysenterie et de pneumonie doivent être renvoyés. La propreté, avec un personnel minimum, laisse à désirer [...] Le service sanitaire n'a rien prévu. Outils rares, il n'existe même pas une pincette[42].

Effectivement, le service sanitaire de l'armée de terre était confronté à bon nombre de difficultés, dans la première phase des opérations du moins. Le nouveau règlement était totalement inconnu de la majorité des officiers sanitaires, et principalement des officiers de réserve qui n'avaient pas reçu à l'avance la formation nécessaire. Les officiers sanitaires ignoraient par exemple la distinction entre les deux types de salles d'opération[43]. Ils ne pouvaient pas organiser correctement les unités et répartir le matériel en fonction des nouveaux besoins[44]. De plus, le choix du personnel pour le travail à accomplir était malheureux : des gestionnaires sans aucune connaissance financière ou comptable, des avocats ou des enseignants dans les escadres de brancardiers[45]. L'insuffisance des moyens de transport retardait les livraisons et, surtout, rendait difficile le transport des blessés de l'arrière[46].

Malgré ces obstacles, le service sanitaire de l'armée de terre pallia aux besoins urgents de la guerre. On estime la capacité des hôpitaux d'expédition construits dans les zones d'opération à 17 550 lits[47]. Le général Leonidas Paraskeuopoulos, un des grands protagonistes des Guerres Balkaniques, dans une lettre à sa femme Coula écrite à Salonique en novembre 1912, donne une image éloquente des conditions de leur construction : « Comme nous n'avions pas assez d'hôpitaux, [Nikos][48] en a construit un, à côté de la gare, tout seul, en dix-huit heures. C'était une cave en désordre, avec un sol de pierre. Il a donc posé tout de suite un sol en bois, des vitres aux fenêtres, il a aménagé des latrines et des cuisines[49]. »

La contribution de la Croix-Rouge hellénique, fondée en 1877, fut essentielle dans l'activité du service sanitaire de l'armée de terre pendant les Guerres Balkaniques, avec notamment la construction d'hôpitaux dans plusieurs villes grecques (Amfilochia, Volos, Thèbes, Arta, Patras, Préveza, Jannina)[50]. Les principaux étaient celui d'Athènes, installé dans les locaux de l'hôpital municipal réquisitionné, et l'« Idadié » (Ιδαδιέ) de Salonique. Marinos Geroulanos, un des plus importants chirurgiens grecs, membre de l'Académie d'Athènes à partir de 1933, était le directeur de l'Idadié. Il fait part de l'expérience acquise lors de la première guerre balkanique sur le plan sanitaire, des problèmes auxquels il dut faire face, et raconte la mise en place de l'Idadié :

Après l'expérience de la première guerre, la Croix-Rouge hellénique avait déjà, bien avant que la guerre n'éclate entre la Grèce et la Bulgarie, préparé un envoi de matériel et de personnel, afin d'ouvrir un hôpital de près de quatre cents lits à Salonique. Il fut possible, juste après le début des

42. Tricha 1993, p. 131.

43. Schizas 2000, p. 69.

44. DIS, 1810/A/IM9, Ιστορία της Διεύθυνσης Υγειονομικού του Γενικού Επιτελείου Στρατού και του Υγειονομικού Σώματος της 26/03/1999 για την περίοδο από το 1821 έως 26/03/1999 [Histoire de la Direction sanitaire du Grand Quartier Général et de son corps sanitaire du 26/03/1999 pour la période de 1821 au 26/03/1999], p. 35-36.

45. Schizas 2000, p. 69.

46. DIS, 1810/A/IM9, Ιστορία της Διεύθυνσης Υγειονομικού του Γενικού Επιτελείου Στρατού και του Υγειονομικού Σώματος της 26/03/1999 για την περίοδο από το 1821 έως 26/03/1999 [Histoire de la Direction sanitaire du Grand Quartier Général et de son corps sanitaire du 26/03/1999 pour la période de 1821 au 26/03/1999], p. 35-36.

47. *Ibid.*, p. 37.

48. Nikolaos Petsalis, médecin, conjoint de la sœur de la femme de Paraskeuopoulos.

49. Paraskeuopoulos 1998, p. 64.

50. Athanasakis 1927, p. 97-129 ; Pantazidis 1987, p. 46-68.

conflits dans la ville de Salonique, de réaliser complètement cette mission [...] Avec l'accord des autorités, la Croix-Rouge hellénique occupa le grand bâtiment de l'« Idadié », utilisé pendant la domination ottomane comme orphelinat et école, alors propriété des Bulgares. Ce bâtiment, dans un état déplorable, fut nettoyé et désinfecté pour être prêt à accueillir les installations hospitalières quand le matériel arriverait[51].

Les Guerres Balkaniques éclatèrent donc à un moment où le service sanitaire de l'armée de terre était en train de se reconstituer et ne se trouvait absolument pas prêt à affronter un éventuel conflit, alors que la situation politique et militaire était déjà explosive dans la péninsule balkanique. Aux côtés de l'armée, toutes les forces vives du pays furent mobilisées dans l'effort de guerre. Dans ce cadre, un grand nombre de volontaires servirent aux postes d'infirmier et de brancardier. Le rôle des femmes bénévoles, issues tant de la haute société que des milieux populaires, ainsi que des Grecques de l'étranger, fut déterminant. Selon Stamatios Antoniades, médecin-chef de l'armée d'Épire, « l'assistance offerte volontairement par les dames, sauf quelques rares exceptions, contribua aussi au bon traitement des malades et des blessés[52] ». Le traitement immédiat des blessures de guerre devint une préoccupation majeure pour le service sanitaire de l'armée. Néanmoins, la (ré)apparition de maladies contagieuses sévères sur le territoire grec, en dépassant les limites du front, concernait l'ensemble de la société grecque et donc également les politiques de santé civile.

LES MALADIES CONTAGIEUSES PENDANT LA PÉRIODE 1912-1915 : L'EXEMPLE DE LA PESTE BUBONIQUE ET DU TYPHUS EXANTHÉMATIQUE

Durant les Guerres Balkaniques et l'immédiat après-guerre, l'État grec dut lutter contre des cas de peste dans les ports grecs[53]. Cette maladie infectieuse endémo-épidémique, transmise par les rongeurs porteurs de la bactérie *Yersinia pestis*, se manifestait sous trois formes : la peste bubonique, la peste pulmonaire et la peste septicémique[54]. La situation n'était pas inédite dans l'histoire de la péninsule hellénique et de l'État grec[55]. Néanmoins, depuis l'épidémie de Syros en 1835 et un cas constaté dans un bateau à Poros en 1837[56], la maladie n'avait plus été signalée en Grèce[57]. La diffusion en Europe de la troisième vague de peste pandémique, apparue en Chine en 1894, était pourtant de nature à susciter des alarmes. Un décret royal d'août 1910, comprenant 51 articles et 4 annexes, définissait tous les moyens de protection contre la peste et fut diffusé à toutes les autorités et à l'ensemble des médecins[58]. En août 1913, un premier cas fut identifié dans le port du Pirée. Les recherches permirent de déterminer l'origine de la contagion au sein d'un groupe d'ouvriers travaillant dans un moulin à vapeur. Les malades, mais aussi toutes les personnes avec qui ils avaient été en contact, furent isolés et transportés à l'hôpital Agia Varvara, fondé en 1902 et spécialisé dans le traitement des maladies contagieuses. Pour combattre la peste, un service d'hygiène fut créé au Pirée qui, sous la responsabilité d'un

51. Geroulanos 1914, p 3.
52. DIS, 1622/ΣΤ/1, Έκθεση πεπραγμένων Υγειονομικής Υπηρεσίας Ηπείρου, 1912-1913 [Rapport d'activités du Service sanitaire d'Épire, 1912-1913], p. 20.
53. Cofer 1915, p. 2616.
54. *Dictionnaire de médecine* 1982, p. 604.
55. Kostis 1995.
56. Sur le cas de Poros, voir Kostis 1995, p. 35-36, 63, 68, 71, 93, 119, 145, 170, 294.
57. Ministère de l'Intérieur 1913, p. 4.
58. Savas 1918, p. 7-9.

inspecteur en chef, était composé d'un personnel formé aux procédures de désinfection. Il est estimé que, du 1er août à la fin du mois de décembre 1913, il y eut au total 31 cas, dont 4 morts.

L'épidémie dura huit mois, jusqu'en juillet 1914. Le service d'hygiène, qui avait entre-temps été supprimé, fut reconstitué et presque 14 000 habitants du Pirée furent vaccinés avec un double sérum anti-peste. Durant l'année 1914, 79 bateaux à vapeur firent l'objet d'une procédure de dératisation[59]. La maladie continua de sévir au Pirée dans les années qui suivirent, malgré les efforts continus d'inoculation, de désinfection et de dératisation, tant sur les bateaux qu'à terre[60]. Il est significatif qu'entre le 3 octobre 1913 et le 31 décembre 1914, les autopsies pratiquées dans cette région représentent un pourcentage de 3,4 % des rats capturés, tandis que ce même pourcentage atteint 12 % pour toute l'année 1915[61]. Cette donnée montre sans aucun doute l'intensification des efforts fournis pour identifier les vecteurs de l'épidémie.

À Athènes et dans d'autres villes, la peste prit aussi des dimensions non négligeables. En avril 1914, les médecins signalèrent quatre cas suspects de peste bubonique à Chios. Le ministère de l'Intérieur envoya immédiatement sur place les inspecteurs de l'hygiène K. Kuriazidis et A. Petropoulos afin d'identifier la maladie et d'appliquer les mesures adéquates pour la réprimer. Les examens microbiologiques montrèrent que, jusqu'à la fin du mois de mai, 12 personnes furent atteintes de la peste bubonique, dont 7 moururent. Des cas sporadiques apparurent dans l'île durant l'été 1914. Un cas fut également constaté, en août, chez un épicier à Syros. Cependant, malgré la visite de Kuriazidis, les mesures préconisées ne furent pas appliquées ce qui obligea les deux inspecteurs de l'hygiène à revenir en décembre dans l'île où ils découvrirent 17 cas de peste bubonique, dont 16 morts[62]. La conception de la prévention contre les maladies contagieuses n'était pas encore ancrée au sein des populations.

Outre les habitants de Chios et de Syros, ceux de Zakynthos, de Kavala et de Salonique furent vaccinés. À Salonique, en mars 1915, quelques mois avant le débarquement des armées alliées d'Orient, un décret royal fut promulgué obligeant les voyageurs à l'arrivée et au départ de la ville, par train ou par bateau, à se soumettre à une visite médicale. La dératisation fut décrétée obligatoire pour les bateaux. Le même mois, un nouveau décret royal compléta celui d'août 1910, qui comprenait cette fois 84 articles et 9 annexes, après l'identification de nombreux cas de peste bubonique dans diverses régions de Grèce[63].

La réapparition du typhus exanthématique eut lieu au même moment. Véhiculée par les poux, cette maladie provoquée par le bacille *Rickettsia prowazekii* se manifeste en premier lieu par une forte fièvre, des frissons et un mal de tête. Une éruption cutanée – dite exanthème – apparaît ensuite, ainsi que des troubles mentaux (manie, hallucination). Dans les cas très graves, l'affection peut provoquer une insuffisance périphérique ou rénale aiguë, le coma et même la mort. Son taux de mortalité s'élève à environ 20 %. Le typhus exanthématique est endémique dans les camps de prisonniers de guerre, dans les prisons et au sein des populations qui portent les mêmes vêtements pendant longtemps. En 1882, une épidémie de typhus exanthématique avait déjà frappé Athènes, tandis que quelques cas étaient apparus à la fin du XIXe siècle et au début des années 1900 dans un village de Béotie et à Koropi en Attique[64]. Un décret royal

59. SAVAS 1918, p. 23-24.

60. PETROPOULOS 1917, p. 419-421.

61. Statistiques tirées des tableaux détaillés concernant les rats capturés au Pirée, à l'arsenal de Salamine et sur le bateau *Averoff*, et ensuite autopsiés. SAVAS 1918, p. 26-27.

62. SAVAS 1918, p. 28-29.

63. SAVAS 1918, p. 9.

64. SAVAS 1918, p. 7, 29-30.

de 32 articles et 4 annexes, concernant toutes les mesures prophylactiques contre cette maladie, fut publié en juillet 1911[65].

À la mi-mars 1913, le typhus exanthématique fut dépisté à Salonique, d'abord chez des réfugiés turcs qui logeaient provisoirement dans la mosquée Atzia-Metzit puis chez d'autres réfugiés, infectés en raison de la promiscuité. On dénombre 60 personnes touchées et 23 d'entre elles moururent[66]. Les réfugiés furent transportés, avec beaucoup de précautions et dans des ambulances spéciales, à l'hôpital pour les maladies contagieuses. Deux départements distincts y avaient été créés, l'un pour accueillir les porteurs de la maladie, l'autre pour les cas suspects[67]. Le médecin-chef Panagiotis Manousos, en collaboration avec l'inspecteur de l'hygiène Kuriakos Kuriazidis, y établit les procédures de traitement des patients : isoler et épouiller les personnes contagieuses ; détruire dans des étuves portables leurs vêtements et leurs bagages. Au début du mois d'avril 1913, l'épidémie était terminée à Salonique[68].

Néanmoins, des soldats turcs venant de l'armée de Jannina et prisonniers dans la forteresse de Zakynthos furent à l'origine d'un nouveau foyer de la maladie. Sa diffusion fut favorisée par les contacts fréquents entre les petits vendeurs et fournisseurs de la place, et les gardes de la forteresse[69]. Kuriazidis se rendit dans l'île où il fit construire un hôpital destiné à l'isolement des prisonniers contaminés dans la forteresse et un hôpital civil pour l'accueil des habitants en ville. Les mesures appliquées à Salonique le furent aussi à Zakynthos. Une notice spéciale, publiée par la police, rendit obligatoire la déclaration de chaque cas suspect, détaillant toutes les mesures à prendre afin de contenir et d'éradiquer la maladie. D'autres cas se manifestèrent à Patras et à Aigio, que Kuriazidis, une fois encore, fut chargé de traiter[70].

Quelque temps après, Kuriazidis publia un petit livre, nourri de sa propre expérience, sur l'histoire du typhus exanthématique pendant les Guerres Balkaniques en Grèce et les moyens mis en œuvre pour le combattre. Il s'y montre optimiste quant à la gestion des prochaines crises :

> Par la lutte efficace menée contre la maladie, tant à Salonique que dans les villes de Zakynthos, de Patras et d'Aigio, grâce aux mesures simples mais méthodiquement appliquées qui ont été évoquées, parmi lesquelles s'imposent le diagnostic rapide, l'isolement des contaminés et l'élimination des poux, il est permis de penser qu'à l'avenir nous repousserons avec le même succès chaque nouvelle amorce de propagation de cette maladie en Grèce[71].

Ainsi, Kuriazidis ne cache pas sa satisfaction pour l'œuvre accomplie par l'État et espère qu'il sera possible à l'avenir de lutter contre le typhus exanthématique avec le même succès. Il avait presque raison. Dans les années qui suivirent, le typhus était toujours présent en Grèce, et il ne fut pas toujours facile de le combattre. Même si la Grèce resta neutre jusqu'en juin 1917, l'éclatement de la Grande Guerre rendit les conditions de vie encore plus rudes et la mobilité des troupes étrangères sur le territoire favorisa l'expansion de la maladie. Toutefois, les autorités civiles grecques collaboraient désormais avec d'autres acteurs dans la gestion des foyers épidémiques.

Au-delà des exemples que nous venons d'évoquer, la dispersion régionale des maladies contagieuses, depuis le début des Guerres Balkaniques jusqu'à l'arrivée des troupes de l'Armée

65. Savas 1918, p. 9.
66. Savas 1918, p. 30.
67. Kuriazidis 1915, p. 6.
68. Savas 1918, p. 30.
69. Kuriazidis 1915, p. 11.
70. Savas 1918, p. 30-31.
71. Kuriazidis 1915, p. 17.

d'Orient, dessine une « grande diaspora géographique des maladies[72] » (**tabl. 3**). Il y apparaît clairement que les questions sanitaires qui occupent l'État à cette époque ne sont pas seulement les blessures du front.

Année	Lieu	Nombre de missions	Causes
1912	Macédoine	6	Choléra
	« Vieille Grèce »	6	Choléra
	Lamia	1	Typhus abdominal
	Nauplie	1	Dysenterie
1913	Arta	1	Choléra
	Trikkeri	1	Choléra
	Atalanti	1	Fièvre typhoïde
	Salonique	1	Typhus exanthématique
	Zakynthos-Aigio	1	Typhus exanthématique
1914	Chios	1	Peste bubonique
	Syros	1	Peste bubonique
	Salonique	1	Peste bubonique
	Ios	1	Paludisme
	Lokris	1	Typhus abdominal
	Neai Karuai	1	Paludisme
1915	Zakynthos	2	Peste bubonique
	Thèbes	1	Dysenterie
	Corfou	1	Choléra

Tableau 3. Foyers de maladies contagieuses en Grèce ayant fait l'objet des missions spéciales de la Direction de l'hygiène du ministère de l'Intérieur, 1912-1915. Kuriazidis 1929, p. 47.

MÉDECINS CIVILS ET MILITAIRES EN LUTTE CONTRE LE CHOLÉRA PENDANT LES GUERRES BALKANIQUES

Le choléra, qui prit une dimension épidémique pendant les Guerres Balkaniques et continua de menacer la Grèce durant toute la Grande Guerre, eut aussi pour effet de montrer une autre réalité de la guerre : la participation unanime des autorités médicales, civiles et militaires, à la lutte contre l'épidémie, sans qu'il fût facile de distinguer leurs pouvoirs et leurs limites.

Provoquant une diarrhée profuse et des vomissements incoercibles entraînant rapidement une déshydratation extracellulaire intense[73], le choléra se signale par une forte contagiosité responsable d'épidémies importantes. Des cas de choléra furent constatés en Grèce au cours

72. J'aimerais remercier ici Katerina Gardikas qui m'a permis d'appréhender l'importance de cette notion.
73. *Dictionnaire de médecine* 1982, p. 164.

du XIXe siècle[74]. Pendant la guerre de Crimée, en 1854-1855, il fut importé par les troupes françaises en route vers Constantinople. L'épidémie se répandit dans tout le royaume, à l'exception du Péloponnèse, à partir de deux ports principaux : le Pirée et Syra[75]. Sa diffusion fit l'objet de plusieurs décrets royaux en 1836, 1845, 1850, 1892 et 1893. Cependant, ces décrets ne définissaient pas en détail les moyens de lutte à l'intérieur du pays et le Conseil royal médical devait suivre à chaque fois des ordres spéciaux selon le cas[76].

Comme Steve Baldwin l'a montré dans un cadre plus général, les États européens du début du XIXe siècle n'étaient pas encore parvenus à coordonner leurs stratégies prophylactiques contre le choléra. Des approches différentes coexistaient, en raison notamment des incertitudes sur sa contagiosité, quant aux moyens de protection des populations soit par des procédures d'isolement, soit par la prise en charge des facteurs de propagation sanitaires et sociaux. En d'autres termes, la logique de la quarantaine (*quarantinism*) s'opposait à la logique de l'hygiène (*sanitationism*)[77]. C'est à partir des années 1860 que s'ouvrit le débat autour de la prophylaxie contre le choléra. Un assez grand nombre de pays européens choisirent d'appliquer de nouvelles méthodes de quarantaine (*neoquarantinism*). Ils ne revinrent pas à la logique de quarantaine telle qu'elle était appliquée par le passé, mais la simple méthode de l'hygiène ne leur suffisait pas non plus. Nouvelles techniques d'inspection, de surveillance, d'isolation et de désinfection étaient les aspects principaux du *neoquarantinism* qui prônait de réconcilier la valeur de l'hygiène publique et de la libre circulation des personnes et des biens[78]. La découverte du bacille du choléra par Robert Koch, dans les années 1880, consolida cette tactique, élaborée presque deux décennies plus tôt[79]. Valeska Huber montre que, dans ce contexte, les conférences internationales consacrées au choléra entre 1851 et 1894 représentèrent un premier pas dans la lutte concertée contre la maladie, grâce aux efforts de coopération internationale et de standardisation des procédures : « a unification of the globe despite disease[80] ».

Durant toute cette période, la Grèce[81] défendait régulièrement la logique de la quarantaine. À partir des années 1890, elle commença néanmoins à mesurer l'importance du dépistage et de la désinfection[82]. En 1908, le ministère des Affaires étrangères ordonna aux ambassades et aux consulats des mesures prophylactiques contre le choléra, qui avait fait son apparition dans l'Empire ottoman. Par exemple, les bateaux venant de Constantinople devaient être désinfectés tous les cinq jours. De cette procédure étaient exclus les bâtiments ayant navigué plus de six jours sans que soient apparus des cas de choléra, mais le personnel était soumis à un protocole de décontamination et à une visite médicale au lazaret de Saint-Georges, dans la baie de Salamine. Les voyageurs arrivant de Salonique et de Smyrne étaient également astreints à une visite médicale, tandis que des instructions spéciales s'appliquaient à ceux qui venaient d'Égypte[83]. D'après un ordre de mai 1910, les consuls devaient eux-mêmes prendre soin de

74. Pour une courte présentation des cas de choléra sur le territoire grec au XIXe siècle, voir SAVAS, MANOUSOS 1914, p. 3-4. Voir aussi, à titre indicatif : LOUKOS 1992, p. 49-69 ; KOMIS 2005 ; TSIAMIS 2006, p. 65-71 ; BARLAGIANNIS 2019.

75. BARLAGIANNIS 2007, p. 24.

76. SAVAS 1918, p. 8.

77. BALDWIN 2005, p. 123-130.

78. BALDWIN 2005, p. 139-143.

79. BALDWIN 2005, p.164-165.

80. HUBER 2006, p. 454.

81. Sur la question des lazarets dans la Grèce du XIXe siècle, voir BARLAGIANNIS 2018, p. 114-160.

82. BALDWIN 2005, p. 190.

83. Service des Archives diplomatiques et historiques du ministère des Affaires étrangères grec (SADH), 1911, 10/5/1, Υγειονομικά-Χολέρα.Υπουργείον επί των Εξωτερικών προς το Υποπροξενείο της Ελλάδος εν Καβάλλα

l'hygiène de leur région, sans en rester aux seules confirmations des autorités officielles de leur ville d'attache. Ils étaient aussi chargés de faire examiner les cas suspects par des médecins privés et, si un risque était identifié, d'alerter le ministère grec[84].

Un premier décret royal fut promulgué en juillet 1910 ; il comportait 50 articles et 4 annexes. Un autre le compléta en mai 1911, comportant cette fois 81 articles et 9 annexes[85]. Il détaillait les moyens de désinfection contre le choléra, ainsi que le personnel et le matériel nécessaires pour chaque lazaret et centre de santé. Un court rapport abordait l'aspect nosologique et épidémiologique de la maladie, les moyens de l'authentifier *ante* et *post mortem* et de procéder aux examens microbiologiques. Des précisions étaient données quant aux mesures à appliquer en cas de contagion en mer ou dans un train. Enfin, le décret listait les recommandations du Conseil royal médical pour éviter la diffusion de la maladie par les soldats turcs postés aux frontières[86]. Entre 1910 et l'été 1912, des cas sporadiques de choléra se déclarèrent en Grèce sans engendrer d'épidémie.

Le danger du choléra existait en Grèce avant les Guerres Balkaniques et constituait déjà un sujet de préoccupation national. Cependant, il prit à ce moment-là une dimension épidémique, menaçant aussi bien l'armée grecque que les populations des régions touchées par la guerre. La « Vieille Grèce » ne resta pas non plus indemne. En octobre 1912, une première épidémie de choléra (**tabl. 4**) se déclara dans l'armée turque à Tchatalja, en Thrace orientale, et se diffusa dans l'armée bulgare. Le roi de Bulgarie Ferdinand fit appel à Rudolf Kraus, célèbre professeur de microbiologie de Vienne. Avec la contribution de dix microbiologistes autrichiens, Kraus lutta contre l'épidémie avec succès[87]. Mais la maladie resta endémique dans l'armée turque. En décembre 1912, le consul grec de Philippopolis écrit au ministère de l'Intérieur : « Parmi les prisonniers turcs qui se trouvent ici, des cas de choléra sont apparus. Jusqu'à présent, trente cas ont été constatés dont quatorze mortels [...] L'armée turque a été isolée dans un campement hors de la ville et pour l'instant aucun cas n'est à signaler[88]. »

Dates	**Nombre de cas**	**Nombre de décès**
5 novembre – 2 décembre 1912	934	441
3-9 décembre 1912	540	229
10-16 décembre 1912	451	244
17-23 décembre 1912	276	158
24-30 décembre 1912	141	74
31 décembre 1912 – 1er février 1913	173	99
Total	2 515	1 245

Tableau 4. Les cas de choléra à Constantinople de novembre 1912 à février 1913. Prinzing 1916, p. 301.

[Questions sanitaires-Choléra. Ministère des Affaires étrangères au vice-consulat de Grèce à Kavala], Athènes, 21-1-1908, n. 890.

84. *Ibid.*, 28-5-1910, n. 15595.

85. Ministère de l'Intérieur 1911.

86. Ministère de l'Intérieur 1911 ; Savas 1918, p. 8-9.

87. Kardamatis 1914, p. 91-98 ; Schizas, Skabardonis, Kardoulis 2000, p. 14.

88. SADH, 1912, 20/1/3, Ζητήματα υγείας και υγιεινής. Υπουργείον επί των Εξωτερικών. Γενική Διεύθυνση Συμβατικών και Προξενικών Υποθέσεων. Σουίδας προς Υπουργείων Εξωτερικών, Γενική Διεύθυνση Θεσσαλονίκης [Questions de santé et d'hygiène. Ministère des Affaires étrangères. Direction générale des affaires conventionnelles et consulaires. Souidas au ministère de l'Intérieur, Direction générale de Salonique], 10/23-12-1912, n. 37117.

Durant la première guerre balkanique, on n'observe pas de tel phénomène dans l'armée grecque. Des cas furent constatés dans les régions de Dorian, Xanthi et Kavala, c'est-à-dire dans des zones qui se trouvaient sous domination bulgare entre les deux Guerres Balkaniques. Les premières mesures de protection contre le choléra furent prises[89] en vue des opérations que l'armée grecque préparait pour l'expédition de Gallipoli et qui n'eurent finalement pas lieu. Leurs initiateurs, Konstantinos Savas et le médecin-chef Panagiotis Manousos, qui venaient respectivement de la médecine civile et militaire, en établirent les principes : a) l'approvisionnement du laboratoire microbiologique de Salonique en matériel spécialisé, b) l'équipement de la salle de désinfection de Salonique en fours de désinfection portatifs, en formol et en désinfectants, c) la création de huit services dédiés à la lutte contre le choléra (Αντιχολερικά συνεργεία), presque un par division et d) l'importation de vaccins anticholériques en quantité suffisante pour l'armée et les habitants de Salonique. Les huit services devaient procéder au diagnostic précoce des cas suspects, à l'isolement et à l'hospitalisation des personnes contaminées et aux opérations de désinfection. Chacun d'eux était dirigé par un médecin assisté d'un microbiologiste, d'une équipe d'infirmières et d'une équipe chargée de la désinfection[90].

Une série de mesures supplémentaires furent prises en avril 1913, quelque temps avant l'expansion de l'épidémie sur le territoire grec : la désinfection sanitaire des bateaux tous les cinq jours; la création de lazarets à Igouménitsa, sur la route de Salonique à Alexandroúpolis, et de services d'hygiène à Asvestochori, Éleuthérochori, Dérveni-Lagadas, points de passage frontalier; la vaccination générale des soldats; la vulgarisation des mesures prophylactiques et leur diffusion à toutes les unités militaires et aux habitants de Salonique[91].

Malgré ces précautions, l'armée grecque ne put échapper à la menace du choléra. En mai 1913, des habitants de Pagaie (Macédoine orientale) fuirent la zone bulgare en conflit vers une région surveillée par l'armée grecque. Les autorités grecques à Salonique avaient déjà alerté Athènes : « les contacts fréquents entre les armées auront comme résultat l'arrivée de la maladie à Salonique; il est donc nécessaire que notre Gouvernement fasse tout pour les arrêter[92] ». Or quelques-uns des réfugiés étaient infectés, ce qui conduisit à l'apparition de cas de choléra dans les divisions grecques. Jusqu'au début des opérations, le 17 juin 1913, la situation resta sous contrôle. Savas se trouvait déjà à Salonique pour collaborer avec Manousos et l'épidémie fut endiguée. Sur ordre du Grand Quartier général, Manousos était devenu responsable de l'application des mesures décrétées contre le choléra et de la direction des services. Mais la progression des divisions grecques dans les régions bulgares touchées par la maladie et leur casernement dans des zones par lesquelles soit l'armée bulgare, soit les réfugiés étaient déjà passés provoqua l'infection progressive de l'armée[93].

Pendant l'été 1913, l'épidémie enregistra des pics suivis de creux dans toutes ces régions, en fonction de l'application plus ou moins stricte des mesures et de l'apparition de nouvelles vagues de réfugiés provenant des régions infectées de Macédoine orientale. L'état de fatigue des soldats ainsi que l'immunité imparfaite de ceux qui n'avaient pas bénéficié assez tôt de doses de vaccin suffisantes contribuèrent à son expansion. À ces facteurs, il faut ajouter les mauvaises conditions d'hygiène, les carences alimentaires et les difficultés d'approvisionnement en eau. D'après les estimations de Savas, l'épidémie prit fin le 2 octobre 1913[94].

89. SAVAS, MANOUSOS 1914, p. 6-9.

90. SCHIZAS, SKABARDONIS, KARDOULIS 2000, p. 14.

91. GRAND QUARTIER GÉNÉRAL DE L'ARMÉE 2001, p. 185-186.

92. SADH, 1913, 23/3/3, Εσωτερικές υποθέσεις-Νέες Χώρες [Affaires intérieures-Nouveaux Territoires], Salonique à Athènes, 28/10-5-1912, n. 16520.

93. SCHIZAS, SKABARDONIS, KARDOULIS 2000, p. 15-16.

94. SAVAS 1918, p. 14-16.

Un des plus sérieux écueils dans la lutte contre le choléra tenait aux difficultés à organiser la vaccination de l'armée grecque et de la population de Macédoine. L'initiative même de sa mise en œuvre semble avoir provoqué des discordes entre Savas, qui en revendiquait la paternité, et Odilon Arnaud, qui s'en donne le mérite dans un rapport au ministère de l'Armée français[95]. Ce ne devait pas être là le dernier différend entre Savas et les autorités françaises. L'histoire se répéta, après la fin de la Grande Guerre, autour de la création de l'Institut Pasteur d'Athènes (voir chap. VI).

Jusqu'à l'expansion de l'épidémie en 1913, l'État grec s'approvisionnait en vaccins anticholériques en Europe de l'Ouest à Berne, Dresde, Vienne et Paris. Cependant, avec l'apparition des premiers cas et l'ordre de procéder à une inoculation générale, l'insuffisance des stocks se fit sentir. Dès février 1913, Savas obtint l'autorisation du ministre de l'Intérieur Emmanuel Repoulis de faire fabriquer un vaccin anticholérique grec :

> Ayant établi qu'il était impossible de vacciner toute l'armée, ainsi que les habitants de Macédoine et probablement la majorité de la population du pays, avec un vaccin provenant de l'étranger, j'ai demandé au ministre de l'Intérieur de l'époque, M. Repoulis, de m'accorder les moyens de produire une grande quantité de vaccin anticholérique dans le laboratoire microbiologique de l'université nationale [...] Le vaccin a été fabriqué selon mes directives par le directeur du laboratoire M. Kuriazidis qui, à force d'ingéniosité, est venu à bout de bien des difficultés dues au manque de temps, de moyens de production et d'un personnel qualifié[96].

Le vaccin fut prêt quelque temps avant le début de la guerre gréco-bulgare. Durant l'été 1913, 1 000 litres furent produits et la vaccination générale de l'armée était terminée fin juillet[97]. Malgré quelques tensions avec certains représentants des autorités grecques, la contribution d'Odilon Arnaud fut décisive. Les Français fournirent au laboratoire microbiologique de l'université d'Athènes tout le matériel demandé, en puisant dans les réserves militaires[98]. La participation d'Odilon Arnaud normalisa l'intervention française dans le dénouement de questions sanitaires importantes, qui prendrait des dimensions bien plus vastes avec la présence de l'Armée d'Orient durant la Grande Guerre. Selon Savas, 150 000 militaires et 350 000 réfugiés et habitants de Macédoine et de la « Vieille Grèce » furent vaccinés[99]. L'analyse des rapports des médecins-chefs de chaque division montre en général que la morbidité était 13 à 14 fois plus importante chez ceux qui n'étaient pas vaccinés[100] (**tabl. 5**). En Macédoine, à titre indicatif, la mortalité s'élève à 20 % des infectés dans l'armée (515 décès signalés pour 2 500 cas), tandis qu'elle atteint un taux de presque 43 % dans la population civile (1 500 décès pour 2 700 cas)[101].

Divisions		**Services sanitaires des divisions**	
Morbidité générale	19 %	Morbidité générale	4,5 %
Morbidité chez les vaccinés deux fois	7 %	Morbidité chez les vaccinés deux fois	3,5 %
Morbidité chez les vaccinés une fois	42 %	Morbidité chez les vaccinés une fois	48,38 %
Morbidité chez les non-vaccinés	93 %		

Tableau 5. Morbidité due au choléra dans les divisions et les services sanitaires des divisions grecques comparée au nombre de vaccinations. Savas 1918, p. 15, 19.

95. Schizas, Skabardonis, Kardoulis 2000, p. 19.
96. Savas 1918, p. 18.
97. Savas 1918, p. 18-19.
98. Schizas, Skabardonis, Kardoulis 2000, p. 19.
99. Savas 1918, p. 19.
100. Schizas, Skabardonis, Kardoulis 2000, p. 20.
101. Savas 1918, p. 15.

L'épidémie de choléra généralisa au sein de la conscience collective la logique de la vaccination préventive[102]. L'acceptation de cette pratique n'avait alors rien d'évident, suscitant plutôt la méfiance des populations. Comme Anne Rasmussen le souligne au sujet de l'inoculation contre la typhoïde pendant la Grande Guerre, il faut prendre en compte que « la légitimité de ces inquiétudes est liée au caractère inédit d'une démarche de prévention qui n'est pas encore acculturée dans les pratiques de soin : inoculer un corps sain lui fait courir des risques, pour un bénéfice incertain[103] ». Ioannis Kardamatis, responsable de la vaccination anticholérique dans les régions de Kilkis (Chalcidique), de Serres et de Thasos, détaille ainsi les étapes de son plan de travail :

> 1. Rassemblement au son des cloches de tous des habitants du village ou du bourg, sans aucune exception, à l'endroit le plus central (église, place ou école) ; les habitants étaient prévenus la veille par des hérauts informés auprès des gendarmes de l'heure exacte de mon arrivée.
> 2. Les prêtres et l'assesseur (Μουχτάρης) du village, connaissant tous les habitants par leur nom, étaient considérés comme responsables de ce rassemblement ; ils étaient rarement punis en cas d'oubli.
> 3. Après rassemblement des habitants, quelquefois par force, j'énonçais dans une langue simple et suffisamment compréhensible les façons d'éradiquer la maladie, les moyens de s'en protéger et les procédures de désinfection du village.
> 4. Lecture des articles du Code pénal sur les punitions encourues par ceux qui cachent des cas de choléra ou des vêtements infectés dans l'intention de les revendre, ainsi que sur les possibilités d'exécution immédiate de la punition selon la loi militaire.
> 5. Vaccination générale, si besoin par force, avec le sérum anticholérique, pour tous les habitants sans exception.
> 6. Enregistrement au catalogue des nom, prénom et âge de chaque personne vaccinée pour que les habitants s'astreignent à la vaccination sous peine de sanction.
> 7. Soin sanitaire pour toute personne infectée par le choléra.
> 8. Isolement strict de toute personne contaminée par le choléra et de tous ceux qui avaient été en contact avec elle.
> 9. Désinfection de chaque foyer infecté (maison, église, école, etc.).
> 10. Désignation d'un responsable du comité sanitaire pour veiller à la propreté du village.
> 11. Inspection du village (puits, maisons, rues, jardins, ruisseaux, étables, etc.).
> 12. […] Création d'une milice dans chaque village touché ou non par le choléra.
> 13. […] Réseau d'information sur la situation sanitaire du village aux autorités responsables[104].

Ce témoignage montre qu'une grande partie des populations locales refusait l'inoculation, ce qui entraînait l'intervention immédiate de l'armée et de l'Église. Dans ce cas, la contrainte fonctionnait comme une arme positive dans le combat contre le choléra mais l'éducation du public y tenait aussi une bonne place. Kardamatis met ainsi l'accent sur l'importance de ses allocutions publiques, dans lesquelles il invoque l'aide de Dieu :

> Le succès de mon œuvre tint principalement à mes prises de parole, moyen de prosélytisme auprès de tous les notables des villages et des villes, ainsi que des autorités policières de chaque région, dont beaucoup n'étaient pas à la hauteur de leur mission. Ainsi, à la fin de chacune de mes allocutions où j'avais parlé avec émotion aux paysans de la responsabilité qu'ils avaient envers l'Église, envers

102. Moulin 1996.
103. Rasmussen 2008, p. 43.
104. Kardamatis 1914, p. 92-93.

la société, face aux lois, devant Dieu et les êtres humains, les paysans, sachant dès lors comment se diffusait le choléra et comment s'en protéger, venaient en nombre m'indiquer les malades et les suspects [...], mais c'était aussi à qui se vaccinerait en premier. En quittant le village, je prenais congé d'anciens paysans superstitieux devenus concepteurs de la santé publique et collaborateurs fidèles; c'est grâce au grand intérêt dont ils firent preuve qu'est due en grande partie l'éradication si rapide de l'épidémie[105].

Les mesures de Savas et de Manousos suscitèrent néanmoins des réactions hostiles, non seulement parmi les paysans mais aussi chez des officiers dont le comportement frondeur ne laisse pas de surprendre. En août 1913, le général Leonidas Paraskeuopoulos écrit à sa femme :

Il semble qu'ait prédominé l'opinion de deux intraitables, des personnes sans aucune pratique, guidées seulement par les livres, Manousos et le ridicule Savas, et nous serons sous désinfection [...] les mesures prises sont grotesques et irréalistes, elles ne donneront aucun résultat. Au contraire, elles contribueront à la diffusion de la maladie dans la Vieille Grèce. Du reste, nous n'avons actuellement aucun signe de choléra, et il en est de même dans les autres divisions. Le choléra sévit à Salonique. Mais, messieurs Savas et Manousos n'ont pas intérêt à l'avouer, le transport des passagers de Salonique à Athènes ne fait l'objet d'aucun contrôle et ils vont le propager [...] Les bateaux qui transféreront les officiers en réserve doivent se soumettre à un isolement de cinq jours dans un port de quarantaine de la Vieille Grèce. Ce qu'ils font, de rester à Salonique et d'être nettoyés là-bas, est ridicule parce que, je te le répète, Salonique et ses banlieues sont infectées, et les cas que nous avons eus il y a quelques mois venaient tous de Salonique [...] C'est comme les ordonnances qui nous ont été envoyées pendant la guerre, elles aussi répétaient ce qui est écrit dans les livres [...] La mesure la plus efficace et la plus utile est la quarantaine de cinq jours. Toutes les autres ne servent qu'à la publicité de ces espèces d'imbéciles, Savas et compagnie[106].

En dépit de ces réactions, le fait que l'inoculation préventive contre le choléra ait constitué une innovation déterminante sur le plan sanitaire, pour la société grecque des années 1910, est souligné dans un article consacré à Savas bien après sa mort : « l'application de la vaccination anticholérique en 1913 à l'armée grecque et aux citoyens figure dans la bibliographie sanitaire parmi les bonnes mesures préventives[107] ». Effectivement, c'est le laboratoire de Savas qui, pendant la deuxième Guerre Balkanique, appliqua – pour la première fois dans le monde – l'inoculation préventive contre le choléra aux corps d'armées, une politique qu'il continua d'appliquer durant la Grande Guerre[108]. Ainsi, en janvier 1916, Savas souligne-t-il avec satisfaction, à propos du travail qu'il a accompli contre les maladies contagieuses : « Nous pouvons donc considérer le travail fait ces dernières années pour l'éradication du choléra, de la peste et du typhus exanthématique comme un triomphe de la médecine grecque qui, sans l'aide étrangère (comme l'ont fait les Bulgares) et avec ses seules ressources [...], en est venu successivement à bout[109]. »

La présence du choléra dans les Balkans, dans les années 1912-1913, ne fut pas sans inquiéter nombre de pays qui alertèrent à ce sujet l'Office international d'hygiène publique. Comme la Grèce n'appartenait pas à cette union sanitaire, ce fut la France qui demanda, par l'intermédiaire de sa légation à Athènes, que soient fournis à cet organisme tous les renseignements nécessaires, tant sur l'état de la situation que sur les mesures prises pour y remédier et sur leur degré

105. Kardamatis 1914, p. 93.
106. Paraskeuopoulos 1998, p. 435-436.
107. Pournaropoulos 1963, p. 334.
108. Paraskeuopoulos 1998, p. 436.
109. Savas 1918, p. 36.

d'efficacité[110]. Il était à craindre, dans une période de guerre, que la contagion ne fasse des ravages encore plus importants.

L'exemple de l'épidémie de choléra en Grèce durant les Guerres Balkaniques permet de comprendre les progrès de la médecine à la faveur de la guerre moderne. Tandis que l'État grec dépendait auparavant des importations pour se fournir en vaccin anticholérique, les circonstances exceptionnelles inhérentes aux Guerres Balkaniques le contraignirent à lancer sa production dans les laboratoires de l'université d'Athènes. Les militaires comme les civils participèrent à la lutte contre le choléra, la maladie elle-même ne faisant pas de distinction[111]. Savas compte, durant la période de guerre, presque 35 médecins civils et 15 médecins militaires capables de faire les examens microbiologiques nécessaires pour diagnostiquer le bacille du choléra[112].

Pour la première fois en Grèce, des campagnes de vaccination préventive furent menées à grande échelle[113], assurées par les médecins civils, les médecins des services anticholériques et par le service d'hygiène de Salonique[114]. Il est considéré que le combat contre le choléra, mené sous la direction conjointe du personnel militaire et civil, fut couronné de succès. Selon Savas et Manousos, il est clair qu'« en temps d'épidémie, il est préférable de ne pas faire de distinction entre militaires et civils, amis et ennemis[115] ». Un slogan couramment repris dans l'armée de terre grecque affirme que « la seringue grecque a combattu de concert avec la baïonnette grecque pour le résultat victorieux de la Guerre grecque 1912-1913[116] ».

Le choléra se manifesta une nouvelle fois en Grèce pendant la Grande Guerre, particulièrement à Corfou, où sévissait également le typhus exanthématique, après la retraite de l'armée serbe. Dans une période où « les autorités sanitaires, autant que les soldats, perçoivent les maladies infectieuses comme un risque majeur s'exerçant sur la collectivité nationale[117] », les maladies contagieuses tenaient désormais une place particulière dans la société grecque, en raison de leur fréquence et de leur dangerosité, et étaient devenues un ennemi sournois et mortel.

110. SADH, 1913, 11/5/3, Υγειονομικά Ζητήματα και επιδημίες [Questions d'hygiène et épidémies], Légation de la République française en Grèce, Athènes, 12-9-1913.

111. Autour de la problématique de la collaboration des médecins civils et militaires pendant une période de guerre et les problèmes inhérents, voir à titre indicatif Sutphen 1998, p. 48-64.

112. Pournaropoulos 1963, p. 333.

113. Schizas, Skabardonis, Kardoulis 2000, p. 21.

114. Grand Quartier général de l'Armée 2001, p. 188.

115. Savas, Manousos 1914, p. 105.

116. DIS, 1810/A/IM9, Ιστορία της Διεύθυνσης Υγειονομικού του Γενικού Επιτελείου Στρατού και του Υγειονομικού Σώματος της 26/03/1999 για την περίοδο από το 1821 έως 26/03/1999 [Histoire de la Direction sanitaire du Grand Quartier Général et de son corps sanitaire du 26/03/1999 pour la période de 1821 au 26/03/1999], p. 46.

117. Rasmussen 2008, p. 41.

CHAPITRE II

L'ARRIVÉE DE L'ARMÉE FRANÇAISE D'ORIENT EN GRÈCE : DÉFIS SANITAIRES ET MALADIES DE LA GUERRE

[...] Ce qui nous était le plus dur, c'étaient nos pauvres malades qui devaient lutter la nuit avec les puces et le jour avec les mouches... Surtout les pauvres grands malades ! Il fallait voir toutes ces mouches qui leur entraient dans la bouche et qui sortaient en masse tout en bourdonnant lorsqu'on les en chassait [...] Les typhiques détenaient le record. On avait beau mettre des moustiquaires, cela n'y faisait rien. Allez donc lutter contre une pareille invasion.

Jeanne Antelme, *Avec l'armée d'Orient : notes d'une infirmière à Moudros*, 1916, p. 12-13

EN ALLANT VERS SALONIQUE : L'IMPORTANCE DE LEMNOS DANS LES QUESTIONS SANITAIRES

Lemnos est une île du nord de la mer Égée qui fut annexée à la Grèce à l'issue des Guerres Balkaniques et qui servit de base au corps expéditionnaire des Dardanelles, tant au début qu'à la fin de cette aventure. De nombreux soldats de l'ANZAC (Australian and New Zealand Army Corps) y furent notamment hospitalisés et la présence de deux cimetières alliés sur l'île reflète bien l'importance de son rôle stratégique. Lemnos contribua de manière décisive à la gestion des maladies graves. En effet, la majorité des soldats arrivant des Dardanelles étaient sévèrement atteints, en particulier de la fièvre typhoïde. Dans son livre intitulé *Aux Dardanelles, à Lemnos, sur les bords du Vardar : souvenirs de guerre 1915-1916-1917. Notes extraites d'un carnet de route*, le docteur Léon Aimé Peaudeleu donne une image très représentative de la situation :

> Après un voyage fatigant, aussi long qu'à l'aller, nous pénétrons dans la rade de Moudros, lieu de rassemblement de toutes les escadres du Corps Expéditionnaire des Dardanelles [...] Nous arrivons bientôt à notre nouveau domicile, l'hôpital d'évacuation, sur la côte orientale de la rade de Moudros. C'est là qu'avait été formé, de toutes pièces, sur un terrain aride, adossé au flanc d'une colline, non loin de la mer, un des hôpitaux en provenance directe des Dardanelles et des îles environnantes. [...] Dans un pareil milieu, les maladies devaient prendre un essor jusqu'alors inconnu : dysenteries, typhoïdes, paratyphoïdes, abcès du foie, paludisme, cachexie, voilà les ennemis cachés avec lesquels

nous avions à lutter, sans jamais pouvoir les vaincre. À combien de tristes funérailles avons-nous assisté ! Nos morts, entassés sur des prolonges d'artillerie, s'accumulaient en longs convois[1].

Les maladies constituaient donc l'un des problèmes les plus graves auxquels devaient faire face les autorités françaises et anglaises pendant et après l'expédition des Dardanelles. C'est dans la rade de Moudros, à Lemnos, qu'étaient appliquées les mesures de surveillance sanitaire. La « relâche obligée de tout navire se rendant aux Dardanelles ou en revenant » permettait « l'arraisonnement de tous les arrivants et la délivrance obligatoire d'une patente aux partants[2] ». En mai 1915, le ministre français de la Marine avait décidé de la création d'une base navale à Moudros qui, selon Vincent Viet, « remplissait [...] la double fonction de rétention et d'aiguillage sanitaire[3] ». Un centre médical doté d'installations adéquates et du personnel nécessaire à l'examen des effectifs rapatriés fut établi[4]. Chaque jour, les ravitailleurs évacuaient des soldats malades ou souffrant de blessures plus ou moins graves qui étaient retenus, examinés et traités sur place. C'est également là que s'exerçait le contrôle sanitaire de tous les navires[5]. Les cas suspects étaient isolés dans un lazaret qui comptait cent lits et était spécialement destiné à traiter le typhus, le choléra et la peste[6].

Dès la seconde quinzaine de mai 1915, une mission de dix médecins, un détachement d'infirmiers et un laboratoire de bactériologie composé par l'Institut Pasteur de Paris gagnèrent Moudros[7]. L'été de la même année, deux hôpitaux de campagne et un dépôt de convalescence furent ajoutés aux installations existantes. L'hôpital de campagne n° 2 pouvait accueillir près de 160 malades sur lits et 500 en isolateurs[8]. Quant au dépôt de convalescence, il était placé sous la supervision médicale d'un aide-major et de 14 infirmiers territoriaux des zouaves[9]. Les convalescents étaient couchés sur du foin changé tous les huit jours. Des dépôts intermédiaires accueillaient par ailleurs les malades ou blessés légers dont l'état de santé ne réclamait que des soins de courte durée[10].

À la même époque, deux hôpitaux d'évacuation fonctionnant comme des hôpitaux généraux furent également créés. Entre juillet et août 1915, l'hôpital d'évacuation n° 1 disposait de 1 500 lits. Afin de compléter l'aménagement de ces hôpitaux, on fit construire des baraquements par le génie et monter des baraques ou des tentes par le Service de santé. Une infirmerie-hôpital destinée au traitement de la gale, des maladies vénériennes et des affections cutanées était par ailleurs annexée à cette formation. Le médecin-chef de cet hôpital d'évacuation

1. Peaudeleu 1921, p. 31, 39, 68-69.
2. Bernard 1929, p. 46.
3. Viet 2015, p. 455.
4. Bernard 1929, p. 45-46.
5. Service historique de la Défense (SHD), GR 20 N 69, Corps Expéditionnaire d'Orient. Direction du Service de santé. Rapport d'ensemble sur le fonctionnement des différentes parties du Service de santé pendant la période du 1er juillet au 20 août 1915, n. 1567, p. 5.
6. SHD, GR 20 N 69, Corps Expéditionnaire d'Orient. Direction du Service de santé. Compte rendu de la visite faite à Moudros par le Directeur du Service de santé les 7 et 8 juillet 1915.
7. Bernard 1929, p. 46.
8. SHD, GR 20 N 69, Corps Expéditionnaire d'Orient. Direction du Service de santé. Rapport d'ensemble sur le fonctionnement des différentes parties du Service de santé pendant la période du 1er juillet au 20 août 1915, n. 1567, p. 5.
9. SHD, GR 20 N 69, Corps Expéditionnaire d'Orient. Direction du Service de santé. Compte rendu de la visite faite à Moudros par le Directeur du Service de santé les 7 et 8 juillet 1915.
10. SHD, GR 20 N 69, Corps Expéditionnaire d'Orient. Direction du Service de santé. Rapport d'ensemble sur le fonctionnement des différentes parties du Service de santé pendant la période du 1er juillet au 20 août 1915, n. 1567, p. 6.

recevait des instructions particulières. On voulait améliorer cette annexe, en particulier en ce qui concernait le couchage des malades[11]. Le directeur du Service de santé, le général Maurice Bailloud, se rendit à l'hôpital d'évacuation les 7 et 8 juillet 1915 et le compte-rendu qu'il fit de sa visite nous renseigne sur les résistances que rencontrait alors la pratique vaccinale : « au cours de ma visite aux malades, j'ai vu quelques officiers suspects de fièvre typhoïde, aucun de ces malades n'avait subi aucune vaccination. Actuellement, il n'est pas permis de se soustraire à des mesures de protection dont l'utilité est reconnue de tous ; si ces officiers s'étaient conformés aux prescriptions réglementaires, il est probable que quelques-uns d'entre eux ne seraient pas lités, indisponibles peut-être pour de nombreuses semaines[12] ».

L'installation et l'organisation des services sanitaires ne se firent pas sans difficulté. Les autorités sanitaires françaises signalèrent également assez tôt un manque d'eau particulièrement pénible en raison de la chaleur étouffante qui régnait à Lemnos. Elles rapportèrent notamment que « pendant trois jours même, faute de ce précieux liquide », il leur avait été impossible de « faire la soupe aux soldats[13] ». La présence massive de moustiques, mouches, scorpions, puces et rats fut une bien mauvaise surprise pour le personnel soignant[14]. De plus, comme en témoigne Peaudeleu, les hommes n'étaient pas habitués à endurer, sous la tente et à l'ombre, des températures de 42 à 45 degrés. Ne pouvant sortir durant les heures les plus chaudes de la journée et cherchant à tromper l'ennui, les Français fondèrent un petit théâtre où des artistes improvisés s'essayaient sur les planches avec plus ou moins de succès[15]. Ils adoptèrent aussi un fox terrier, dénommé Moudros qui devint « un personnage important en même temps qu'une véritable mascotte[16] ». En dehors de la compagnie qu'il offrait, le chien servait avant tout à protéger l'hôpital des moutons, des rats et des chats.

La gestion des réserves de matériel constituait un autre défi de taille. De simples tentes furent utilisées en attendant que deux baraques cédées par la Marine soient montées. Les médicaments, souvent difficiles à conserver, justifiaient ces moyens de protection[17]. En outre, les conditions météorologiques étaient bien celles d'une île ; la mer souvent démontée et les vents violents rendaient les débarquements très difficiles, sinon impossibles. Il fallait donc attendre de longues heures pour pouvoir accueillir les malades et leur donner les premiers soins[18]. Un officier écrivait chaque soir aux familles de ses camarades qui ne pouvaient le faire eux-mêmes en raison de la gravité de leur état de santé[19]. Les maladies ne faisaient naturellement pas de distinctions et touchaient le personnel médical aussi bien que les soldats. Ainsi, pendant le séjour du service sanitaire français à Moudros, le médecin-chef de l'hôpital des convalescents mourut de la fièvre typhoïde[20].

Après la défaite des Dardanelles, le corps expéditionnaire français fut d'abord appelé à rentrer en France, mais un contre-ordre arriva bientôt et l'une des deux divisions des Dardanelles

11. *Ibid.*
12. SHD, GR 20 N 69, Corps Expéditionnaire d'Orient. Direction du Service de santé. Compte rendu de la visite faite à Moudros par le Directeur du Service de santé les 7 et 8 juillet 1915.
13. Peaudeleu 1921, p. 40.
14. Peaudeleu 1921, p. 66.
15. Peaudeleu 1921, p. 69-70.
16. Peaudeleu 1921, p. 71.
17. SHD, GR 20 N 69, Corps Expéditionnaire d'Orient. Direction du Service de santé. Compte rendu de la visite faite à Moudros par le Directeur du Service de santé les 7 et 8 juillet 1915.
18. Peaudeleu 1921, p. 40.
19. Antelme 1916, p. 148.
20. Antelme 1916, p. 174-175.

dut rejoindre l'Armée française d'Orient à Salonique. À la fin d'octobre 1915, une circulaire énonça les règles à suivre pour l'évacuation de l'île. Les malades et blessés de Moudros étaient transférés sur des bateaux-hôpitaux en rade ; les baraquements étaient démontés et les tentes retirées ; les prisonniers turcs embarquaient pour la Corse[21] – à Lemnos, ces prisonniers étaient enfermés dans un camp à proximité d'un hôpital et chargés de tous les travaux de terrassement[22]. Néanmoins, comme il s'agissait d'une période de guerre, pendant toute cette procédure d'évacuation, des avions ennemis arrosaient de leurs bombes l'île de Lemnos[23].

Un des hôpitaux transférés de Lemnos fut initialement installé dans une banlieue de Salonique, à Kalamari, « dans un terrain vague dépourvu d'arbres et où les rayons du soleil [...] paraissent particulièrement chauds[24] ». Dès leur arrivée à Salonique, les Français furent confrontés à la fois au paludisme et à la dysenterie. Mais les médecins avaient tiré bien des leçons de leur séjour à Moudros, au moins en ce qui concernait le traitement de la dysenterie. L'expérience acquise à Lemnos s'avéra très utile :

> Dans la région macédonienne, sur les bords du Vardar, dans les îles de la mer Égée (Lemnos particulièrement), la dysenterie règne sans interruption au cours des diverses périodes de l'année, mais avec une prédominance marquée pendant la saison chaude. On sait qu'elle est toujours plus grave au milieu des circonstances que crée la guerre [...] On pouvait alors assister à l'évolution de la maladie et l'on peut dire que toutes ses formes ont été retrouvées en Orient : la dysenterie grave et la dysenterie gangreneuse ont été fréquemment observées, déterminant un pourcentage élevé de décès. Les diarrhées endémiques, si cachectisantes dans les pays chauds, ont été surtout fréquentes dans l'île de Lemnos et les malades atteints de ces affections tenaces n'ont dû leur salut qu'à une évacuation précoce sur la France[25].

La majorité des troupes de l'Armée d'Orient étaient stationnées dans le nord de la Grèce et c'est dans cette région que la plus grande partie des services sanitaires et des hôpitaux furent également concentrés. Nous ne pouvons néanmoins ni étudier ni comprendre certains des aspects de l'histoire sanitaire de cette armée, et par conséquent de la Grèce, si nous ne prenons pas en compte ce qui se passait dans d'autres régions du pays, notamment dans les îles. Celles-ci se devaient de disposer de leurs propres services sanitaires afin de constituer des cordons sanitaires maritimes capables d'empêcher la diffusion des maladies à l'intérieur du pays et de protéger tant les armées que les populations locales. Lemnos, qui joua un rôle décisif quelque temps avant le débarquement de l'Armée française d'Orient à Salonique, en constitue, comme nous venons de le voir, un exemple assez représentatif. Corfou en est un autre, qui illustre bien la manière dont une maladie contagieuse pouvait rapidement devenir l'affaire de tous au temps de la Grande Guerre, touchant indifféremment civils et militaires, indigènes et étrangers.

LES SERBES À CORFOU ET LES NOUVELLES DONNÉES DE L'ÉPIDÉMIE DE CHOLÉRA

Après l'offensive des Empires centraux contre la Serbie et l'incapacité des puissances de l'Entente à lui venir en aide, la majorité de l'armée serbe fut contrainte de reculer vers Corfou en traversant l'Albanie (le reste des troupes passa par le Monténégro). Déterminés à reconstituer cette armée,

21. Peaudeleu 1921, p. 79.
22. Peaudeleu 1921, p. 41.
23. Peaudeleu 1921, p. 79-80.
24. Peaudeleu 1921, p. 90.
25. Peaudeleu 1921, p. 112-113.

les Alliés avaient confié à la France la tâche d'accueillir les Serbes à Corfou[26]. Jacques Ancel, mobilisé dans l'Armée française d'Orient, raconte :

> Les Serbes, proches de leur patrie, y seront convaincus que la réorganisation militaire n'a que des buts qui leur tiennent à cœur ; l'Albanie voisine, surtout la route de Santi-Quaranta-Monastir, la seule grande route de l'Albanie du Sud, leur permettront de reprendre, dès qu'elle sera possible, la marche sur la Macédoine perdue[27].

La situation sanitaire des Serbes était initialement assez bonne, mais les choses s'aggravèrent fortement par la suite, en raison du mauvais temps et du manque de nourriture qui contraignit les soldats à consommer des chevaux morts et de la viande putréfiée. Les intoxications alimentaires et l'épuisement provoquèrent inévitablement des dérangements intestinaux[28]. En outre, « la présence du vibrion cholérique n'avait pas encore été confirmée bactériologiquement parce que les moyens pour le faire manquaient, tandis que l'armée elle-même ne disposait plus d'un seul laboratoire de bactériologie[29] ».

La concentration des survivants à Shkodra, une petite ville pauvre du Nord-Ouest de l'Albanie manquant déjà de l'alimentation nécessaire, ne pouvait améliorer la situation de l'armée. À l'hôpital militaire de Shkodra apparurent bientôt les premiers signes d'une sorte de gastro-entérite ressemblant fortement aux symptômes intestinaux du choléra asiatique. Des bâtiments furent réquisitionnés et transformés en hôpitaux pour accueillir 5 500 malades, dont les deux tiers souffraient de cette gastro-entérite. La maladie emporta 60 à 70 % d'entre eux. Les premiers jours de janvier 1916 trouvèrent l'armée serbe dans cette terrible situation et, dans le nouvel hôpital de Durrës, la maladie prit un caractère encore plus aigu : des corps d'armée décimés arrivaient quotidiennement, pour être évacués sur des bateaux français et des hôpitaux flottants. La morbidité dans l'armée serbe en général était estimée à près de 40 %, et la mortalité parmi les malades atteignait 50 à 60 %. Il est intéressant de noter que, ni à l'hôpital de Shkodra, ni à celui de Durrës, le personnel de santé ne fut victime de cette maladie, probablement grâce à une meilleure alimentation et parce qu'il n'avait pas connu de trop nombreuses vicissitudes pendant la retraite[30].

En arrivant à Corfou, en janvier 1916, les Serbes furent immédiatement isolés dans les îles de Vidos (hôpital franco-serbe) et de Lazaret (hôpital français). Un hôpital dédié aux maladies contagieuses, une station d'épouillage et un laboratoire de bactériologie furent créés à Corfou, où rien n'avait encore été prévu pour accueillir les Serbes[31]. D'après diverses sources de l'époque, on peut estimer que, durant les vingt jours qui suivirent l'arrivée des Serbes à Corfou, 15 000 soldats furent déclarés malades et environ 5 000 d'entre eux moururent[32] (**fig. 1**). Mais il va de soi que le choléra qui décimait les troupes serbes ne constituait pas un danger que pour eux. Il fallait protéger la population locale de l'infection et les médecins militaires et civils furent de nouveau mobilisés dans ce combat. Le réserviste sous-médecin Athanasios Tsakalotos, qui arriva à Corfou le 9 février, témoigne :

26. Pour une brève présentation du contexte diplomatique de l'arrivée des Serbes à Corfou puis de leur intégration dans l'Armée d'Orient, voir Dorlhiac 2018.

27. Ancel 1921, p. 61.

28. Tsakalotos 1917, p. 191-192.

29. Institut Pasteur de Paris, Fonds Albert Vaudremer, VAD.C5, Dr. Vaudremer, Prophylaxie du choléra et du typhus en Orient, Paris, 1921, p. 8.

30. Tsakalotos 1921, p. 192.

31. Viet 2015, p. 456-457.

32. Tsakalotos 1921, p. 193.

> L'autorité militaire et politique de notre État, quand elle comprit le danger que les habitants et la garde de Corfou couraient en raison de l'afflux des Serbes dans une telle situation sanitaire, me confia à la fois la charge de directeur du service militaire d'hygiène et de prévoyance et celle d'inspecteur de l'hygiène [...] Avant mon départ, je réclamai au ministère de l'Intérieur une provision de désinfectants de première nécessité, en plus d'un laboratoire microbiologique mobile et d'une assez grande quantité du vaccin[33].

Avant l'arrivée de Tsakalotos, le préfet de Corfou avait attiré l'attention des autorités sanitaires étrangères sur la situation des soldats serbes et un comité composé des médecins civils de l'île et de l'ingénieur en chef français Randon visita les campements. Si des cas spontanés de gastro-entérite furent constatés, les analyses microbiologiques ne prouvèrent pas qu'il s'agissait du choléra[34]. Les médecins serbes et français affirmèrent à Tsakalotos que cette situation dans l'armée serbe était due à l'épuisement des troupes et à leur mauvaise alimentation[35]. Les choses changèrent cependant le 22 février après un examen microbiologique pratiqué par Tsakalotos sur une jeune fille de 16 ans. Les doutes du médecin s'évanouirent lorsque les résultats de l'analyse confirmèrent la présence de spirilles de choléra. Le jour suivant, le préfet télégraphia au ministre de l'Intérieur et demanda l'aide du gouvernement pour combattre la maladie[36].

L'expansion de l'épidémie ne put être évitée. La direction de la police de Corfou mit en vigueur, imprima et diffusa un décret policier « sur les mesures à prendre pour le contrôle et l'éradication du choléra » d'après la loi KB′ de 1845 et le décret royal de mai 1911[37]. Tsakalotos interdit aussi la vente de nourriture et ordonna l'arrêt de l'approvisionnement en eau, de peur que la contamination fût liée à la vétusté du système d'égouts. En attendant qu'une aile du bâtiment des hospices fût transformée en centre d'isolement, Tsakalotos fit appliquer d'autres mesures visant à limiter la propagation de l'épidémie. Toute personne malade ou suspectée d'être porteuse du choléra était isolée chez elle et sa famille recevait des ordres spéciaux pour communiquer avec elle. Quiconque habitait à proximité était immunisé avec le vaccin grec. En cas de décès, la désinfection complète de la maison était obligatoire. Enfin, la circulation des vendeurs ambulants vers les camps serbes fut interdite[38].

D'après Tsakalotos, l'épidémie atteignit son apogée le 4 mars suite à trois semaines d'une pluie ininterrompue qui participa à diffuser les microbes en dissolvant les excréments des Serbes et en polluant les jardins potagers[39]. Le 20 mars, l'ensemble de la population de la ville et de ses banlieues avait été vaccinée. Pour vacciner ces près de 40 000 personnes, le ministère grec de l'Armée et des Affaires militaires mobilisa des médecins militaires réservistes. On estime donc que l'épidémie commença le 21 février, pour atteindre son apogée entre le 2 et le 4 mars avant de disparaître complètement le 22 mars[40]. Toujours selon Tsakalotos, près de 8 000 Serbes seraient morts à Corfou[41]. Pour lui, il s'agissait en réalité d'une double épidémie, due au bacille du choléra d'une part et au colibacille, qui provoquait une sorte de gastro-entérite infectieuse, de l'autre. Promiscuité, mauvaises conditions de vie, sous-alimentation et affaiblis-

33. Tsakalotos 1921, p. 193.
34. Tsakalotos 1921, p. 193-194.
35. Savas 1918, p. 21.
36. Tsakalotos 1921, p. 198.
37. Tsakalotos 1921, p. 199.
38. Tsakalotos 1921, p. 199-200.
39. Tsakalotos 1921, p. 201.
40. Tsakalotos 1921, p. 203.
41. Savas 1918, p. 21.

sement général du système immunitaire dû aux vicissitudes de la guerre furent à l'origine de cette épidémie[42].

Il va de soi que l'épidémie touchait indistinctement la population locale et les armées étrangères. Indépendamment des autorités grecques, le sous-secrétariat du Service de santé français dirigé par Justin Godart décida, en accord avec le sous-directeur de l'Office international d'hygiène, le docteur Henri Pottevin, d'envoyer à Corfou une mission spéciale chargée d'évaluer la situation, d'établir un diagnostic définitif et de mettre en place toutes les mesures prophylactiques nécessaires à la lutte contre le choléra. La mission débarqua le 28 février 1916[43] avec un laboratoire de bactériologie de l'armée. Dans ce contexte, le manque de vaccins et la présence confirmée du choléra imposèrent la création d'une commission mixte franco-gréco-serbe, chargée de la lutte anticholérique (incinération et éloignement des matières usées, stérilisation des eaux de boisson, service de désinfection, etc.)[44].

La commission était composée des médecins grecs Ioannis Skarpas, Konstantinos Palatianos et Damaskinos, du médecin-major français Albert Vaudremer[45] et du médecin militaire serbe Kopcha. C'est donc une Commission internationale d'hygiène qui fut créée le 8 mars 1916 et qui se réunit le 10 mars afin d'échanger des renseignements épidémiologiques sur le choléra. La commission décida « de désencombrer la ville, d'en interdire l'accès à quiconque n'y habiterait pas habituellement ou n'y serait pas obligatoirement retenu par ses fonctions administratives ou militaires ; de vacciner d'urgence toute la population civile et militaire, de prévoir le danger hydrique en analysant immédiatement l'eau consommée ; d'instruire les habitants des mesures à prendre pour éviter les affections intestinales et de faire connaître ces prescriptions au moyen de notices remises aux passants dans la rue, déposées dans les maisons ou affichées sur les murs[46] ».

Une liste nominative de tous les habitants de la ville et des faubourgs, vivant dans des garnis, des hôtels et des maisons privées fut dressée, tandis que la ville elle-même fut divisée en neuf secteurs afin de permettre « une enquête aussi complète que possible[47] ». Incontestablement, la vaccination de toutes les personnes présentes sur l'île, sans aucune distinction, était la première préoccupation de la commission. Un centre de vaccination fut donc créé dans une infirmerie installée sur le port pour tous ceux « qui voulurent se faire vacciner librement[48] ». Mais l'inoculation préventive n'avait rien d'évident pour la population locale et la mobilisation d'autres moyens s'avéra vite nécessaire. Des équipes de médecins commencèrent à effectuer des tournées de vaccination au cours desquelles ils intervenaient dans chaque foyer, avec le soutien d'un gendarme posté à la porte pour empêcher toute sortie. Chaque soir, les carnets remis à la commission permettaient le suivi et le contrôle de cette opération. En dehors de l'inoculation à domicile, des vaccinations publiques furent également organisées dans les églises, comme cela

42. Tsakalotos 1921, p. 199-202.

43. Institut Pasteur de Paris, Fonds Albert Vaudremer, VAD.C5, Dr. Vaudremer, Prophylaxie du choléra et du typhus en Orient, Paris, 1921, p. 8.

44. Viet 2015, p. 457.

45. Albert Vaudremer était chargé de diriger, en Orient, des campagnes prophylactiques : à Corfou en 1916 contre le choléra, en Épire en 1917, dans les îles de l'Archipel en 1918 et à Smyrne en 1919 contre le typhus exanthématique : Institut Pasteur de Paris, Fonds Albert Vaudremer, VAD.C5, Quelques précisions sur le choléra & le typhus & la peste en Orient de 1916 à 1919 par Albert Vaudremer, Ancien Directeur des Services Épidémiologiques de Corfou, Épire, Mytilène & Smyrne.

46. Institut Pasteur de Paris, Fonds Albert Vaudremer, VAD.C5, Dr. Vaudremer, Prophylaxie du choléra et du typhus en Orient, Paris, 1921, p. 11-12.

47. *Ibid.*, p. 12.

48. *Ibid.*, p. 14.

se faisait durant les Guerres Balkaniques[49]. Enfin, pour s'assurer que toutes les mesures décidées étaient bien appliquées, la commission décida de procéder chaque jour à des inspections dans un quartier différent ou dans une commune considérée comme suspecte[50].

L'ÉPIDÉMIE DE CHOLÉRA DE CORFOU : UN ENJEU DIPLOMATIQUE ET POLITIQUE

Au-delà des questions purement sanitaires qu'elle soulevait, la lutte contre le choléra fit également émerger de nombreuses rivalités politiques. Les conflits ne manquaient pas, tant au sein des autorités de chaque État qu'entre les services sanitaires étrangers et grecs. Tout d'abord, le transfert et l'installation des troupes serbes et des contingents monténégrins à Corfou se firent, bien évidemment, sans le consentement du gouvernement hellénique[51]. En janvier 1916, la légation de Serbie à Athènes assura par ailleurs au gouvernement grec qu'il n'y avait pas de cas de choléra dans l'armée serbe et que « la présence de cette maladie [avait] été répandue dans les journaux dans le but de rendre [leur] situation plus difficile[52] ». Elle profita d'ailleurs de cette lettre pour demander à la Grèce de lui réserver un accueil amical dans l'une de ses îles, soulignant l'intérêt commun que les deux pays y trouvaient : « en nous défendant nous-mêmes contre cette calamité, nous avons défendu en même temps les autres États balkaniques[53] ». Le 10 mars 1916, cependant, l'épidémie étant bel et bien confirmée, le ministère des Affaires étrangères de Grèce envoya aux légations de Grèce à Paris et à Londres un télégramme relatif à la situation sanitaire de l'île de Corfou, soulignant que « quand l'occupation de Corfou [...] avait été annoncée, le Gouvernement grec avait prévu et porté à la connaissance des Puissances l'épidémie qui risquait de frapper Corfou, puisque, d'après [ses] renseignements, de nombreux cas de choléra avaient été signalés en Albanie dans l'armée serbe[54] ».

Près d'un mois plus tard, le ministère des Affaires étrangères de France, sans nier le fait que l'armée serbe était déjà affaiblie lors de son transfert à Corfou mais sans pour autant fournir d'explications plus précises à ce sujet, mit l'accent sur la contribution décisive des Français à la gestion de cette crise, notamment grâce à la mise en œuvre immédiate par l'amiral Louis Henri de Gueydon de mesures sanitaires grâce auxquelles, dès avril 1916, la situation put être qualifiée de « pleinement rassurante ». Les Français insistèrent sur le fait que des bateaux flottants disponibles avaient été expédiés à Corfou pour transporter les soldats malades à Bizerte, que les réfugiés civils avaient été envoyés au Frioul et que la « population civile n'[avait] pas été atteinte par une épidémie de choléra[55] ». Le plus important pour les autorités françaises était alors de se montrer rassurantes, de ne pas laisser craindre que le transport de cette armée pouvait présenter un danger pour les régions qu'elle avait déjà traversées ou qu'elle aurait à traverser. L'enjeu était

49. *Ibid.*, p. 14-15.

50. *Ibid.*, p. 20.

51. SADH, 1916, A. A. K. 3, Αποβίβαση συμμαχικών αγημάτων στη Θεσσαλονίκη, Χανιά, κλπ [Débarquement des Armées Alliées à Salonique, La Canée, etc.], Mesures prises par les alliés sans le consentement du Gouvernement hellénique, s.d.

52. SADH, 1916, A. A. K. 3, Αποβίβαση συμμαχικών αγημάτων στη Θεσσαλονίκη, Χανιά, κλπ [Débarquement des Armées Alliées à Salonique, La Canée, etc.], Légation serbe à Athènes, Corfou, 7/1/1916; Athènes, 11/1/1918.

53. *Ibid.*

54. SADH, 1916, A/4/X (η), Παραβίασις ουδετερότητας της Ελλάδος υπό Συμμάχων Συνεννοήσεως [Violation de la neutralité de la Grèce par les Armées Alliées de l'Entente], Athènes, 10/3/1916, n. 2469.

55. SADH, 1916, A/4/X (η), Παραβίασις ουδετερότητας της Ελλάδος υπό Συμμάχων Συνεννοήσεως [Violation de la neutralité de la Grèce par les Armées Alliées de l'Entente], Paris, 25/4/1916.

de taille, puisqu'il avait été prévu que l'armée serbe, après sa convalescence, se joindrait au corps militaire des armées alliées d'Orient à Salonique.

C'est en Tunisie que les Français trouvèrent une solution pour lutter contre cette maladie contagieuse que les Serbes avaient apportée avec eux et qui menaçait leurs troupes : « Un premier triage a lieu à Corfou, mais c'est surtout en Tunisie, où la plupart des réfugiés sont ensuite dirigés, que des mesures rigoureuses sont prises. Bizerte joue dans cette lutte un rôle capital [...], car la métropole va se trouver protégée par l'effort accompli sur ce point[56]. » En ce qui concerne Corfou, les notes de l'amiral de Gueydon rapportent que « du 23 janvier au 23 mars, sur 4 847 décès survenus en deux mois, seuls 11 cas sur 181 ont pu être attribués au choléra, dans une agglomération de 140 000 hommes ». D'après cette note, la création du comité international ne visait qu'à « rassurer les habitants en prenant toutes les dispositions utiles[57] ». Les Français considéraient par ailleurs que les autorités sanitaires grecques leur devaient beaucoup : « Ainsi la surveillance des hygiénistes grecs devint plus efficace, les autorités grecques se départirent de leur laisser-aller et la situation hygiénique de la ville de l'île devint meilleure[58]. »

Le fonctionnement de la commission mixte pour la lutte anticholérique ne se fit pas sans heurts. Les autorités sanitaires grecques de Corfou accusèrent les étrangers de manquer de compétence, de ne pas appliquer de mesures suffisantes et de ne pas s'intéresser à la protection de la santé de la population locale. Elles considérèrent que rien n'avait été fait pour éviter le contact des Serbes contagieux avec les habitants et que les étrangers cachaient la vérité sur l'origine de la contamination. Elles reprochèrent également aux Français de ne pas avoir identifié assez vite le choléra, ce qui avait contribué à son expansion[59]. Dans une lettre adressée au ministère de l'Intérieur de Grèce et datée du 7 mars 1916, l'inspecteur de l'hygiène Dimosthénis Eleuthériadis n'hésite pas à soutenir :

> notre service sanitaire n'a en aucun cas besoin de ces mesures ridicules que les étrangers veulent appliquer dans ce pays, et nous allons considérer comme une grande faveur qu'ils limitent leurs actions à circonscrire l'épidémie actuelle dans leur armée, en nous mettant au courant de la santé de l'armée et des mesures prises à chaque fois[60].

Eleuthériadis jugeait qu'il devait prendre, avec Tsakalotos, qui était chargé des examens microbiologiques, la responsabilité exclusive de la lutte contre le choléra, sans faire appel aux médecins serbes et français, parce que la collaboration provoquait « la confusion et le chaos[61] ».

La présence de l'armée serbe à Corfou, ainsi que du gouvernement exilé et du personnel civil qui l'accompagnait, témoignait entre autres du fait que les frontières nationales n'étaient pas absolument impénétrables et étanches et que, par conséquent, les États-nations, et la souveraineté nationale de manière générale, n'étaient pas garantis. De fait, une réponse multinationale ou supranationale était nécessaire face à un danger transnational. Mais les désaccords et conflits existant au sein de la commission mixte créée à Corfou pour affronter l'épidémie de choléra, entre autorités grecques, françaises et serbes, révélaient la difficulté

56. Bernard 1929, p. 106.
57. SADH, 1916, A/4/X (η), Παραβίασις ουδετερότητας της Ελλάδος υπό Συμμάχων Συνεννοήσεως [Violation de la neutralité de la Grèce par les Armées Alliées de l'Entente], Paris, 25/4/1916.
58. Institut Pasteur de Paris, Fonds Albert Vaudremer, VAD.C5, Dr. Vaudremer, Prophylaxie du choléra et du typhus en Orient, Paris, 1921, p. 22.
59. SADH, 1916, Δ/128, Παραβίασις υγειονομικών διατυπώσεων υπό Συμμάχων [Violation des dispositions sanitaires par les Alliés], L'Inspecteur de l'Hygiène au ministère de l'Intérieur, Corfou, 7/3/1916.
60. *Ibid.*
61. *Ibid.*

d'une telle entreprise. L'enjeu était double : chaque partie considérait être la seule à disposer de la capacité scientifique et sanitaire nécessaire au contrôle de la maladie dans l'île; mais, en filigrane, se posait finalement la question de savoir qui exerçait la souveraineté dans le domaine de la santé. Plus globalement, à propos de cette problématique, Giorgio Agamben souligne : « La première guerre mondiale – et les années qui suivirent – apparaît dans cette perspective comme le laboratoire où ont été expérimentés et mis au point les mécanismes et les dispositifs fonctionnels de l'état d'exception comme paradigme de gouvernement[62]. »

DE CORFOU À SALONIQUE : COMMENT SE PROTÉGER DU DANGER CHOLÉRIQUE?

Les efforts déployés pour affronter la menace du choléra et protéger la population locale de Corfou sont très bien résumés par Vincent Viet : « Isoler, vacciner, épouiller et désinfecter, détecter et analyser les germes pathogènes, voilà qui résume les prérogatives d'une police sanitaire des frontières maritimes[63]. » Cependant, l'épidémie de choléra, « la maladie 23 » selon le code d'appellation de l'Armée d'Orient[64], ne concernait pas que l'île de Corfou. Une des préoccupations majeures des autorités était d'éviter la diffusion de l'épidémie après le débarquement des Serbes à Salonique. Le gouvernement grec n'est pas resté passif et semble « avoir collaboré » avec le service sanitaire de l'Armée d'Orient pour éviter l'expansion de la maladie hors de Corfou. Car si les Serbes rejoignaient Salonique pour intégrer un corps militaire stationné dans un pays théoriquement et officiellement neutre, le plus important pour le gouvernement grec était alors de protéger la population locale, non seulement en Macédoine, mais aussi en Épire[65].

Le ministre des Affaires étrangères de Grèce, Stéphane Skouloudis, demanda aux Français d'intervenir auprès du général Sarrail, pour qu'il prît toutes les mesures propres à éviter la propagation de la maladie en Macédoine lors du transfert des troupes serbes vers Salonique[66]. Pour sa part, le gouvernement hellénique prit des mesures prophylactiques, comme les visites sanitaires lors du départ de Corfou et de l'arrivée à Salonique, ainsi que la désinfection des bagages des passagers de 3e classe et de chaque navire dans les lazarets de Saint-Georges et de Govino de Corfou. L'État grec appliquait en réalité les mesures prévues par le décret royal de mai 1911[67]. Les arrivants à Salonique étaient placés sous observation pour une période de huit jours au cours desquels aucun contact avec les habitants n'était permis[68].

Au début du mois de mars 1916, la légation française fit quant à elle savoir au ministre des Affaires étrangères de Grèce qu'elle venait d'apprendre que le général Sarrail n'était pas au fait de la situation sanitaire qui régnait à Corfou, dans la mesure où les contingents présents sur

62. Agamben 2003, p. 19.

63. Viet 2015, p. 457.

64. SHD, GR 20 N 69, Le Général Commandant en Chef des Armées françaises à Monsieur le Général Commandant en Chef de l'Armée d'Orient, G.Q.G, 7 mars 1916, n. 5016.

65. SADH, 1916, Δ/128, Παραβίασις υγειονομικών διατυπώσεων υπό Συμμάχων [Violation des dispositions sanitaires par les Alliés], Royaume de Grèce, ministre de l'Intérieur au ministère des Affaires étrangères, Athènes, 27-2-1916, n. 5245.

66. SADH, 1916, Δ/128, Παραβίασις υγειονομικών διατυπώσεων υπό Συμμάχων [Violation des dispositions sanitaires par les Alliés], Légation de la République française en Grèce à Son Excellence Monsieur Skouloudis, Président du Conseil, ministre des Affaires étrangères, Athènes, 13/25-3-1916, n. 6220.

67. SADH, 1916, Δ/128, Παραβίασις υγειονομικών διατυπώσεων υπό Συμμάχων [Violation des dispositions sanitaires par les Alliés], Royaume de Grèce, ministre de l'Intérieur, Athènes, 2-3-1916, n. 05559.

68. Archives diplomatiques de Nantes (ADN), 604/PO/B/140, Commission d'Hygiène et de Prophylaxie de l'Armée d'Orient. Séance du 16 mars 1916.

place ne se trouvaient pas sous ses ordres[69]. Quelques jours plus tard, après avoir consulté des documents relatifs à l'état sanitaire des troupes serbes de Corfou, le chef supérieur du Service de santé de l'armée d'Orient, le médecin inspecteur Paul Ruotte, adressa au général Sarrail une lettre dans laquelle il ne cachait pas son inquiétude quant au « grand danger que présente pour l'Armée d'Orient la venue d'une armée aussi considérable, au moment où la saison sera favorable à l'éclosion de la maladie indiquée ». Outre la vaccination et l'épouillage des soldats avant leur départ de Corfou et la distribution de quinine en cas de paludisme, il recommanda également que « les camps serbes soient séparés des camps français et les communications entre eux [réduites] au strict minimum exigé par les besoins du service[70] ». D'ailleurs, dès le début de janvier 1916, avant que le choléra ait pris une dimension épidémique à Corfou, Ruotte signala la menace que représentait la maladie, en raison d'assez nombreux cas constatés sur les côtes de l'Albanie et du Monténégro[71].

Il semblait donc absolument nécessaire que tout militaire serbe en provenance de Corfou soit vacciné contre le choléra et soumis aux mesures de prophylaxie antiparasitaire (coupe de cheveux, épouillage et désinfection des vêtements) avant d'être évacué soit vers Bizerte soit vers Salonique[72]. Avant même leur départ, toutes ces unités devaient se soumettre à une visite médicale effectuée par une commission franco-serbe chargée de procéder au choix minutieux des hommes aptes et non suspects[73]. Dans ce contexte, Ruotte prit à Corfou des mesures complémentaires, à savoir l'embarquement exclusif d'hommes minutieusement examinés et reconnus sains, une première vaccination dès l'arrivée à bord, « un séjour de 5 jours sur rade en observation », puis une seconde vaccination suivie d'une seconde période d'observation durant la traversée[74] (**fig. 2**).

Le sous-secrétaire d'État du Service de santé à Paris décida de faire expédier à Salonique des vaccins anticholériques en quantité suffisante pour permettre la revaccination des hommes de l'Armée d'Orient :

> Il est à peu près certain que l'immunité conférée par cette vaccination n'atteint même pas une année; d'après les constatations récemment faites parmi les troupes austro-allemandes elle pourrait même n'être pas supérieure à six mois. Un fait, maintenant incontestable, c'est que l'Armée serbe de Corfou, vaccinée par la mission française au mois d'avril 1915 présente des cas de choléra nettement confirmés. Dans ces conditions l'envoi prochain à Salonique de Serbes, porteurs latents de vibrions cholériques, peut présenter un réel danger de contagion pour notre Armée d'Orient [...] Il paraît donc prudent [...] de soumettre toutes les troupes françaises de Salonique à la revaccination anticholérique, en commençant par les unités les plus anciennement vaccinées[75].

69. SADH, 1916, Δ/128, Παραβίασις υγειονομικών διατυπώσεων υπό Συμμάχων [Violation des dispositions sanitaires par les Alliés], Légation de la République française en Grèce à Son Excellence Monsieur Skouloudis, Président du Conseil, ministre des Affaires étrangères, Athènes, 13/25-3-1916, n. 6220.
70. SHD, GR 20 N 69, Armée d'Orient, Quartier Général, Service de santé. Le Médecin Inspecteur Ruotte, Chef Supérieur du Service de santé de l'Armée d'Orient à Monsieur le Général Commandant en Chef l'Armée d'Orient, 17/3/1916.
71. ADN, 604/PO/B/140, Commission d'Hygiène et de Prophylaxie de l'Armée d'Orient. Séance du 9 janvier 1916.
72. SHD, GR 20 N 69, Le Sous-Secrétaire d'État du Service de santé à Monsieur le Général Commandant en Chef des Armées françaises, Paris, 8 mars 1916, nº 3503; le Général Commandant en Chef des Armées françaises à Monsieur le Général Commandant en Chef de l'Armée d'Orient, G.Q.G, 7 mars 1916, n. 5016.
73. SHD, GR 20 N 69, Armée d'Orient. Grand Quartier Général. État-Major T. O. E. 1er Bureau. Au G. Q. G. le Général Commandant en Chef les Armées françaises au Général Commandant en chef de l'armée d'Orient, au Général Chef Mission Militaire française, Corfou, 27-3-1916, n. 2198.
74. ADN, 604/PO/B/140, Commission d'Hygiène et de Prophylaxie de l'Armée d'Orient. Séance du 16 mars 1916.
75. SHD, GR 20 N 69, Le Sous-Secrétaire d'État du Service de santé à Monsieur le Général Commandant en Chef des Armées françaises, Paris, 8 mars 1916, n. 3503.

Des mesures complémentaires furent également prises à Salonique, en mars 1916. La consommation d'eau préalablement bouillie était recommandée et il avait été décidé que tout cas de diarrhée suspect donnerait lieu à un examen bactériologique. Il était par ailleurs recommandé de surveiller attentivement les eaux de boisson et de procéder à des analyses bactériologiques fréquentes qui permettraient de contrôler l'efficacité de la javellisation effectuée partout par les pharmaciens auxiliaires[76]. Plus généralement, la qualité de l'eau de boisson, considérée comme la cause principale des maladies contagieuses, ne cessa de préoccuper les Français. Ce n'est donc pas un hasard si, un an plus tard, l'invention d'un dispositif de javellisation à double bassin par le pharmacien principal L. Gautier, comme mentionné à la page 107, fut pour eux une grande satisfaction et un réel soulagement. Ce dispositif fut progressivement installé partout où des troupes étaient amenées à stationner : « L'eau arrivant dans un premier bassin est javellisée au moment de son passage dans un deuxième réservoir, bien couvert, auquel sont adaptés les robinets, il n'est pas possible de prendre de l'eau ailleurs qu'à ces robinets ; on est donc certain de sa stérilisation[77]. »

LA PRÉSENCE CONTINUE DU TYPHUS EXANTHÉMATIQUE DANS LA GRÈCE DE LA GRANDE GUERRE

Le typhus exanthématique connut une expansion considérable durant la Grande Guerre[78], alors même que la découverte du rôle du pou dans la transmission de la maladie par Charles Nicolle et ses collaborateurs juste avant la guerre aurait dû permettre de limiter sa propagation. La maladie se propagea d'abord en Pologne, pays voisin de la Russie, où le typhus revêtait un caractère endémique[79]. Dès le mois de décembre 1914, il frappa les troupes russes, autrichiennes et allemandes combattant sur le front oriental ; en 1914 et 1915, le typhus décima la Serbie ; en 1916, une brigade russe venue de Sibérie l'introduisit en France ; en 1918, il fit irruption au Portugal, à Lisbonne et à Porto[80]. C'est dans ce contexte de rapide expansion qu'en décembre 1915, le secrétariat d'État du Service de santé de France fit circuler – et ce n'était pas la première fois – une note détaillant les mesures prophylactiques permettant de combattre le typhus exanthématique et décrivant les symptômes cliniques de la maladie (céphalalgie initiale, opiniâtre, atroce, dyspnée nerveuse, fièvre, etc.)[81].

L'arrivée à Corfou d'une armée serbe considérablement affaiblie marquait aussi l'arrivée de la menace du typhus exanthématique, « la maladie 22 » selon le code d'appellation de l'Armée d'Orient. Toutefois, d'après les informations dont nous disposons, la maladie ne prit pas, pendant les mois de février et mars 1916, les mêmes proportions que le choléra, probablement en raison de l'immunité que les soldats avaient acquise lors de l'épidémie de décembre 1914 à juillet 1915[82].

76. SHD, GR 16 N 2904, Armée d'Orient. Quartier Général. Service de santé. Rapport mensuel du mois de mars 1916, du Médecin Inspecteur Ruotte, Chef Supérieur du Service de santé de l'Armée d'Orient, n. 4056.

77. SHD, GR 16 N 2904, Armée d'Orient. Quartier Général. Service de santé. Rapport mensuel du mois de septembre 1917 de Monsieur le Médecin Inspecteur Ruotte, Chef Supérieur du Service de santé des Armées alliées, p. xxx.

78. Bernard 1929, p. 111.

79. Balińska 1995, p. 81-108.

80. Bernard 1929, p. 111-112.

81. SHD, GR 20 N 69, Secrétariat d'État du Service de santé. Division technique. Instruction prophylactique relative au typhus exanthématique et au typhus récurrent. Paris, 2/12/1915, n. 2212.

82. Tsakalotos 1917, p. 191, 196-197 ; Savas 1918, p. 31 ; SHD, GR 9 NN 7/1389, Fonctionnement de la mission médicale française en Serbie. Par le Médecin Principal L. Jaubert et le Médecin-Major Ch. Cot., p. 1-47.

En effet, si le typhus exanthématique ne sévit pas en Serbie durant les Guerres Balkaniques, du moins sous une forme épidémique, il se propagea brusquement et ravagea le pays au début de la Première Guerre mondiale, suite à une offensive autrichienne. En effet, une victoire des Serbes à Roudnic, en décembre 1914, causa l'arrivée dans le pays d'un très grand nombre de prisonniers autrichiens qui y introduisirent le germe du typhus car « la plus grande partie de ces hommes, mal nourris et mal ravitaillés depuis deux mois de lutte surhumaine, arrivaient épuisés et dans un état de misère physiologique manifeste[83] ». L'épidémie prit des proportions considérables au mois de mars 1915. Le pays n'était nullement préparé à recevoir une telle population de soldats infectieux et le contact avec la population locale ne put être évité[84]. Les Serbes durent ainsi faire face à une première épidémie de cette maladie jusqu'alors absente de leur territoire.

Une mission médicale française arriva alors en Serbie pour combattre la maladie, mais fut finalement contrainte de quitter le pays en novembre 1915, suite à l'occupation ennemie de toutes les villes où se situaient des établissements hospitaliers. Les quarante-cinq médecins français attachés aux hôpitaux de campagne et de réserve durent se replier et l'état-major fut contraint de se retirer par étapes[85]. Entre-temps, la première vague de l'épidémie de typhus était passée. Un nouvel épisode épidémique eut ensuite lieu en Grèce au printemps 1916.

En Grèce, le typhus exanthématique ne concernait évidemment pas que les populations locales. Le Service de santé de l'Armée d'Orient conçut très vite la nécessité de stations d'épouillage, tandis qu'une station fixe fut créée par l'armée serbe à Mikra, près de Salonique[86]. Les autorités manifestèrent une certaine anxiété lorsqu'elles comprirent, au mois d'avril 1916, que les Serbes arrivaient désormais de Corfou couverts de poux, contrairement aux troupes précédemment transférées. Le danger, considérable pour elles, était l'infestation des bateaux de transports par les parasites, « infestation qui peut provoquer une épidémie massive sur le contingent transporté [...] parmi les troupes déjà à terre[87] ».

Dès leur arrivée à Salonique, on constata que de nombreux Serbes étaient porteurs de maladies contagieuses. Les hommes furent conduits à Sédès où se trouvait un centre d'isolement, avec une infirmerie et un hôpital. Aux appontements, une ambulance alpine fut provisoirement détachée pour recevoir les hommes débarqués[88]. Ils passaient par groupes de 50 ou 100, se déshabillaient et se douchaient, tandis que leurs sous-vêtements, mis en sac de toile, était étuvé à 115 degrés. Leurs habits, sortis humides des étuves, étaient repassés au fer chaud par une équipe dédiée à l'armée serbe puis les hommes étaient conduits vers un camp exclusivement destiné aux soldats épouillés[89]. On estime que, du 11 au 20 mai 1916, 21 772 officiers et soldats passèrent par la station d'épouillage de l'armée serbe, suivant les instructions françaises[90].

83. *Ibid.*, p. 1-2.

84. *Ibid.*, p. 2-3.

85. *Ibid.*, p. 43-44.

86. SHD, GR 9 NN 7/1389, Exécution des Prescriptions de la circulaire ministérielle n° 8170 3/11 du 29 décembre 1919. Armée d'Orient. Notes sur le fonctionnement du Service de santé en Campagne d'après l'expérience de la guerre. Organisation et Matériel. Médecin Principal de 2e classe Geysen, p. 33.

87. SHD, GR 16 N 2904, Armée d'Orient. Quartier Général. Service de santé. Rapport mensuel du mois d'avril 1916, du Médecin Inspecteur Ruotte, Chef Supérieur du Service de santé de l'Armée d'Orient, n. 5124.

88. SHD, GR 16 N 2904, Armée d'Orient. Quartier Général. Service de santé. Rapport sommaire sur le fonctionnement du service et l'épidémiologie (période du 11 au 20 avril 1916). Médecin Inspecteur Ruotte. Chef Supérieur du Service de santé de l'Armée d'Orient, 24/4/1916, n. 4848.

89. SHD, GR 9 NN 7/1388, Commandement en Chef des Armées alliées. Service de santé. Rapport mensuel du mois de septembre 1916, du Médecin Inspecteur Ruotte, Chef Supérieur du Service de santé des A.A., p. 18.

90. SHD, GR 20 N 69, Armée d'Orient. Quartier Général. Service de santé. Rapport décadaire (période du 11 au 20 mai 1916), n. 5976.

Une section de l'équipe sanitaire à Salonique était chargée de l'épouillage de tous les hommes cantonnés dans le camp de Zeitenlik[91], en plus des Serbes. Le service fut installé sur un terrain isolé, situé le long de la route de Serrès, sur la rive est du Dendropotamos. Les hommes étaient soumis à une procédure de désinfection particulière (lavage, savonnage au savon noir, habillement avec des vêtements spécialement affectés à cet usage, etc.) qui durait environ trois quarts d'heure. Des instructions particulières furent données aux corps d'armée pour que les hommes logés sous une même tente ou dans une même baraque soient envoyés ensemble à l'épouillage et pour que les locaux qu'ils occupaient soient désinfectés dans le courant de la journée[92]. L'équipement des infirmiers français ou serbes travaillant au service de l'épouillage et à la manipulation des vêtements infestés était révélateur du climat de peur qui régnait au sein des équipes : ils étaient chaussés de bottes en caoutchouc, protégés par des pantalons de treillis rentrés dans les bottes et par des bourgerons faits de la même étoffe, serrés à la taille, au cou et aux poignets[93]. Les autorités sanitaires de l'Armée d'Orient décrivent dans un de leurs rapports décadaires le cas d'un caporal appartenant à l'un des régiments placés en première ligne entre le 11 et le 20 mai 1916 et qui fut atteint de typhus exanthématique. Selon le rapport, « la genèse de ce cas semble explicable par le passage quotidien, aux environs des points où opèrent ces troupes, de nombreux groupes de réfugiés venant de la zone frontière bulgare où le typhus règne à l'état endémique. Les mesures les plus rigoureuses ont été prises pour que ce cas reste isolé[94] ».

Le traitement des poux devint pour le service sanitaire français un objet d'inquiétude permanent. Le médecin-major Paul-Félix Armand-Delille, chef du laboratoire de bactériologie de l'Armée d'Orient, fut convoqué par la sous-commission internationale de l'hygiène pour l'étude de l'épouillage afin d'assister à l'épreuve d'efficacité du repassage au fer chaud, instituée dans les baraques d'épouillage du camp de Zeitenlik. Il rapporte : « J'ai pu constater sur place et de visu que les poux qui avaient passé sous le fer chaud mouraient immédiatement par coagulation de l'albumine de leurs tissus et dessiccation. » Il étudie d'autre part « deux fragments de col de chandail de 5 centimètres carrés environ, couverts de lentes, l'un avant le repassage, le second après le repassage au fer chaud. Ces fragments ont été placés à l'étuve à 27 °, en tubes maintenus en milieu humide[95]. »

Le choix de la méthode à appliquer pour épouiller les troupes était une préoccupation majeure et devint un objet d'étude à part entière. Les responsables du Service de santé de l'Armée d'Orient se réunirent en décembre 1916 à Salonique pour prendre à ce sujet un certain nombre de décisions fondées sur leur propre expérience et sur les enquêtes de terrain qu'ils avaient menées dans divers endroits et campements. Ils conclurent que le repassage des effets au fer chaud était efficace et devait être complété par la douche (utilisation de l'appareil « Charles-Blanc » à 8 pommes) et le savonnage. Ils estimaient que les périodes de repos des bataillons étaient les plus propices à la mise en œuvre de ces moyens mais examinèrent aussi le moyen d'épouiller les troupes en position. Ils vérifièrent par ailleurs l'efficacité de la stérilisation du linge et des vêtements par le fer à repasser, en la comparant à celle de la benzine. Ils conclurent

91. Nous avons unifié ainsi les différentes graphies de ce toponyme.

92. ADN, 604/PO/B/140, Commission d'Hygiène et de Prophylaxie de l'Armée d'Orient. Séance du 9 mars 1916.

93. SHD, GR 9 NN 7/1388, Commandement en Chef des Armées Alliées. Service de santé. Rapport mensuel du mois de septembre 1916, du Médecin Inspecteur Ruotte, Chef Supérieur du Service de santé des A.A., p. 17.

94. SHD, GR 16 N 2904, Armée d'Orient. Quartier Général. Service de santé. Rapport décadaire (période du 11 au 20 mai 1916). Médecin Inspecteur Ruotte. Chef Supérieur du Service de santé de l'Armée d'Orient, 26/5/1916, n. 5976.

95. SHD, GR 20 N 69, Armée d'Orient. Service de santé. Laboratoire de Bactériologie. Contrôle de l'expérience d'efficacité de la destruction des poux et des lentes par le repassage au fer chaud. Salonique, 20/12/1916.

que la première méthode donnait des résultats plus performants « à condition d'être répétée à assez courts intervalles, sérieusement surveillée et minutieusement réglée[96] ». Enfin, suite à cette réunion, ils rédigèrent un rapport détaillé sur la procédure à suivre, en précisant le personnel et le matériel exigé, les moyens de transport à utiliser et les instructions à suivre pour le repassage[97].

Mais le typhus exanthématique, maladie directement liée aux conditions exceptionnelles de la guerre, continua de sévir. La maladie demeura présente dans diverses régions de Grèce, notamment limitrophes, mais pas exclusivement, durant toute la Grande Guerre. De février à juillet 1916, 78 cas de typhus, dont 14 mortels, furent constatés à Larissa et dans les régions voisines, probablement en raison de la présence de réfugiés serbes. Parmi ces victimes figure un médecin qui contracta le typhus en visitant des malades et qui finit par en mourir. Les autorités locales prirent des mesures immédiates, en isolant et désinfectant tous les individus susceptibles de transmettre la maladie[98]. Pour leur part, les autorités consulaires françaises firent immédiatement connaître la nécessité de prendre des mesures similaires, afin d'éviter l'épidémie l'hiver suivant[99].

En septembre 1917, les autorités militaires françaises postées à Florina craignirent une épidémie de typhus exanthématique dans les villages « situés dans la zone de l'Armée française d'Orient[100] », car la maladie existait déjà à l'état endémique parmi la population sédentaire de Monastir et chez les réfugiés albanais sans domicile fixe, employés aux travaux de voirie. Leur préoccupation principale était de protéger la ville d'une telle contagion, surtout pendant la période hivernale. Il fut donc décidé que les réfugiés en provenance de Monastir ou d'Albanie ne seraient autorisés à résider à Florina qu'à titre exceptionnel, après avoir passé une visite médicale. En outre, deux barrages furent érigés à une certaine distance de la ville, l'un sur la route de Monastir et l'autre sur la route de Pisoderi. Les réfugiés devaient être arrêtés, regroupés et conduits au poste d'épouillage. Ils devaient également se soumettre à une surveillance médicale de 15 jours et se faire délivrer une carte sanitaire. La responsabilité de l'inspection des réfugies était partagée entre le médecin militaire français et le médecin civil de Florina, chargé du service municipal d'hygiène[101].

Les contacts entre la population locale de Florina et les soldats ne pouvant être évités, les Français durent se préoccuper non seulement de l'état sanitaire de leurs troupes, mais aussi de celui de la population des « régions occupées ». Ils s'entendirent avec les autorités civiles grecques « pour faire procéder intérieurement et extérieurement au blanchiment de toutes les maisons » et pour faire prendre « toutes mesures utiles [...] tant pour l'assainissement des logements que pour l'évacuation des habitants en surnombre[102] ». Si un cas de typhus exanthématique était

96. SHD, GR 20 N 69, Armée française d'Orient, Quartier Général. Service de santé. Rapport du Médecin Principal de 2e classe Visbecq, Médecin Chef du Q. G. de l'AFO. Au sujet de l'épouillage. Salonique, 6/12/1916, n. 3064.

97. *Ibid.*

98. Savas 1918, p. 32-33.

99. ADN, 48/PO/A/279, télégramme, Dussap, Jannina, 7/5/1918, n. 49 ; 23/6/1918, n. 58 ; 19/8/1918, n. 77.

100. SHD, GR 20 N 623, Armée française d'Orient. État-Major – 1er Bureau. Note de Service. Général Regnault, 27/10/1917, n. 3800.

101. SHD, GR 20 N 623, Armée française d'Orient. Note de Service. Le Général Grossetti, Commandant l'Armée française d'Orient à : Directeur du Service de santé de A.F.O., Commandant du Q.G. de l'A.F.O., Prévôt de l'A.F.O., 17/9/1917, n. 8791.

102. SHD, GR 20 N 623, Armée française d'Orient. État-Major – 1er Bureau. Note de Service. Général Regnault, 27/10/1917, n. 3800.

constaté dans la population civile, le malade devait être transporté d'urgence par les soins de la municipalité dans un groupe de maisons totalement isolées pour suivre son traitement[103].

À la fin de l'année, le médecin-major Dienot confirma dans son rapport que les douches et l'épouillage fonctionnaient de manière satisfaisante dans les diverses unités, tandis que les corps d'armée qui ne disposaient pas de l'équipement nécessaire faisaient usage d'une des installations voisines. À propos de la population civile de la ville de Florina, il note : « les installations fonctionnent et les autorités civiles et religieuses ont donné à la population l'ordre ou le conseil d'en faire usage[104] ». Les autorités religieuses furent donc mobilisées pour amener les civils à suivre les mesures prophylactiques préconisées. Au mois de février de l'année suivante, il apparut cependant que les prescriptions réglementaires françaises relatives à l'hygiène et à la propreté n'étaient pas appliquées par toutes les unités stationnées à Florina. L'exécution de travaux d'assainissement et l'incinération systématique des ordures furent donc imposées[105]. La situation à Florina semble s'être rapidement réglée puisque, dans tous ses rapports des mois suivants, Dienot nota « néant » pour les cas de typhus.

En parallèle, l'occupation passagère de Jannina par les troupes italiennes provoqua la réapparition du typhus exanthématique en mai 1917, tandis que des cas endémiques furent signalés dans plusieurs localités d'Épire durant l'année 1918. L'épidémie qui frappa l'Épire en 1917 éclata dans des prisons « encombrées et malpropres » où les prisonniers étaient obligés de porter le même linge pendant trois mois et où ils vivaient « sans se laver, au milieu d'excréments, de déchets alimentaires et dans la vermine[106] ». Après le départ des troupes italiennes, un certain nombre de prisonniers grecs déjà porteurs du typhus furent libérés par les autorités helléniques et contaminèrent leurs villages à leur retour. En décembre 1917, l'épidémie gagna l'armée car les soldats chargés du service de garde étaient en contact avec les détenus. L'hôpital militaire de Jannina ne sut éviter l'infection. Le médecin-major Vaudremer brosse de la situation régnant en ville un tableau particulièrement noir, tout en faisant des insinuations sur les insuffisances du système sanitaire grec :

> L'encombrement des services, le manque de matériel, inévitable dans les conditions où se trouvait alors la Grèce, furent une des causes principales de cette aggravation. Le plus grand désordre régnait partout ; l'eau était rare ; les pompes servant à refouler l'eau du lac de Jannina en ville étaient hors d'usage. Les lavabos manquant et les étuves étant insuffisantes, la propreté du corps et la désinfection des vêtements ne pouvaient être assurées. Dans ces conditions, les malades, tous porteurs de poux, échangèrent entre eux leurs parasites et les passèrent à leurs parents au cours des visites, trop nombreuses, que ceux-ci leur firent. Beaucoup de malades, hospitalisés pour une maladie quelconque, sortirent de l'hôpital en état d'incubation d'un typhus qui se déclara, soit au corps dans lequel ils rentraient, soit au village où ils allaient passer un congé de convalescence[107].

103. SHD, GR 20 N 623, Armée française d'Orient. Note de Service. Le Général Grossetti, Commandant l'Armée française d'Orient à : Directeur du Service de santé de A.F.O., Commandant du Q.G. de l'A.F.O., Prévôt de l'A.F.O., 17/9/1917, n. 8791.

104. SHD, GR 20 N 623, Armée française d'Orient. Exécution des prescriptions de la Note générale n° 5615/1. S du 19 novembre 1917. Rapport du Médecin Major Dienot. Prophylaxie du typhus dans le secteur de Florina. 9/12/1917.

105. SHD, GR 20 N 623, Armée française d'Orient. État-Major – 4ᵉ Bureau. Le Général Henrys, Commandant l'Armée française d'Orient à : Directeur du Service de santé de A.F.O., Commandant d'Armée de Florina Gare, 6/2/1918, n. 1994.

106. Institut Pasteur de Paris, Fonds Albert Vaudremer, VAD.C5, Dr. Vaudremer, Prophylaxie du choléra et du typhus en Orient, Paris, 1921, p. 29.

107. *Ibid.*, p. 31.

La guerre battait son plein et nombre de civils, chassés de certaines régions d'Albanie et de Serbie, trouvèrent refuge en Épire. L'afflux de populations affaiblies à Jannina facilita encore l'apparition de nouveaux cas de typhus. Le corps d'armée de l'Épire devait être mobilisé sans pour autant être infecté et il fallut donc « créer une barrière sanitaire pour filtrer et surveiller les populations évacuées par l'ennemi[108] ». Au début de 1918, le gouvernement hellénique créa une Direction épidémiologique du gouvernement général d'Épire pour éviter l'expansion de l'épidémie. Elle était composée d'un centre directeur situé à Jannina et placé sous la responsabilité de sept médecins civils et militaires, grecs et français, ainsi que de deux directions provinciales établies dans les chefs-lieux, qui comptaient un directeur médecin militaire, des médecins sanitaires militaires, des inspecteurs sanitaires de quartiers et un pharmacien. Il existait enfin, dans les sous-préfectures, des sous-directions d'exécution, pourvues de tout le matériel nécessaire, qui relevaient de cette Direction épidémiologique. Ces formations sanitaires étaient composées d'un médecin, en poste au centre de la sous-préfecture, et de médecins supplémentaires dans les centres infectés[109].

La Direction épidémiologique du gouvernement général d'Épire appliqua le décret royal de juillet 1915 relatif à toutes les mesures prophylactiques civiles devant être mises en œuvre pour lutter contre le typhus exanthématique en Grèce. Pour s'adapter à la réalité du terrain, la Direction divisa l'Épire en circonscriptions sanitaires correspondant aux circonscriptions administratives, urbaines et provinciales. Les circonscriptions urbaines, qui constituaient les centres sanitaires principaux, se trouvaient à Jannina, Préveza et Arta. Entre ces trois centres fut créée la station intermédiaire de Philipias. Ces trois villes furent quant à elles divisées en secteurs sanitaires de 1 000 à 1 200 habitants pour une meilleure surveillance tant de l'application des mesures que des habitations, surtout dans les quartiers populeux et mal tenus. Les circonscriptions sanitaires provinciales, elles, se trouvaient à Paramythia, Konitza, Philiates, Marghariti, Metzovo et Pogoni[110].

Les médecins suivaient des instructions écrites détaillées et remplissaient pour chaque personne visitée une fiche de renseignements qu'ils détachaient d'un carnet. Leur objectif était de détecter des signes précoces de la maladie ou d'en confirmer l'existence (sur la langue, le voile du palais et la luette, par l'identification de points douloureux péri-ombilicaux, une température élevée, une dégradation subite de l'acuité auditive, etc.). Les cas avérés devaient être signalés à la police qui avait alors pour ordre de placer une sentinelle à la porte de chaque logement contaminé, afin d'en empêcher l'entrée et la sortie. D'autres membres des commissions sanitaires de quartier étaient chargés de sensibiliser les habitants à ce qu'était le typhus exanthématique et aux moyens prophylactiques à mettre en œuvre (épouillage, propreté corporelle, propreté de l'habitation)[111]. Les autorités religieuses participèrent naturellement à cet effort : « les prêtres répétaient ces instructions dans les églises, les mosquées et les synagogues. Les institutrices qui, seules, pouvaient avoir une action sur les musulmanes, instruisaient les femmes, leur recommandaient de faire bouillir leur linge et d'entretenir leur habitation[112] ».

Le contrôle des déplacements vers et depuis Jannina, Préveza et Arta constituant un enjeu majeur, les points d'accès à ces trois villes furent réduits au minimum. Chacun de ces points d'accès était équipé d'un poste de garde placé sous les ordres d'un gradé et d'un poste sanitaire

108. *Ibid.*, p. 33.
109. *Ibid.*, p. 33-36.
110. *Ibid.*, p. 37-40.
111. *Ibid.*, p. 39-41.
112. *Ibid.*, p. 41-42.

doté d'un médecin-chef assisté d'un nombre d'infirmiers adapté à l'affluence du lieu ainsi que de personnel dédié aux soins des femmes. Chaque voyageur entrant ou sortant se voyait délivrer par le médecin-chef un permis de circuler indiquant ses nom et prénom, sa province d'origine et sa destination. Si les voyageurs avaient des poux, ils étaient obligés de se soumettre à un épouillage. Ces trois villes ainsi que Philipias étaient par ailleurs pourvues de stations centrales de désinfection comprenant une salle de déshabillage, une salle de douches et une salle d'habillage. La désinfection se faisait dans des étuves roulantes à vapeur. Ces trois villes étaient également équipées d'hôpitaux d'isolement, notamment l'hôpital privé Hadzikosta à Jannina où le personnel lui-même se livrait obligatoirement à un épouillage systématique. Les hôpitaux étaient dotés d'un service pour les cas confirmés et d'un autre pour les cas suspects. Les convalescents étaient installés dans des baraquements ou des tentes. Ils avaient à leur disposition du matériel de désinfection, un service de douches avec coiffeur et une buanderie[113].

Les mesures prophylactiques prises dans les circonscriptions sanitaires provinciales étaient calquées sur le modèle des villes. Les médecins français collaboraient avec l'inspecteur de l'hygiène du ministère de l'Intérieur qui était normalement chargé de transporter les cas de typhus déclarés jusqu'aux hôpitaux d'isolement des villes les plus proches. Si les conditions météorologiques ou d'accès ne le permettaient pas (neige, chaleur excessive, absence de routes), les malades étaient hospitalisés dans le centre sanitaire de chaque secteur, dans des hôpitaux improvisés[114].

Parallèlement à cela, toutes les unités du corps d'armée devaient être épouillées aussi rapidement que possible. À Jannina, Préveza et Arta, les fours de boulanger, dans lesquels on ne cuisait plus de pain en raison des circonstances particulières de la guerre, servaient à désinfecter les vêtements des soldats. Les hommes eux-mêmes étaient lavés à l'eau chaude et au savon, leurs cheveux étaient tondus et le bain était suivi d'une onction générale à l'huile camphrée[115]. La menace du typhus exanthématique finit pas être écartée en Épire et la poursuite des conflits dans la péninsule balkanique n'entraîna pas la propagation de la maladie hors de Grèce. Pour Vaudremer, la mobilisation et la collaboration de toutes les autorités présentes sur place jouèrent un rôle décisif dans ce combat :

> Le personnel médical et le personnel administratif collaboraient étroitement [...] Ainsi, par l'épouillage et par une collaboration entre les pouvoirs civils, le commandement et les médecins militaires et civils, il fut possible de faire une mobilisation en hiver et de supprimer en même temps une épidémie de typhus déclarée dans les agglomérations civiles et dans les troupes[116].

Une nouvelle épidémie de typhus exanthématique sévit néanmoins à l'autre extrémité de la Grèce, sur l'île de Lesbos, entre février et juillet 1918[117]. Durant la Grande Guerre, en raison de sa proximité avec la côte d'Asie Mineure, l'île de Lesbos – comme d'ailleurs celles de Chios, Samos et Lemnos – constitua un refuge pour tous les Grecs orthodoxes de l'Empire ottoman qui furent chassés de chez eux par des persécutions perpétrées à leur encontre après l'entrée en guerre de l'Empire ottoman aux côtés des puissances centrales[118] (**fig. 3**). Les autorités helléniques s'efforcèrent d'installer tous ces réfugiés dans des maisons turques abandonnées, dans les mosquées et les forteresses, sans toutefois y parvenir totalement et nombre d'entre

113. *Ibid.*, p. 43-49, 62.
114. *Ibid.*, p. 51-53.
115. *Ibid.*, p. 53.
116. *Ibid.*, p. 52, 55.
117. ADN, 48/PO/A/279, télégramme, Billy, Athènes, 6/9/1918, n. 346.
118. Mourelos 1985, p. 389-413 ; Kontogiorgi 2006.

eux durent se contenter de tentes ou d'abris de fortune. Si une partie de cette population fut envoyée à Salonique et dans d'autres régions de la « Vieille Grèce » durant la guerre, les réfugiés restés sur l'île étaient assez nombreux pour causer un dangereux surpeuplement. Ces nouvelles conditions de vie, le mauvais ravitaillement, la faim et la saleté aboutirent inévitablement à l'apparition du typhus exanthématique[119].

En mai 1918, le général Guillaumat écrivit au ministre de France à Athènes et lui signala que les mesures prises par les autorités civiles locales étaient insuffisantes, en raison d'un manque de personnel médical – médecins compétents et infirmiers –, d'étuves à désinfection, etc., ainsi que du retard d'une commission de médecins attendue à Athènes. Il lui demandait d'attirer l'attention du gouvernement hellénique sur cette situation, sans pour autant la caractériser d'extrêmement grave[120]. N'oublions pas que la Grèce se trouvait alors officiellement engagée dans la Grande Guerre aux côtés des puissances de l'Entente. Une mission spéciale, placée sous la direction de Vaudremer, débarqua à Lesbos au début de juin 1918, alors que « le typhus existait dans l'île depuis longtemps » et qu'« il y avait fait des ravages et tué des habitants, en nombre indéterminé mais certainement beaucoup plus considérable que les renseignements officiels ne le faisaient connaître[121] ». On essaya d'organiser le service de la même façon qu'en Épire mais, selon Vaudremer, les conditions n'étaient pas les mêmes, en raison du manque de concours des autorités civiles et du personnel technique. Finalement, il fut demandé au gouverneur de l'île de nommer une commission chargée d'étudier la situation sanitaire. Cette commission se réunit deux fois en novembre 1918 et décida de toutes les mesures à prendre contre le typhus exanthématique, dans l'île et en ville. À la fin de l'année, la maladie n'avait pas totalement disparu mais se trouvait désormais à l'état endémique[122].

À LA RECHERCHE DES RATS ET DES SOURIS : LA MENACE DE LA PESTE BUBONIQUE DANS LES PORTS GRECS

La peste bubonique, apparue de nombreuses fois sur le territoire grec comme dans tous les ports de la Méditerranée orientale, était également présente durant la période d'opération de l'Armée française d'Orient[123]. La lutte contre la peste fit l'objet d'une délibération spéciale du Service de santé français dès le mois de janvier 1916, suite au signalement de cas constatés dans l'île de Syros[124]. Les autorités sanitaires françaises furent donc invitées à organiser la lutte contre la peste à Salonique en créant un service de déclaration urbaine, un laboratoire spécial de bactériologie et un service sanitaire du port[125]. Après avoir examiné plusieurs options pour l'héber-

119. Institut Pasteur de Paris, Fonds Albert Vaudremer, VAD.C5, Dr. Vaudremer, Prophylaxie du choléra et du typhus en Orient, Paris, 1921, p. 86-90.

120. ADN, 48/PO/A/279, Commandement en Chef des Armées Alliées en Orient. État-Major. Le Général Guillaumat à Monsieur de Billy Ministre de France à Athènes, Q. G. A. A., 2/5/1918, n. 2486.

121. Institut Pasteur de Paris, Fonds Albert Vaudremer, VAD.C5, Dr. Vaudremer, Prophylaxie du choléra et du typhus en Orient, Paris, 1921, p. 95.

122. *Ibid.*, p. 96-107.

123. SHD, GR 9 NN 7/1389, Exécution des Prescriptions de la Circulaire Ministérielle n° 8170 3/11 du 29 décembre 1919. Armée d'Orient. Notes sur le fonctionnement du Service de santé en Campagne d'après l'expérience de la dernière guerre. Organisation et Matériel. Médecin-Principal de 2e Classe Geysen, Médecin de la Place de Mayence, p. 32.

124. SHD, GR 9 NN 7/1388, Commandement en Chef des Armées Alliées. Service de santé. Rapport mensuel du mois de septembre 1916, du Médecin Inspecteur Ruotte, Chef Supérieur du Service de santé des A.A., p. 18 ; GR 6 N 295, Armée d'Orient. Rapport sur la situation de l'Armée d'Orient à la fin de 1916, p. 16.

125. ADN, 604/PO/B/140, Commission d'Hygiène et de Prophylaxie de l'Armée d'Orient. Séance du 13 janvier 1916.

gement du laboratoire, elles décidèrent finalement d'en confier la construction à l'entrepreneur qui avait réalisé les installations de Zeitenlik. La mise en fonctionnement du service de dératisation constituait une urgence qui semblait pouvoir justifier la collaboration des différentes autorités : « le docteur Kopanaris, Chef de l'Hygiène de Salonique, a exprimé à la Commission Internationale d'Hygiène le désir d'être aidé dans cette tâche par la Commission d'Hygiène de l'Armée d'Orient. Cette question doit être prise en considération par la Commission[126] ».

De fait, sans que l'on sache exactement s'il s'agissait simplement du désir de Fokion Kopanaris ou si cela répondait à une nécessité urgente et imposée par les circonstances exceptionnelles de la guerre, les deux autorités collaborèrent étroitement par la suite, afin de mieux traiter les maladies contagieuses. Si les Français affirmèrent rencontrer des difficultés avec les autorités grecques pour l'installation du service spécial dans les ports, celui-ci finit par fonctionner « concurremment avec celui du gouvernement grec » et leurs efforts furent « dirigés en commun contre les rongeurs[127] ». Les troupes reçurent des instructions leur défendant de ramasser ou de toucher les rats morts et leur ordonnant de les signaler au service de la peste. Pour leur part, les autorités grecques exerçaient dans cette région une surveillance étroite de la population flottante des réfugiés, dont le nombre augmenta après l'occupation de la Macédoine orientale par les Bulgares. Les églises et les mosquées, où ils étaient regroupés, constituaient d'importants foyers de parasites[128]. Un autre foyer de moindre importance avait été identifié dans les anciennes casernes grecques à Zeitenlik. Une partie de ces bâtiments ayant été utilisée pour abriter des chevaux malades, ils avaient rapidement été infestés de rats[129].

En août 1916, par exemple, le service spécial français contrôla tous les bâtiments avoisinant le port de Salonique, situés entre le camp grec et le quai, et les examens bactériologiques menés sur 167 rats et 21 souris ne permirent de détecter aucun cas positif[130]. Durant les dix premiers jours d'octobre 1916, en revanche, un examen effectué par « l'équipe des dératiseurs » révéla la présence du bacille de Yersin chez 90 rats et 10 souris. Le laboratoire du Service de santé de l'Armée d'Orient, prenant toujours les précautions habituelles, ne cessa d'examiner les rats et les souris trouvés dans la zone des quais et des terrains de transit signalés comme infectés, pour identifier ce bacille[131]. À la même époque, un débardeur grec travaillant au port mourut de la peste en 48 heures. Sa maison ainsi que les maisons voisines furent désinfectées et leurs habitants mis en observation dans le lazaret. Le 25 octobre 1916, les autorités françaises affirmèrent avoir demandé l'envoi de vaccins anti-pesteux dès le 1er juillet en déclarant : « lorsque ces demandes auront reçu satisfaction, nous serons mieux outillés pour lutter contre une épidémie si elle arrivait à se produire[132] ».

126. ADN, 604/PO/B/140, Commission d'Hygiène et de Prophylaxie de l'Armée d'Orient. Séance du 20 janvier 1916.

127. SHD, GR 9 NN 7/1388, Commandement en Chef des Armées Alliées. Service de santé. Rapport mensuel du mois de septembre 1916, du Médecin Inspecteur Ruotte, Chef Supérieur du Service de santé des A.A., p. 18.

128. *Ibid.*, p. 19.

129. SHD, GR 9 NN 7/1389, Exécution des Prescriptions de la Circulaire Ministérielle n° 8170 3/11 du 29 décembre 1919. Armée d'Orient. Notes sur le fonctionnement du Service de santé en Campagne d'après l'expérience de la dernière guerre. Organisation et Matériel. Médecin-Principal de 2e Classe Geysen, Médecin de la Place de Mayence, p. 32.

130. SHD, GR 20 N 69, Commandement en Chef des Armées Alliées. Quartier Général. Direction du Service de santé. Rapport mensuel mois d'août 1916 du Médecin Inspecteur Ruotte, Chef Supérieur de Santé des Armées alliées, 4/9/1916, n. 1589.

131. SHD, GR 16 N 2904, Armée d'Orient. Quartier Général. Service de santé. Rapport décadaire (période du 1er au 10 octobre 1916). Médecin Inspecteur Ruotte. Chef Supérieur du Service de santé des Armées alliées, 15/10/1916, n. 4898.

132. SHD, GR 16 N 2904, Armée d'Orient. Quartier Général. Service de santé. Rapport décadaire (période du 10 au 20 octobre 1916). Médecin Inspecteur Ruotte. Chef Supérieur du Service de santé des Armées alliées, 25/10/1916, n. 5712.

L'ennemi ne menaçait évidemment pas que le port de Salonique. Des cas de peste apparurent à la même époque dans les îles de Chios et Syros et toutes les autorités furent mises en alerte pour éviter sa diffusion en Grèce continentale. Dans l'île de Lesbos également, un foyer de peste bubonique fut localisé en juillet 1916 dans la chapelle Saint-Jean, dite église de la Vieille-Phocée, où étaient installés des réfugiés grecs d'Asie Mineure. Un laboratoire français installé à l'hôpital de Loutra établit le premier diagnostic bactériologique mais hésita à sonner l'alerte[133]. Les examens pratiqués sur les premiers morts ne permettaient pas de confirmer avec certitude qu'il s'agissait de la peste bubonique. La situation s'éclaircit grâce à l'examen pratiqué sur une femme habitant dans une maison bien bâtie et bien tenue, mais donnant directement sur l'église. Les examens de laboratoire et les autres symptômes cliniques confirmèrent le diagnostic de la peste bubonique et la malade, après avoir suivi un traitement spécial de désinfection et d'isolement, put « être considérée comme guérie[134] ».

Une fois encore, les commentaires des Français sur leur collaboration avec les autorités sanitaires grecques furent nombreux, même si le traitement de la maladie fut une réalisation commune ; « le Médecin-Chef du Laboratoire fut seul, avec le concours plus que problématique des médecins du pays, à s'occuper des premières manifestations épidémiques [...] le Dr. Kallipolitis, dont nous tenons dès maintenant à citer le nom, car il fut par la suite le seul médecin grec à faire correctement son devoir[135] ». Les choses s'aggravèrent entre le 24 juillet et le 2 août 1916. Bien des cas furent identifiés parmi les occupants de l'église et les personnes en contact avec eux. Ainsi, le 27 juillet, face à l'expansion de la maladie et à « l'incapacité des autorités de l'île à prendre aucune décision sérieuse », le colonel commandant l'île décida de quitter Loutra pour s'installer à l'étuve municipale de Mytilène, la capitale de l'île. Malgré leurs commentaires acerbes sur l'incompétence des autorités grecques et la contribution insuffisante de l'administration municipale, les Français surent reconnaître certaines qualités à l'inspecteur de l'hygiène du ministère de l'Intérieur grec, A. Petropoulos, qui se rendit sur l'île pour décider avec eux des mesures à prendre : « nous ne pouvons que rendre hommage à la science, au sang-froid et à la courtoisie du Docteur Petropoulos, avec lequel nous nous sommes toujours parfaitement entendus[136] ».

L'épidémie fut considérée terminée le 15 août. Dans la ville de Mytilène, les mesures en vigueur étaient les suivantes : isolement rigoureux des malades et de leur entourage à domicile, ravitaillement des isolés, organisation du lazaret (hôpital pour les malades et tentes pour les cas suspects, avec médecins, infirmiers, matériel, médicaments, nourriture) et sérovaccination des personnes ayant été ou pouvant être en contact avec des malades. La ville fut divisée en secteurs supervisés par des médecins chargés de l'application des mesures et la circulation dans les quartiers contaminés fut réduite. À Mytilène comme ailleurs, la surveillance sanitaire et la désinfection ne se firent pas sans difficulté. D'après les Français, « la mentalité des habitants les empêche de déclarer les cas suspects dans l'espoir d'échapper aux mesures de protection qu'ils jugent vexatoires[137] » ; une mentalité déjà connue et rencontrée à Poros, lorsque la peste

133. SHD, GR 20 N 69, Commandement en Chef des Armées alliées. Quartier Général. Direction du Service de santé. Rapport mensuel mois d'août 1916 du Médecin Inspecteur Ruotte, Chef Supérieur de Santé des Armées alliées, 4/9/1916, n. 1589.

134. SHD, GR 16 N 2904, Armée d'Orient. Commandement M[re] français de Mytilène. Laboratoire de Bactériologie. Compte rendu sommaire des opérations du Laboratoire de Bactériologie de Mytilène pendant l'épidémie de peste bubonique qui a sévi dans la ville de Mételin du 18 juillet au 2 août 1916 et complément de ce compte rendu jusqu'au 14 août 1916, Mételin, 2,15/8/1916, n. 59 et 61, p. 3.

135. *Ibid.*, p. 1-2.

136. *Ibid.*, p. 5.

137. *Ibid.*, p. 8.

y sévit au XIXe siècle[138]. Quant aux mesures concernant les troupes françaises, une limitation au strict nécessaire des relations entre la ville et la base fut imposée. De plus, les officiers et soldats séjournant à Lesbos ainsi que le personnel infirmier devaient être vaccinés[139]. La peste demeurait un ennemi menaçant qu'il ne fallait pas sous-estimer.

138. Kostis 1995, p. 93.

139. SHD, GR 16 N 2904, Armée d'Orient. Commandement Mre français de Mytilène. Laboratoire de Bactériologie. Compte-rendu sommaire des opérations du Laboratoire de Bactériologie de Mytilène pendant l'épidémie de peste bubonique qui a sévi dans la ville de Mételin du 18 juillet au 2 août 1916 et complément de ce compte-rendu jusqu'au 14 août 1916, Mételin, 2,15/8/1916, n. 59 et 61, p. 6-9.

CHAPITRE III

LA COHABITATION CONTINUE AVEC LES MALADIES CONTAGIEUSES

La guerre, a dit Napoléon, est un art simple, tout d'exécution. Il en est de même de la guerre contre le microbe et contre le moustique, avec cette particularité qu'ici l'ennemi est tout petit et qu'il faut se mettre à son échelle. L'adage latin n'est plus vrai : de minimis non curat praetor.

Edmond et Étienne Sergent, *L'armée d'Orient délivrée du paludisme*, 1932, p. 30

LE DANGER PALUSTRE ET LA CRISE SANITAIRE DE 1916

En dépit de son caractère de propagande, la petite brochure rédigée par le chef supérieur du Service de santé des armées alliées à Salonique le 1er janvier 1919 montre la place centrale qu'occupait la maladie dans la vie des soldats de l'Armée française d'Orient. Le livret, intitulé « Salonique. Ville Convoitée... par l'Épidémie et sauvegardée par le Service Sanitaire des Armées alliées », affirme notamment :

> L'état sanitaire d'une troupe est intimement lié à l'état sanitaire de la population au sein de laquelle elle vit en contact permanent ; la surveillance hygiénique et prophylactique qui doit être exercée sur cette population est donc la condition essentielle sans laquelle on ne peut espérer parer au danger épidémique [...] À tous ces points de vue, l'occupation par les armées alliées de la ville de Salonique pouvait donner sujet aux craintes les plus légitimes. La population fixe qui, déjà avant l'arrivée des troupes de l'Entente, était logée très à l'étroit dans un certain nombre de quartiers aux rues resserrées et sales, s'était encore accrue par la suite, de tous les émigrés et réfugiés de Thrace, d'Asie Mineure, de Serbie, de Macédoine orientale [...] Par ailleurs l'hygiène et la propreté de la ville semblaient n'être pas le souci prédominant des services municipaux [...] La vie à Salonique, du fait de la guerre, était devenue difficile [...] Les contaminations pouvant venir de l'extérieur demeurent le facteur le plus important parmi ceux qui sont susceptibles de troubler la santé publique. Or, Salonique occupe une situation éminemment favorable à ce mode de contamination [...] Cette menace s'aggravait en Macédoine et à Salonique même, de l'existence d'une endémie : l'endémie palustre[1].

1. SHD, GR 9 NN 7/1388, Commandement en Chef des Armées alliées en Orient. Quartier Général. Direction du Service de santé. Salonique. Ville Convoitée... par l'Épidémie et sauvegardée par le Service Sanitaire des Armées alliées, Q.G.A.A., 1/1/1919, n. 186/C.

L'enjeu était de taille car, comme l'a très bien résumé Patrick Facon, « faire la guerre avec des troupes dont une grande partie est hospitalisée ou dans un état de santé précaire relève en effet d'une véritable gageure[2] ». Ces deux extraits prouvent combien l'état de santé des soldats et la menace des maladies contagieuses préoccupaient, bien plus qu'à l'accoutumée, et dès le début, les armées alliées présentes en Grèce durant la Grande Guerre. Même si la situation était en constante évolution, en février 1916, le Service de santé de l'Armée d'Orient avait toutes les raisons d'être très satisfait de l'état sanitaire de l'armée puisque les entrées à l'hôpital avaient diminué pour toutes les maladies contagieuses sans exception et qu'aucun décès imputable à ces maladies n'avait été constaté[3].

L'arrivée des troupes de l'Armée d'Orient en Grèce était relativement récente et les conséquences de la présence de l'armée serbe à Corfou, que nous avons abordées dans le deuxième chapitre, n'étaient pas encore clairement visibles. Toutefois, outre le choléra, le typhus exanthématique et la peste, d'autres maladies contagieuses prenaient aussi des dimensions importantes, en raison du climat et du séjour prolongé des hommes en terre étrangère. L'immunité ou la non-immunité des troupes jouait en ce sens un rôle primordial et c'est sous cet angle que doit être examiné le cas du paludisme. Vincent Viet a très bien résumé tant la question du contact de l'Armée d'Orient avec le choléra, le typhus exanthématique et le paludisme, que celle des nouveaux enjeux et données liés à leur traitement :

> Mais la communication éventuelle de celles-ci (mesures déployées) ne remettait pas en cause la nécessité, pour chaque maladie contagieuse, de définir une combinaison spécifique de moyens prophylactiques. On en fit, une nouvelle fois, l'expérience avec l'émergence d'une classe d'assemblages issus de la lutte différenciée contre le paludisme, le typhus exanthématique et le choléra, trois pathologies réputées « exotiques » (car surtout répandues sur le front oriental) ou « coloniales », même si la première accusait une certaine endémicité sur le sol national. Cette classe reposait sur un trépied prophylactique aux piliers rigoureusement indissociables : la traque d'un vecteur animal (anophèles, poux, puces et rats), l'hygiène corporelle sous surveillance médicale et la défense sanitaire aux frontières (triage, isolement, désinfection)[4].

C'est le paludisme qui prit les plus grandes proportions dans l'histoire sanitaire de l'Armée d'Orient pendant la Grande Guerre et qui devint en réalité son pire ennemi, causant la majorité des évacuations[5]. Selon un témoin perspicace de l'époque : « l'anophèle, qui transporte chez l'homme l'hématozoaire agent du paludisme, fit tomber, durant l'été 1916, plus de monde que le feu ennemi[6] ». Cela concernait aussi bien les Français que les Britanniques car, ainsi que le remarque Mark Harrison, le paludisme est devenu pour ces derniers *a national scandal*[7].

Il s'agit d'une maladie dont l'expansion ne fut pas directement liée à la situation de guerre, mais bien davantage au climat de la Grèce. Comme l'a montré Katerina Gardikas en s'appuyant sur la notion de saison du paludisme (*notion of the malaria season*), le paludisme est directement lié à la variation du climat et au changement des saisons. Les irrégularités

2. Facon 2005, p. 224.
3. SHD, GR 16 N 2904, Armée d'Orient. Quartier Général. Service de santé. Rapport décadaire (période du 11 au 20 février 1916). Le Médecin Principal de 1re classe, Ruotte, Chef supérieur du Service de santé de l'Armée d'Orient, 25/2/1916, n. 2793.
4. Viet 2015, p. 500-501.
5. Pour une présentation cohérente de l'histoire du paludisme incluant le cas de la Grèce, des stratégies traditionnelles de la prévention et de la thérapie, voir Gardikas 2018, p. 15-44.
6. Ancel 1921, p. 128.
7. Harrison 2010, p. 231.

climatologiques observables d'une année sur l'autre présentent de ce fait un intérêt particulier pour l'épidémiologie du paludisme[8].

Les autorités sanitaires françaises savaient, avant même l'arrivée des premières troupes des armées alliées à Salonique, que le paludisme pourrait aisément se propager dans une région aussi insalubre que la plaine du Vardar. Un traitement préventif avait été mis en place avec une distribution de comprimés de quinine[9]. D'autres mesures prophylactiques furent également prises, notamment l'assèchement des mares par des équipes de travailleurs indigènes, l'analyse fréquente d'échantillons de moustiques envoyés depuis les diverses régions occupées par l'Armée d'Orient et l'application de toile métallique aux fenêtres des baraques et pavillons[10]. Les Français décidèrent aussi de pétroler des mares et points d'eaux suspects se trouvant à proximité des cantonnements, le plus tôt possible, pour empêcher la pullulation des moustiques[11].

Dès les premiers mois de 1916, les Français décidèrent de la stratégie qui leur permettrait d'affronter la maladie l'été suivant. Ils jugèrent préférable d'attendre l'été pour organiser d'assez nombreuses évacuations vers la métropole et le remplacement des hommes par des contingents venus de France, vaccinés avant le départ et soumis à la quininisation préventive dès leur débarquement ou même sur le navire[12]. Dans ce contexte de préparation à la lutte contre le paludisme, une conférence fut donnée le 29 janvier 1916 à Paris aux médecins des hôpitaux et des services de la base, pour traiter la question du paludisme du point de vue de sa pathogénie, de son évolution clinique, de sa prophylaxie et de sa thérapie[13]. Cette initiative s'adressait surtout à la majorité des médecins qui n'avaient jamais quitté la France et qui n'avaient donc aucune expérience du paludisme[14].

En février 1916, le radical-socialiste Justin Godart, sous-secrétaire d'État du Service de santé militaire de juillet 1915 à février 1918, insistant sur le caractère endémique que revêtait le paludisme dans une grande partie de la Grèce, fit également distribuer une instruction sur sa prophylaxie qui permettrait d'une part d'empêcher l'infection par la piqûre des moustiques et d'autre part de rendre l'organisme humain réfractaire à la maladie[15]. Sur le terrain, à Salonique, Ruotte décida de faire donner trois conférences aux officiers pendant les mois de mars et avril. Elles traitaient des sujets suivants : a) « Le paludisme. Les moyens de l'attaque et ceux de la défense » par le médecin principal Vincent-Marie Niclot, b) « Les insectes piqueurs vecteurs de maladie » par le médecin-major Carin et c) « Les microbes et parasites du sang » par le médecin-major Paul-Félix Armand-Delille[16].

8. Gardikas 2018, p. 121.

9. SHD, GR 16 N 2904, Armée d'Orient. Quartier Général. Service de santé. Rapport mensuel du mois de décembre 1916, du Médecin Inspecteur Ruotte, Chef Supérieur du Service de santé de l'Armée d'Orient, 4/1/1916, n. 1255.

10. SHD, GR 16 N 2904, Armée d'Orient. Quartier Général. Service de santé. Rapport mensuel du mois de mars 1916, du Médecin Inspecteur Ruotte, Chef Supérieur du Service de santé de l'Armée d'Orient, 3/4/1916, n. 4056.

11. ADN, 604/PO/B/140, Commission d'Hygiène et de Prophylaxie de l'Armée d'Orient. Séance du 9 mars 1916.

12. SHD, GR 16 N 2904, Armée d'Orient. Quartier Général. Service de santé. Rapport mensuel du mois de mars 1916, du Médecin Inspecteur Ruotte, Chef Supérieur du Service de santé de l'Armée d'Orient, 3/4/1916, n. 4056.

13. SHD, GR 20 N 69, Lutte contre le paludisme, s.d.

14. *Ibid.*

15. SHD, GR 20 N 69, République française, ministre de la Guerre. Sous-Secrétariat du Service de santé militaire. Circulaires et instructions diverses. Instruction sur la prophylaxie du paludisme. Le Sous-Secrétaire d'État de Santé militaire Justin Godart à Monsieur le Général Commandant en Chef de l'Armée d'Orient, Paris, 15/2/1916, n. 26 Ci/7.

16. ADN, 604/PO/B/140, Commission d'Hygiène et de Prophylaxie de l'Armée d'Orient. Séance du 16 mars 1916.

La rencontre avec le paludisme ne fut donc une surprise ni pour les Britanniques[17], ni pour les Français. Ces derniers pensaient avoir pris toutes les mesures prophylactiques nécessaires, mais le fait que la majorité des soldats n'étaient pas habitués à l'environnement grec joua un rôle décisif dans la contamination ; ils avaient subi un acclimatement, selon le langage de l'époque. En d'autres mots, pour Sophie Delaporte :

> Il apparaît clairement qu'en dépit d'une bonne connaissance, par les médecins, des conditions particulièrement favorables à l'apparition d'une épidémie sur ces terres insalubres, en dépit aussi des précédents déjà relevés et de l'interpellation, par des médecins spécialistes de cette pathologie, des responsables du service de santé et du commandement, il apparaît clairement, donc, que le monde médical n'a pu empêcher l'apparition d'une épidémie qu'il avait lui-même annoncée [...] Il apparaît clairement que l'anticipation par le service de santé de l'épidémie et la mise en place de campagne de prévention du paludisme par la quinine n'ont pu entraver son extension[18].

Une crise sanitaire éclata effectivement durant l'été et l'automne 1916. L'épidémie de paludisme prit une ampleur extraordinaire. D'après certaines estimations, près de 100 000 soldats français en furent atteints[19]. Comme le rapporte le médecin inspecteur général des troupes coloniales françaises Charles Grall en octobre 1916, la situation sanitaire de l'Armée d'Orient resta satisfaisante jusqu'à la fin de mai 1916, lorsqu'« il s'est produit une augmentation brusque de la morbidité et de la mortalité. Cette aggravation notable de la situation sanitaire est imputable au paludisme, endémo-épidémie qui a débuté en mai et a pris en juin et juillet une grande extension[20] ». Comme facteur de son développement foudroyant, on peut invoquer les conditions sanitaires spécifiques à la Macédoine, un de ses grands foyers en Europe. Selon Grall, les troupes se trouvaient dans des régions connues de longue date comme particulièrement insalubres[21].

Durant la guerre, le passage de nombreuses armées et de vagues de réfugiés évoluant dans des conditions sanitaires insuffisantes favorisait par ailleurs l'expansion des maladies[22]. Les autorités françaises signalèrent assez tôt une concentration de réfugiés grecs originaires d'Asie Mineure près du camp de Zeitenlik, qui constituait un réservoir dangereux de paludisme sévère[23]. En raison de cette proximité, le risque de contamination ne pouvait être évité[24]. Les Alliés pensaient que les populations locales étaient la source principale de leur infection paludéenne[25]. Selon les Français, le taux de morbidité due au paludisme chez les réfugiés, qui se montraient « rebelles aux prescriptions élémentaires d'hygiène », s'élevait à 80-90 %[26]. Les Français étaient en relation avec le docteur Fokion Kopanaris, chef des services d'hygiène de Salonique et membre de la Commission internationale d'hygiène, qui, en collaboration avec d'autres médecins grecs, prodiguait des soins aux réfugiés malades et signalait les cas suspects.

17. Gardikas 2018, p. 225-.227.
18. Delaporte 1999, p. 369, 374.
19. Facon 1978, p. 205-206.
20. SHD, GR 16 N 2904, Le Médecin Inspecteur Général des Troupes Coloniales Grall, détaché en mission à l'Armée d'Orient à Monsieur le Sous-Secrétaire d'État du Service de santé, Paris, 26 octobre, 1916, p. 1.
21. *Ibid.*, p. 2.
22. Facon 2005, p. 224-225.
23. Gardikas 2018, p. 233.
24. SHD, GR 16 N 2904, Extrait du Rapport sur le fonctionnement du Service de santé de l'Armée d'Orient pour le mois de janvier 1916.
25. Gardikas 2018, p. 235.
26. ADN, 604/PO/B/140, Commission d'Hygiène et de Prophylaxie de l'Armée d'Orient. Séance du 27 janvier 1916.

Ses observations le menèrent à la conclusion que la malaria était la cause principale de morbidité et de mortalité au sein de cette population[27].

Le médecin principal Niclot, membre de la Commission d'hygiène et de prophylaxie de l'Armée d'Orient, visita le camp de réfugiés en compagnie d'un interprète pour constater les mauvaises conditions d'hygiène qui y régnaient et établir l'index endémique clinique et bactériologique de cette agglomération. Il contacta Kopanaris et le médecin civil chargé exclusivement de ce camp afin de trouver des solutions pour améliorer la situation et affronter le paludisme[28]. Mauban livre de ce camp de réfugiés une description affligeante :

> Au point de vue de l'hygiène générale, le camp des réfugiés laisse beaucoup à désirer, la question des nuisances y est insoluble dans l'état actuel. Ils n'ont pas de voiture pour se débarrasser des ordures ménagères et ils les répandent autour des habitations. Il faudrait quelques fours incinérateurs. Les latrines cependant nombreuses sont insuffisantes, car tout à fait défectueuses et sales; aussi les matières fécales jonchent-elles le sol de tous les côtés et surtout le long des trois ravins qui traversent le campement. Ces ravins sont d'ailleurs d'une saleté repoussante[29].

Pour éviter le stationnement des troupes dans les régions littorales impaludées, les armées alliées avaient été concentrées dans le camp retranché de Zeitenlik où les maladies sévissaient pourtant déjà. En outre, en raison d'une confusion avec les diagnostics d'autres maladies (telles que la fièvre typhoïde, la dengue ou la dysenterie amibienne), les premières manifestations du paludisme passèrent inaperçues[30] :

> Mais il est évident que l'apparition du paludisme s'est faite au commencement du mois de juin, seulement elle a été méconnue par la presque totalité des médecins. En effet, la symptomatologie des cas revêtait constamment la forme d'un embarras gastrique fébrile. Les Médecins qui avaient dans l'esprit les descriptions classiques du paludisme : frissons, stade de froid, stade de chaleur et de sueur, courbe de température à rémissions caractéristiques, ne songeaient aucunement à l'hématozoaire lorsqu'ils voyaient les nombreux malades atteints d'une fièvre en plateau pendant 5 à 6 jours et ils les évacuaient sur le Centre Hospitalier avec le diagnostic « embarras gastrique fébrile » ou « fièvre typhoïde[31] ».

Jusqu'au milieu du mois de mai 1916, le taux d'incidence du paludisme resta stable et les victimes furent peu nombreuses, d'après les données officielles du service sanitaire français : 4 cas nouveaux et 16 récidives furent constatés chez d'anciens paludéens, chiffres infimes par rapport à l'effectif total des troupes. Les autorités françaises estimaient que cela prouvait « la valeur de la quininisation préventive qui continue à être appliquée avec régularité[32] ». La situation s'aggrava toutefois progressivement et le paludisme finit par devenir une question primordiale. Entre le 1er et le 10 juin 1916, les autorités recensèrent 2 cas nouveaux et 19 cas secondaires et prirent peu à peu conscience de la prolifération des moustiques. La moitié des 90 000 moustiquaires

27. ADN, 604/PO/B/140, Commission d'Hygiène et de Prophylaxie de l'Armée d'Orient. Séance du 20 janvier 1916.

28. ADN, 604/PO/B/140, Commission d'Hygiène et de Prophylaxie de l'Armée d'Orient. Séance du 20 janvier 1916; Séance du 27 janvier 1916; Séance du 3 février 1916; Séance du 23 mars 1916.

29. ADN, 604/PO/B/140, Commission d'Hygiène et de Prophylaxie de l'Armée d'Orient. Séance du 27 janvier 1916.

30. Delaporte 1999, p. 376-380; Facon 2005, p. 225-227.

31. SHD, GR 9 NN 7/1388, Commandement en Chef des Armées alliées. Service de santé. Rapport mensuel du mois de septembre 1916, du Médecin Inspecteur Ruotte, Chef Supérieur du Service de santé des A.A., p. 23.

32. SHD, GR 16 N 2904, Armée d'Orient. Quartier Général. Service de santé. Rapport décadaire (période du 11 au 20 mai 1916). Médecin Inspecteur Ruotte. Chef Supérieur du Service de santé de l'Armée d'Orient, 25/5/1916, n. 5517.

individuelles reçues furent distribuées aux corps de troupe[33]. La présence du paludisme fut constatée dans certaines zones déclives et marécageuses telles que Karassouli (actuellement Polykastro) et Topsin (aujourd'hui la région de Gefyra, près de Salonique)[34], etc. Dans les jours qui suivirent, le paludisme parut cependant connaître une période de stagnation et les autorités ne semblaient pas inquiètes[35] (**tabl. 6**).

Période	**Présents le premier jour de la décade**	**Entrés pendant la décade**	**Restant le dernier jour de la décade**	**Décédés**
11-20 janvier 1916	48	13	40	0
11-20 mars 1916	51	15	32	0
21-31 mars 1916	32	20	29	0
1-10 avril 1916	31	7	12	0
11-20 avril 1916	16	11	19	0
21-30 avril 1916	28	30	43	0
11-20 mai 1916	30	20	39	0

Tableau 6. La dynamique du paludisme d'après quelques rapports décadaires indicatifs du Service de santé de l'Armée française d'Orient antérieurs à la crise survenue au printemps et à l'été 1916. SHD, GR 16 N 2904, Armée d'Orient. Quartier Général. Service de santé, 1916.

Vers la fin du mois de juin, les cas de paludisme doublèrent d'une décade à l'autre, avec 160 cas de première invasion qui, s'ils n'ont pas tous été diagnostiqués par le laboratoire, paraissaient néanmoins indubitables, et 117 cas de deuxième invasion. Cette augmentation coïncide avec des mouvements de troupes, nocturnes pour la plupart étant donné la saison, qui ont sans doute entraîné des infractions à la quininisation préventive[36]. Les autorités sonnèrent alors l'alerte; les médecins divisionnaires furent appelés à surveiller la prise quotidienne de quinine, on distribua presque toutes les moustiquaires de tête à disposition, du tulle fut demandé pour protéger les hommes couchés, etc.[37]. D'après des enquêtes menées dans le corps de troupe, la direction du Service de santé découvrit que, durant la première quinzaine de juillet, la quinine préventive n'avait pas été prise régulièrement par les hommes, que l'usage des moustiquaires de tête n'était d'aucune utilité à l'avant, que les hommes de garde ne les portaient pas parce qu'elles

33. SHD, GR 16 N 2904, Armée d'Orient. Quartier Général. Service de santé. Rapport décadaire (période du 1er au 10 juin 1916). Médecin Inspecteur Ruotte. Chef Supérieur du Service de santé de l'Armée d'Orient, 13/6/1916, n. 6766.

34. SHD, GR 16 N 2904, Armée d'Orient. Quartier Général. Service de santé. Rapport mensuel du mois de juin 1916, du Médecin Inspecteur Ruotte, Chef Supérieur du Service de santé de l'Armée d'Orient, 4/7/1916, n. 7774.

35. SHD, GR 16 N 2904, Armée d'Orient. Quartier Général. Service de santé. Rapport décadaire (période du 11 au 20 juin 1916). Médecin Inspecteur Ruotte. Chef Supérieur du Service de santé de l'Armée d'Orient, 24/6/1916, n. 7237.

36. SHD, GR 16 N 2904, Armée d'Orient. Quartier Général. Service de santé. Rapport décadaire (période du 21 au 30 juin 1916). Médecin Inspecteur Ruotte. Chef Supérieur du Service de santé de l'Armée d'Orient, 4/7/1916, n. 7858.

37. *Ibid.*, n. 7858.

constituaient des obstacles à la visibilité pendant la nuit et que les autres étaient exposés aux moustiques partout ailleurs sur le corps[38].

Le paludisme connut effectivement un pic du 11 au 20 juillet 1916, avec 974 cas dont 61 mortels[39] (**tabl. 7**). La surveillance de l'application des mesures prophylactiques continua, à laquelle s'ajoutèrent des enquêtes visant à renforcer le contrôle de la quininisation préventive et à déceler la quinine dans les urines. Il fut également décidé de l'évacuation des cantonnements malsains, à chaque fois que les nécessités militaires le permettraient. Les données du Service de santé japonais en Mandchourie menèrent les autorités à la conclusion que l'utilisation de moustiquaires de tête était une erreur et qu'il fallait équiper les hommes de moustiquaires complètes[40]. Au début de juillet, Sarrail signala qu'il avait lui-même constaté dans certains corps la non-exécution des ordres donnés pour combattre le paludisme. Il dépêcha donc des officiers de son état-major pour assurer l'application des mesures et, si une infraction était constatée, le commandant d'unité, celui du groupe et le chef du corps étaient punis. La question de la prise régulière de quinine revêtait à ses yeux plus d'importance que celle des plans de combats. Pour insister sur le sérieux de la situation, il alla jusqu'à affirmer que « tuer des hommes par une fausse manœuvre sous le feu adverse, est une faute; les laisser mourir pour avoir manqué de surveillance et ne s'être pas conformé aux ordres donnés, est presque un crime[41] ».

À la fin du mois de juillet, même si la situation continuait d'être grave, les autorités n'hésitèrent pas à déclarer : « l'impression des médecins traitants est que les formes pernicieuses observées dans la première décade tendent à diminuer. Cette amélioration souligne l'importance des efforts consentis à tous les échelons pour combattre le moustique et l'hématozoaire[42] ». Toutefois, la menace continuait de planer. Durant la troisième décade d'août 1916, une augmentation des maladies contagieuses fut de nouveau enregistrée. En août, le paludisme représentait à lui seul 76 % de la morbidité épidémique[43]. Cette situation se poursuivit au mois de septembre : jusqu'au 10 du mois, 2 440 cas et 56 décès furent signalés[44], tandis que du 20 au 30 septembre 1916, 3 226 cas de paludisme furent comptabilisés sur 4 026 entrants pour maladies contagieuses et 5 379 entrées pour affections médicales d'ordre général; le paludisme se trouvait donc toujours au premier plan[45].

38. SHD, GR 9 NN 7/1388, Commandement en Chef des Armées alliées. Service de santé. Rapport mensuel du mois de septembre 1916, du Médecin Inspecteur Ruotte, Chef supérieur du Service de santé des A.A., p. 24.

39. SHD, GR 16 N 2904, Armée d'Orient. Quartier Général. Service de santé. Rapport décadaire (période du 11 au 20 juillet 1916). Médecin Inspecteur Ruotte. Chef Supérieur du Service de santé de l'Armée d'Orient, 24/7/1916, n. 8786.

40. SHD, GR 9 NN 7/1388, Commandement en Chef des Armées alliées. Service de santé. Rapport mensuel du mois de septembre 1916, du Médecin Inspecteur Ruotte, Chef Supérieur du Service de santé des A.A., p. 24-25.

41. SHD, GR 20 N 623, Armée d'Orient. État-Major. 1er Bureau. Note Générale. Q. G. A., 11/7/1916, n. 4026/IS.

42. SHD, GR 16 N 2904, Armée d'Orient. Quartier Général. Service de santé. Rapport décadaire (période du 20 au 31 juillet 1916). Médecin Inspecteur Ruotte. Chef Supérieur du Service de santé de l'Armée d'Orient, 4/8/1916, n. 2944.

43. SHD, GR 16 N 2904, Armée d'Orient. Quartier Général. Service de santé. Rapport décadaire (période du 20 au 31 août 1916). Médecin Inspecteur Ruotte. Chef Supérieur du Service de santé des Armées alliées, 4/9/1916, n. 1598.

44. SHD, GR 16 N 2904, Armée d Orient. Quartier Général. Service de santé. Rapport décadaire (période du 1er au 10 septembre 1916). Médecin Inspecteur Ruotte. Chef Supérieur du Service de santé des Armées alliées, 14/9/1916, n. 2304 B.

45. SHD, GR 16 N 2904, Armée d Orient. Quartier Général. Service de santé. Rapport décadaire (période du 20 au 30 septembre 1916). Médecin Inspecteur Ruotte. Chef Supérieur du Service de santé des Armées alliées, 7/9/1916, n. 4407 B.

Au mois d'octobre, même si l'épidémie connut des pics et des creux, le nombre de soldats touchés par le paludisme resta assez élevé (2 380 cas pour la première décade d'octobre et 2 134 pour la deuxième)[46]. Pour les Français, soucieux de montrer qu'ils maîtrisaient la situation, la crise paludéenne de 1916 s'est abattue avec « une violence inouïe sur les Armées Alliées dont aucune n'a été épargnée ; les causes sont les suivantes : l'été a été excessivement chaud, avec de nombreux orages, et les éclosions de moustiques formidables, c'était de véritables nuages d'anophèles qui survolaient les marais et les flaques d'eau ; de très grandes précautions avaient été prises dans le Camp retranché, drainage, assèchement des mares, pétrolage, etc., mais les troupes quittèrent le Camp retranché à une époque où les anophèles commencent à apparaître et le paludisme aussi, et pour des raisons militaires, durent occuper des vallées malsaines, sur la Strouma, la Butkova, le Vardar, et exécuter des travaux de routes et de tranchées très importants[47] ».

La courbe commença à s'inverser au début de l'hiver (1 052 cas du 1er au 10 décembre et 906 pour le deuxième décadaire) mais, à la fin du mois de décembre 1916, les autorités françaises ne cachaient pas leurs craintes pour l'avenir :

> vu la clémence particulière de la saison actuelle, des moustiques continuent à pulluler et il est possible que des anophèles infectés arrivent encore à contaminer des hommes sains. Il est à craindre, si on n'a pas de journées plus froides, que la conservation de nombreux anophèles ne fasse apparaître le paludisme plus tôt cette année, et n'augmente encore son intensité. Nous ferons connaître bientôt nos prévisions en quinine pour le printemps et l'été prochain[48].

Bien que conscients de la nécessité de se préparer à combattre les moustiques de manière différente l'année suivante, les responsables donnaient, à travers leur communication officielle, l'impression de demeurer relativement calmes et lucides sur la situation, soulignant que le Service de santé avait consenti des efforts soutenus et variés pour protéger les troupes du paludisme : « Si la morbidité palustre a été très élevée, on peut dire qu'elle est relativement faible par rapport à ce qu'elle aurait pu être[49]. »

Période	**Cas**
11-20 juillet 1916	974
1er-10 septembre 1916	2 440
1er-10 octobre 1916	2 380
11-21 octobre 1916	2 134
1-10 décembre 1916	1 052
11-21 décembre 1916	906

Tableau 7. Quelques exemples du nombre de soldats touchés par le paludisme en 1916. SHD, GR 16 N 2904, Armée d'Orient. Quartier Général. Service de santé, 1916.

46. SHD, GR 16 N 2904, Armée d'Orient. Quartier Général. Service de santé. Rapport décadaire (période du 1er au 10 octobre 1916). Médecin Inspecteur Ruotte. Chef Supérieur du Service de santé des Armées alliées, 15/10/1916, n. 4898 ; Rapport décadaire (période du 10 au 20 octobre 1916). Médecin Inspecteur Ruotte. Chef Supérieur du Service de santé des Armées alliées, 15/10/1916, n. 5712.

47. SHD, GR 20 N 69, Commandement en Chef des Armées alliées. Quartier Général. Direction du Service de santé. Rapport-Résumé sur le fonctionnement du Service de santé de l'Armée d'Orient, 30/7/1917, p. XXI.

48. SHD, GR 16 N 2904, Armée d'Orient. Quartier Général. Service de santé. Rapport décadaire (période du 10 au 20 décembre 1916). Médecin Inspecteur Ruotte. Chef Supérieur du Service de santé des Armées alliées, 25/12/1916, n. 9443 B.

49. SHD, GR 20 N 69, Lutte contre le paludisme, s.d.

Plus généralement, comme l'a signalé Gardikas, l'examen des effets de la guerre sur le paludisme en Grèce doit prendre en compte la mobilisation de l'armée, l'exposition à des environnements perturbés par la guerre, les déplacements de population, les contacts entre des personnes ayant contracté des maladies différentes, l'importance des lignes de communications et l'impact de la recherche pour le paludisme[50]. Évaluer le nombre des malades et celui des blessés pendant la période concernée constitue une première étape dans la compréhension des dimensions de la crise paludéenne de 1916. Examiner quelques cas indicatifs d'évacuation en est une autre (**fig. 4**). Les chiffres donnés par les rapports décadaires du Service de santé de l'Armée d'Orient, s'ils ne décrivent pas seulement les paludéens, sont assez révélateurs de l'ampleur prise par cette maladie (**tabl. 8**). En d'autres termes, même si l'impact d'autres maladies contagieuses ne peut être exclu, les pourcentages élevés de personnes malades sont directement liés à l'expansion du paludisme et à ses conséquences durant certains mois de 1916. En août, par exemple, les évacuations devinrent inévitables, en raison de l'encombrement des hôpitaux[51].

Date d'évacuation	**Malades**	**Blessés**	**Nom du bateau**	**Total des personnes évacuées**
17 mars	370	91	*Canada*	479
30 mars	158	104	*Tchad*	262
13 avril	355	11	*Duguay-Trouin*	366
9 mai	434	139	*Divona*	573
25 mai	439	51	*Bretagne*	500
25 juin	502	55	*Tchad*	557
30 juin	412	48	*Duguay-Trouin*	460
4 juillet	444	43	*Divona*	487
12 juillet	803	21	*France IV*	1 986
27 juillet	1 972	14	*France IV*	2 509
8 août	848	10	*Sphinx*	858
18 août	2 065	444	*France IV*	2 509
10 septembre	2 377	93	*France IV*	2 509
21 septembre	730	103	*Sphinx*	833
1 octobre	2 204	300	*France IV*	2 504
11 octobre	813	72	*Sphinx*	885
19 octobre	474	102	*Bretagne*	576
16 décembre	919	44	*A. Lebon*	963
20 décembre	2 030	326	*France IV*	2 356

Tableau 8. Quelques exemples d'évacuations de Salonique sur la France en 1916. SHD, GR 16 N 2904, Armée d'Orient. Quartier Général. Service de santé, 1916.

50. Gardikas 2018, p. 209.

51. SHD, GR 16 N 2904, Armée d'Orient. Quartier Général. Service de santé. Rapport décadaire (période du 10 au 20 juillet 1916). Médecin Inspecteur Ruotte. Chef Supérieur du Service de santé des Armées alliées, 24/8/1916, n. 721.

LA LUTTE ANTIPALUDIQUE ET LE COMBAT POUR LA QUININISATION PRÉVENTIVE

Dans l'attente du prochain combat contre le paludisme et alors que la situation militaire avec les puissances centrales connaissait une certaine stabilité, la préoccupation majeure des autorités à la fin de 1916 et au début de 1917 était de renforcer leurs capacités de lutte contre les moustiques. Sarrail décrit la situation dans une lettre au ministre de la Guerre : « Mon armée est immobilisée dans les hôpitaux[52]. » En réponse à ce cri d'alarme, Edmond et Étienne Sergent, de l'Institut Pasteur d'Alger[53], spécialistes du paludisme, furent envoyés en mission en Grèce de novembre 1916 à janvier 1917, afin d'établir un plan de campagne antipaludique. Les frères Sergent, installés en Macédoine afin d'examiner par eux-mêmes la situation, rendirent visite à Sarrail au début de janvier 1917 pour lui présenter le plan d'action choisi, avant de l'envoyer au ministre. Selon eux, entre juin et décembre 1916, il y avait eu 60 000 cas de paludisme, conséquence du fait que les mesures prophylactiques qui avaient été ordonnées n'avaient en réalité pas été appliquées[54]. Ils proposèrent la création d'une mission dont le rôle serait « d'éclairer, par une propagande enthousiaste, officiers et soldats sur le danger du paludisme et sur les moyens de le combattre. Il faut que le troupier ne subisse pas la quininisation comme une brimade, mais en comprenne l'utilité et l'accepte librement[55] ».

C'est dans ce contexte et malgré un premier refus de Sarrail que la mission antipaludique dirigée par le médecin Fernand Visbecq arriva en Grèce dans la deuxième quinzaine de mars 1917. Cette mission était composée, entre autres, d'une vingtaine de médecins, de trois cents infirmiers, de deux officiers d'administration et d'une vingtaine de chauffeurs[56]. Un laboratoire spécial fut aussi aménagé dans le camp de Zeitenlik, sous la direction du biologiste Pierre Abrami[57]. En réalité, la mission commença son travail à Salonique à la fin d'avril. Elle se trouvait sous les ordres de la direction du Service de santé de l'Armée d'Orient auprès du commandement[58]. Son but était de dresser la carte du paludisme et d'établir les indices endémiques de toutes les localités de Macédoine et d'Albanie, de mener une campagne de propagande active au sein des troupes, de surveiller l'application des mesures prophylactiques, notamment l'utilisation obligatoire de la moustiquaire[59], et d'appliquer un vaste plan d'assainissement. Elle essayait de mettre en œuvre un programme fondé sur la quininisation préventive[60].

Les différends entre Sarrail et les médecins étaient fréquents et quand ces derniers proposèrent de retirer les hommes du front dans les régions impaludées, Sarrail refusa :

> Mais, quoi qu'en disent les bactériologistes, grillages, moustiquaires, changements d'installations, sont des rêves de docteurs en délire, qui ne voient que leur spécialité, le point de vue médical, sans

52. Sergent 1934, p. 49.
53. Institut Pasteur de Paris, Fonds André Dumas, DUM. Edmond et Étienne Sergent, Vingt-cinq Années d'Étude et de Prophylaxie du Paludisme en Algérie, Institut Pasteur, Alger, 1928.
54. Sergent 1934, p. 49, 64.
55. Sergent 1934, p. 66.
56. SHD, GR 6 N 209, Ministère de la Guerre. République française. Mission permanente de prophylaxie antipaludéenne pour l'Armée d'Orient, Paris, 12/2/1917.
57. Gardikas 2018, p. 223.
58. Viet 2015, p. 509.
59. On pouvait utiliser, suivant le cas : a) les moustiquaires de tête, b) les moustiquaires tronconiques du service de l'intendance pour hommes couchés, c) les moustiquaires rectangulaires de lit du Service de santé et d) les tentes moustiquaires individuelles.
60. Viet 2015, p. 509-511.

tenir compte des nécessités militaires ; je fais la guerre aux Bulgares qui sont sur le Vardar, et non aux moustiques qui, malheureusement, s'y trouvent aussi[61].

Cette expression lui valut des critiques en France, y compris au sein du Parlement[62]. Était-ce là le comportement incohérent d'un partisan inconditionnel de la prise de quinine par les troupes ou la réaction prévisible d'un commandant qui dirigeait une guerre – même si, à cet instant précis, son ennemi n'était pas humain ?

Le projet de la mission divisait la Macédoine en huit secteurs et le programme général prévoyait : a) la recherche des réservoirs de parasites (détermination des index endémiques), b) la recherche des foyers d'anophèles et c) la localisation de cette double exploration pour chaque acteur (dans les points de stationnement des corps de troupe, dans les gîtes d'étapes les plus fréquemment occupés par les troupes de passage, dans les gares de chemin de fer, etc.)[63]. La mission s'employa également à étudier la dynamique spatio-temporelle des populations de moustiques. À partir d'avril 1917, la lutte contre le paludisme se concentra sur la quininisation préventive et ses modes d'administration[64]. Un programme bien prédéfini fut mis en œuvre, notamment par la distribution de quinine organisée dans neuf centres fixes et à des heures déterminées. Le contrôle était effectué grâce à une carte au verso de laquelle figurait une exhortation en langue grecque, etc.[65].

Visbecq proposa aussi la distribution de cagoules (moustiquaires de tête) aux automobilistes des sections de transports. Il soutenait que ces hommes venaient la nuit dans les gares et les centres de ravitaillement, qu'ils attendaient, assis sur leur siège, que les camions soient chargés ou déchargés, et qu'ils se trouvaient par conséquent « souvent, durant de longues heures, exposés sans défense à la piqûre des moustiques toujours très nombreux aux environs des gares en particulier[66] ». Incontestablement, la quininisation préventive, désormais obligatoire, concernait également les habitants infectés de chaque localité[67]. En d'autres termes, « la quinisation doit viser la population indigène impaludée, c'est-à-dire les réservoirs de virus [*sic*] permanents, placés au voisinage des troupes alliées, en commençant par les villages dont l'index endémique est le plus élevé et dans lesquels les nécessités militaires obligent les soldats à séjourner[68] ». Quant aux soldats, il était plus facile de procéder à leur quininisation dans les unités les plus importantes, sous la surveillance immédiate du commandement et des médecins, que dans les petites unités isolées dont les hommes ignoraient cette obligation[69].

61. SHD, GR 6 N 297, Santé, Armée d'Orient. Rapport Supplémentaire sur l'État sanitaire de l'Armée d'Orient présenté à la Commission des Affaires extérieures des Pays de protectorat et des Colonies, le vendredi 15 juin 1917 par M. J. Lagrosillière, député, p. 3.

62. Fassy 2003, p. 191.

63. SHD, GR 6 N 2, Sous-Secrétariat d'État du Service de santé militaire. 1re Division Technique. Rapport d'ensemble sur le fonctionnement de la Mission Antipaludique à l'Armée d'Orient au cours des mois de mai, juin et juillet 1917. Statistiques comparées du Paludisme au cours des mois de juin, juillet et août 1916 et 1917, p. 2-3.

64. Voir à titre indicatif : Laveran 1917, p. 208-216 ; Bonnenfant 1919.

65. ADN, 604/PO/B/140, Commission d'Hygiène et de Prophylaxie de l'Armée d'Orient. Séance du 26 avril 1917.

66. SHD, GR 20 N 69, Armée d'Orient, Mission Antipaludique. Note au sujet de la distribution des cagoules aux automobilistes des sections de transports. Le Médecin Principal de 3e Cl. Visbecq, Chef de la Mission Antipaludique au Médecin Inspecteur, Chef Supérieur du S.S. des A.A., 26/5/1917, n. 123/C.D.

67. *Revue d'hygiène et de police sanitaire*, 1917, n. 39, p. 511.

68. SHD, GR 6 N 2, Sous-Secrétariat d'État du Service de santé militaire. 1re Division Technique. Rapport d'ensemble sur le fonctionnement de la Mission Antipaludique de l'Armée d'Orient au cours des mois de mai juin et juillet 1917. Statistiques comparées du Paludisme au cours des mois de juin, juillet et août 1916 et 1917. Quinisation préventive, son contrôle, p. 8.

69. *Ibid.*, p. 8-10.

Des tracts, des cartes postales et des ordonnances en circulation prévenaient que « le refus de la quinine sera assimilé (comme celui de la vaccination) au refus de l'obéissance devant l'ennemi » ou que « chaque fois que ces enquêtes montreront une insuffisance de la quininisation, des sanctions sévères seront prises par le Haut Commandement[70] ». Parallèlement à ces messages de menace, essayant probablement de conserver un certain équilibre, la mission antipaludique distribuait aussi des textes humoristiques comme celui-ci[71] :

1. Des moustiques te garderas afin de vivre longuement.
2. De pommade tu t'enduiras te protégeant utilement.
3. Auprès de l'eau ne te tiendras soit pour pêcher soit… autrement.
4. Sous moustiquaire dormiras en te bordant soigneusement.
5. Avec amour l'entretiendras comme une arme dévotement.
6. Le moindre accroc éviteras ou répareras promptement.
7. En santé te conserveras par la quinine sûrement.
8. Chaque jour en avaleras de fait et volontairement.
9. Au toubib tu démontreras que tu l'as prise sagement.
10. Pour ton pays tu le feras et pour ton bien pareillement.

La protection et la surveillance sanitaire concernaient tant les soldats que la population locale. Les autorités françaises, notamment les membres de la mission antipaludique, collaborèrent donc de nouveau avec les pouvoirs civils grecs, et en particulier avec Kopanaris. Ce dernier considérait que les médecins étrangers avaient conduit les autorités médicales grecques à poser un regard différent sur la présence et la contribution des réfugiés aux divers travaux ruraux entrepris pour affronter le paludisme[72]. De même, pour les travaux d'assainissement exécutés dans leurs communes, la coopération des maires des villages grecs était importante, soit qu'ils aient mis des habitants ou des ouvriers civils à la disposition de la mission, soit qu'ils aient pris des arrêtés pour faire respecter les travaux en cours ou terminés. En Thessalie, par exemple, le gouvernement grec fit en sorte que les écoles soient informées et que les enfants aient des notions fondamentales en matière de lutte antipaludique, tandis qu'à Salonique les travaux d'assainissement avaient commencé avant même l'arrivée de la mission antipaludique[73].

Le moustique anophèle était devenu l'ennemi principal et invisible de soldats malades qui ne pouvaient espérer gagner cette guerre différente, mais tout aussi cruelle, qu'au prix d'un engagement total[74]. Ce n'est d'ailleurs pas un hasard si de nombreux tracts et cartes postales de l'époque montrent des soldats dans des tranchées, aux prises avec de gigantesques moustiques portant des casques à pointe semblables à ceux de l'ennemi militaire : le moustique obtenait ainsi une identité, l'identité bulgare[75]. La campagne de contrôle fut payante : on passa de 15 % d'hommes quininisés en 1916 à 80 % pendant l'été 1917[76]. D'après les Français, les pourcentages très bas

70. Facon 2005, p. 233 ; Viet 2015, p. 508.

71. Legroix 1919, p. 205-206 ; Facon 1978, p. 231.

72. Gardikas 2018, p. 225.

73. SHD, GR 6 N 2, Sous-Secrétariat d'État du Service de santé militaire. 1re Division Technique. Rapport d'ensemble sur le fonctionnement de la Mission Antipaludique de l'Armée d'Orient au cours des mois de mai, juin et juillet 1917. Statistiques comparées du Paludisme au cours des mois de juin, juillet et août 1916 et 1917. La collaboration du Service de santé des Pouvoirs civils et du Commandant dans la lutte antipaludique, p. 16 ; Wakefield, Moody 2011, p. 171-172.

74. Rasmussen 2004, p. 190-192.

75. Rasmussen 2004, p. 193.

76. Fassy 2003, p. 191.

de la prise de quinine durant l'été 1916 étaient dus à un manque de surveillance qui permit à beaucoup d'hommes de la refuser, soit par scepticisme, soit par dégoût. Mais il est intéressant d'apprendre des responsables qu'une partie des troupes s'en abstenait par calcul, pensant qu'après avoir été légèrement atteints par la maladie, ils pourraient facilement être évacués vers la France[77].

Après l'été 1917, les responsables sanitaires se dirent satisfaits des résultats de la mission et soulagés :

> Les mesures prises par le Service de santé et la Mission Antipaludique agissant de concert, avec l'appui constant du Commandement, ont contribué dans une large part aux bons résultats obtenus, et les observations faites de tous côtés permettent d'affirmer l'action extrêmement efficace de la lutte antipaludique dans une Armée en Campagne[78].

En novembre de la même année, Sarrail manifesta lui aussi sa satisfaction quant à l'œuvre accomplie par la mission antipaludique qui venait de rentrer en France. Il écrivit d'ailleurs au médecin inspecteur du Service de santé des armées alliées Ruotte, pour l'informer de la création d'une sorte d'institut, doublé d'un hôpital devant servir de terrain d'observation, dans le but d'asseoir définitivement la doctrine controversée de la lutte antipaludique. Afin de faciliter la tâche du futur institut, il lui demanda de constituer une commission de quatre médecins, choisis en fonction de leurs études théoriques antérieures et de leur expérience pratique en Orient. Cette commission, placée sous la présidence du médecin principal Niclot, visait à exploiter les résultats des traitements et des observations faites depuis trois ans sur la question du paludisme. Selon lui, il s'agissait en réalité d'élaborer un guide utile et nécessaire à tous les médecins français qui arrivaient en Grèce sans connaissances sur le paludisme et le traitement qu'il réclame[79].

Les rapports sanitaires français donnent une image assez concrète des résultats de cette campagne et des efforts déployés (**tabl. 9-10**). Les autorités françaises avaient désormais très bien compris le rôle de la quinine dans la prévention du paludisme. On soutenait alors que c'était le seul moyen, soit d'empêcher l'infection par les moustiques, soit d'en diminuer l'effet, puisque « la science n'en a pas trouvé d'autre jusqu'à présent[80] ». Les Français soutenaient cependant qu'il ne fallait pas appliquer ce traitement lorsqu'il n'était pas nécessaire. Au contraire, il fallait selon eux « suivre le développement des moustiques, ne commencer l'administration du médicament qu'au moment où les femelles d'anophèles apparaissent et proportionner la dose de quinine à la quantité de moustiques rencontrés », et qu'il fallait drainer et assécher le sol, indépendamment de l'altitude, avant l'installation d'un cantonnement[81]. Cette restriction était-elle directement liée aux données scientifiques découlant de leur propre expérience ou prenait-elle aussi en

77. SHD, GR 9 NN 7/1388, Commission de l'Hygiène Publique. Rapport sur l'organisation et le fonctionnement du Service de santé à l'Armée d'Orient (mission de Macédoine) présenté par M. G. Legros, Député (Séances des 15 et 22 Mai 1918), p. 29.

78. SHD, GR 16 N 2904, Armée d'Orient. Quartier Général. Service de santé. Rapport mensuel du mois de septembre 1917, du Médecin Inspecteur Ruotte, Chef Supérieur du Service de santé de l'Armée d'Orient, 17/8/1916, n. 6320, p. XXXI.

79. SHD, GR 20 N 127, Mission Antipaludique. Commandement en Chef des Armées alliées. État-Major Général. 1er Bureau. Le Général Sarrail, Commandant en Chef des Armées alliées en Orient à Monsieur le Médecin Inspecteur, Chef Supérieur du Service de santé des Armées alliées, 6/11/1917, n. 4056/1.

80. SHD, GR 6 N 295, Armée d'Orient. Rapport présenté le 30 mars 1917 à la Commission des Affaires Extérieures, des Colonies et Pays de Protectorat par M. Lagrosillière, député, sur 1) les difficultés qu'a eues à surmonter et qu'aura encore à surmonter l'Armée d'Orient, 2) le Service de santé à Salonique, 3) le Service de l'Intendance à Salonique, p. 14-15.

81. SHD, GR 16 N 2904, Armée d'Orient. Quartier Général. Service de santé. Rapport mensuel du mois de septembre 1917, du Médecin Inspecteur Ruotte, Chef Supérieur du Service de santé de l'Armée d'Orient, 17/8/1916, n. 6.320, p. XXXII.

compte d'autres facteurs, comme le facteur économique? Et enfin, n'existait-il qu'une seule solution pour lutter contre cette maladie, qu'une seule doctrine?

Mois de juin, juillet, août	**Paludisme primaire Ictère palustre Embarras gastrique fébrile**		**Paludisme secondaire (récidives)**		**Totaux**	
	Hospitalisés	**Décès**	**Hospitalisés**	**Décès**	**Hospitalisés**	**Décès**
1916	9 461	283	1 761	63	11 222	346
1917	1 555	19	7 924	64	9 479	83

Tableau 9. Armée d'Orient, troupes françaises, tableau comparé de la morbidité et de la mortalité dues au paludisme en 1916 et en 1917 du 1er juin au 31 août. SHD, GR 6 N 2, Rapport d'ensemble sur le fonctionnement de la Mission Antipaludique, p. 22.

Quantité de quinine absorbée du 1er octobre 1916 au 1er octobre 1917
24 312 kg en comprimés
1 000 kg en ampoules
660 kg en sels divers

Tableau 10. Armée d'Orient, troupes françaises, quantité de quinine absorbée du 1er octobre 1916 au 1er octobre 1917. SHD, GR 16 N 2904, Armée d'Orient. Quartier Général. Service de santé. Rapport mensuel du mois de septembre 1917, p. XXXII.

L'information sur le danger du paludisme demeurait une préoccupation majeure et les autorités françaises mirent au point diverses manières de la faire circuler parmi les officiers et les médecins. Pour imposer à tous le renforcement des mesures de protection antipaludéenne, elles créèrent même un musée avec une petite bibliothèque spécialisée. Le médecin inspecteur Henri Fournial mit Franchet d'Espèrey au courant du contenu de ce musée (objets et outils utilisés, divers procédés de protection en usage, spécimens d'anophèles, etc.) et lui demanda l'autorisation de faire paraître une note :

> Il a été organisé au centre de la Mission antipaludique, rue Sarantoporou, près du Lycée français, à Salonique, un petit musée de la prophylaxie du paludisme. Les Officiers en résidence ou de passage à Salonique, désireux de se renseigner sur les moyens de lutte contre cette affection, pourront visiter ce musée tous les jours, de 8 heures à 10 heures et de 15 heures à 17 heures[82].

Néanmoins, diverses options et doctrines relatives au traitement du paludisme continuèrent de coexister pendant toute la durée de la Grande Guerre. Le débat sur la prise de quinine préventive et ses résultats positifs[83] se poursuivit tant que dura la présence des troupes étrangères en Grèce. Notons, à titre indicatif, que trois soldats du 54e régiment d'infanterie coloniale furent punis de prison en juillet 1918 pour n'avoir pas absorbé la dose réglementaire de quinine préventive[84]. Mais un certain nombre de médecins exprimaient leur complet désaccord avec cette pratique, considérant que « l'application continue de cette méthode non seulement

82. SHD, GR 20 N 127, Commandement en Chef des Armées alliées en Orient. Direction du Service de santé. Le Médecin Inspecteur Fournial, Chef Supérieur du Service de santé des Armées alliées à Monsieur le Général, Commandant en Chef des Armées Alliées, 12/6/1918, n. 771 ; 14/8/1918, n. 1141.

83. Harrison 2010, p. 232-239.

84. SHD, GR 20 N 623, Armée française d'Orient. 17e Division Coloniale. 23e Brigade Coloniale. 54e Régiment d'infanterie coloniale. Aux Armées, 15/5/1918, n. 3227.

n'aurait pas une valeur préventive, mais favoriserait l'éclosion et l'installation de la cachexie palustre[85] ». Ces prises de position provoquèrent la réaction immédiate du sous-secrétaire d'État du Service de santé militaire à Paris. Il demanda à tous les médecins de l'Armée d'Orient, indépendamment de leur opinion personnelle, de veiller à ce que l'administration régulière et effective de quinine préventive soit convenablement assurée dans tous les corps de troupe et dans les unités diverses.

Les travaux d'assainissement continuaient par ailleurs de constituer une mesure de prophylaxie obligatoire pour les autorités. Le traitement de la question des larves dans les eaux stagnantes nécessitait des efforts considérables : « on rectifie les berges des fossés et les bords des mares, on coupe les boucles, comble les anses, abat les saillants, faucarde les herbes aquatiques, cure et aplanit les fonds; on assure à l'eau un écoulement régulier[86] ». Selon Jacques Ancel, durant l'été 1917, 629 mares furent assainies, tandis que 5 603 puits, citernes ou réservoirs furent couverts ou aménagés[87]. Dans ce contexte, des travaux furent notamment prévus pour l'assainissement des salines du Grand Karabournou[88], car de nombreuses mares s'étaient formées dans certaines d'entre elles[89]. En avril 1918, la construction d'un drain encerclant les marais et visant à évacuer directement vers la mer les eaux de ruissellement venant du plateau n'était pas achevée et l'eau continuait de stagner, constituant un foyer de moustiques[90].

Le front d'Orient fut donc une bonne occasion, pour les équipes médicales françaises – et anglaises –, d'étudier *in vivo* et de manière systématique la situation du paludisme en Macédoine. Delaporte indique dans sa thèse que le médecin Armand-Delille écrivait par exemple dans les *Annales de médecine* en 1917 : « Une épidémie palustre de cette envergure et dans les conditions si particulières d'une grande armée en campagne ne pouvait manquer d'apporter sa contribution à l'étude du paludisme et de soulever un certain nombre de questions encore controversées en cette matière, et d'y apporter, sinon une réponse, tout au moins des documents[91]. » Plus généralement, Harrison signale que Salonique présentait des opportunités pour une étude épidémiologique et opérationnelle, en insistant sur les partisans de la prophylaxie par la quinine[92]. Selon Gardikas aussi, ce front s'est avéré un laboratoire de choix pour la recherche médicale sur la lutte contre le paludisme[93].

LE VENTRE DE SALONIQUE : LES DYSENTERIES

La dysenterie est une maladie infectieuse du côlon. Elle se caractérise par des selles souvent mêlées de sang, des douleurs ventrales, de la fièvre et une grande déshydratation qui conduit

85. SHD, GR 20 N 127, Ministère de la Guerre. Le Sous-Secrétaire d'État du Service de santé militaire à Monsieur le Chef Supérieur du Service de santé des Armées alliées en Orient. S/C de M. le Général Commandant en Chef les Armées alliées en Orient. Paris, 23/8/1918, n. 19775 B 4/7.

86. Ancel 1921, p.130.

87. Ancel 1921, p. 131.

88. SHD, GR 20 N 127, Mission Antipaludique, Monsieur Argyropoulos, représentant du Gouvernement hellénique à Monsieur le Ministre, 20/4/1918, n. 402/1.

89. Archives nationales de Grèce/Archives historiques de Macédoine (GAK/IAM), 31.3, Armée d'Orient. Mission Antipaludique. Le Médecin Principal de 2e Classe Visbecq, Chef de la Mission Antipaludique au Médecin Inspecteur, Chef Supérieur du S.S.A.A., 15/4/1918, n. 510.

90. GAK/IAM, 31.3, Le Capitaine de Frégate Choupaut, Commandant Supérieur des forts de Karabournou, à Monsieur le Contre-Amiral, Commandant la Division Navale d'Orient, 6/5/1918, n. 20.

91. Delaporte 1999, p. 365.

92. Harrison 2010, p. 230.

93. Gardikas 2018, p. 222.

souvent à la mort. La maladie est provoquée par divers types de micro-organismes infectieux pathogènes, comme des bactéries, des virus et des parasites (surtout la dysenterie amibienne). Ces micro-organismes contaminent l'eau et l'alimentation, là où les conditions d'hygiène sont insuffisantes. Divers cas de dysenteries, plus ou moins nombreux et graves, préoccupèrent continuellement les autorités tout au long de leur présence en Orient[94].

Les médecins français s'intéressèrent de près aux différents types de dysenterie que les hommes étaient susceptibles de contracter, pour mieux les diagnostiquer et les soigner. À titre indicatif, le médecin principal Niclot déclara, après des examens pratiques, que la dysenterie bacillaire était la plus inquiétante en tant qu'épidémie brutale, mais que la dysenterie amibienne l'était du fait de l'importance endémique[95]. Les données disponibles confirment que les dysenteries bacillaires typiques furent, dès le début de la guerre, beaucoup plus rares que les formes de cause microbienne indéterminée. De manière générale, les cas étaient bénins et les malades guérissaient assez vite[96]. D'autres médecins estimaient qu'il s'agissait « surtout d'entérites banales survenues chez des soldats dont le tube digestif est depuis longtemps fatigué par le régime alimentaire peu varié auquel ils sont soumis[97] ». Selon le cas et la gravité du problème – tous les types de dysenterie n'exigeaient pas la même thérapeutique –, les médecins prescrivaient les traitements à suivre (diète lactée, sérum anti-dysentérique, hospitalisation, etc.)[98].

En avril 1916, dans le camp de Zeitenlik par exemple, des examens de laboratoire montrèrent que, de toutes les formes détectées, c'était la dysenterie amibienne qui prédominait dans l'Armée d'Orient. La majorité des soldats touchés avaient été contaminés dans les Dardanelles où les dysenteries constituaient une préoccupation médicale majeure, comme nous l'avons vu dans le chapitre précédent. La contamination de l'entourage était un réel danger et tous les dysentériques à selles sanglantes devaient être immédiatement transportés à l'hôpital pour malades contagieux puis évacués vers la France[99]. Au cours des trois décadaires du mois de mai, on constate une légère augmentation par rapport au mois d'avril : 111, 199 et 247 entrées respectivement dans les formations sanitaires « pour la rubrique dysenterie ». Au début de l'été 1916 et avant que la crise paludéenne éclate, les dysenteries se trouvaient toujours en tête des maladies contagieuses, avec 236 entrées du 1er au 10 juin dont 7 décès, survenus pour la plupart chez des hommes de plus de 35 ans[100]. Peu après, les cas de dysenteries se firent moins nombreux, mais le paludisme se propageait et, comme nous l'avons dit plus haut, la plupart des embarras gastriques fébriles devaient lui être imputés[101]. Ainsi, au milieu du mois de juillet,

94. Le Hur 1917.

95. ADN, 604/PO/B/140, Commission d'Hygiène et de Prophylaxie de l'Armée d'Orient. Séances des 18 et 25 mai 1916.

96. SHD, GR 16 N 2904, Armée d'Orient. Quartier Général. Service de santé. Rapport décadaire (période du 11 au 20 mai 1916). Médecin Inspecteur Ruotte. Chef Supérieur du Service de santé des Armées alliées, 25/5/1916, n. 5517.

97. SHD, GR 16 N 2904, Armée d'Orient. Quartier Général. Service de santé. Rapport mensuel du mois d'août 1916. Médecin Inspecteur Ruotte. Chef Supérieur du Service de santé des Armées alliées, 4/9/1916, n. 1589.

98. ADN, 604/PO/B/140, Commission d'Hygiène et de Prophylaxie de l'Armée d'Orient. Séances des 18 et 25 mai 1916.

99. ADN, 604/PO/B/140, Commission d'Hygiène et de Prophylaxie de l'Armée d'Orient. Séance du 6 avril 1916.

100. SHD, GR 16 N 2904, Armée d'Orient. Quartier Général. Service de santé. Rapport décadaire (période du 20 au 31 mai 1916; période du 1er au 10 juin 1916). Médecin Inspecteur Ruotte. Chef Supérieur du Service de santé de l'Armée d'Orient, 5/6/1916, n. 6429 M. A.; 13/5/1916, n. 6766 M.A.

101. SHD, GR 16 N 2904, Armée d'Orient. Quartier Général. Service de santé. Rapport décadaire (période du 1er au 10 juillet 1916). Médecin Inspecteur Ruotte. Chef Supérieur du Service de santé des Armées alliées, 18/7/1916, n. 8348 M. A.

la dysenterie avait connu un recul sensible, avec 156 cas, chiffre le plus bas depuis la 2e décade du mois de mai[102].

Durant l'été 1917, les dysenteries se montrèrent plus agressives. Elles étaient dues à des germes présents dans les matières fécales et la transmission se faisait soit directement, à savoir par contact avec les malades, soit indirectement, par les aliments, l'eau, les mains, les mouches, etc. Afin d'éviter une autre épidémie plus étendue et plus grave encore l'été suivant, les Français décidèrent de donner de nouvelles instructions, en insistant sur le fait que ces prescriptions ne devaient pas rester lettre morte[103]. Pour éviter la contagion directe, les malades devaient être isolés dans des services spécialisés où toutes les mesures de prophylaxie seraient appliquées. Quant à la contagion indirecte, la première disposition à prendre était de surveiller les feuillées dont les hommes faisaient usage :

> La feuillée réglementaire, large comme une pelle, profonde de la longueur d'une pioche, est reconnue inutilisable pour les périodes de stationnement. Il faut alors établir des fosses profondes, à grande capacité [...] sous la réserve que la nappe d'eau souterraine alimentant les puits et fontaines d'alentour, ne soit pas trop près de la surface du sol, et que par suite elle ne risque pas d'être souillée par infiltration[104].

Il fallait par ailleurs que le sol soit débarrassé des fumiers, ainsi que de tous les déchets de cuisine; tous les restes de repas, débris de toutes sortes, boîtes de conserves vides devaient être apportés aux fours à incinération et brûlés immédiatement. Les aliments devaient être conservés dans des garde-manger en toile métallique. Le transport et la manipulation de la viande faisaient l'objet d'une surveillance spéciale et nécessitaient l'utilisation de camions munis de grillages et de crochets de suspension ainsi que le port systématique de vêtements et blouses propres. Les « Jardiniers de Salonique » reçurent l'interdiction de consommer leurs fruits, salades et légumes frais sans les avoir nettoyés minutieusement à l'eau bouillie ou javellisée. Il devint en outre obligatoire de se laver les mains au savon avant chaque repas et les cuisiniers durent porter de la flanelle[105]. Il fallait enfin se préoccuper de garantir la qualité de l'eau de boisson.

Effectivement, la qualité de l'eau potable distribuée aux troupes ne cessa de constituer une source d'inquiétude pour les autorités étrangères, dès leur arrivée à Salonique. En décembre 1915, l'examen bactériologique d'échantillons d'eau prélevés, entre autres, à l'hôpital de Zeitenlik, au poste de commandement du camp français, dans les casernes grecques, dans le village de réfugiés et dans le camp anglais révéla une contamination originelle de l'eau[106]. Au cours du mois suivant, des réservoirs fixes et des points de puisage furent installés, mais « bien entendu, c'est la javellisation réglementaire qui reste le procédé de stérilisation donnant le maximum de sécurité[107] ». Le pharmacien attaché au groupe de brancardiers de corps était chargé, avec l'aide de deux infirmiers, de la stérilisation au camp de Zeitenlik. Il avait aussi la responsabilité de réclamer chaque semaine au laboratoire de bactériologie le matériel nécessaire à la réalisation, sur chaque poste (réservoir), de prélèvements qui feraient l'objet d'un examen

102. SHD, GR 16 N 2904, Armée d'Orient. Quartier Général. Service de santé. Rapport décadaire (période du 11 au 20 juillet 1916). Médecin Inspecteur Ruotte. Chef Supérieur du Service de santé des Armées alliées, 24/7/1916, n. 8786 M. A.

103. SHD, GR 20 N 623, Lutte anti-dysentérique, s.d.

104. *Ibid.*

105. *Ibid.*

106. ADN, 604/PO/B/140, Commission d'Hygiène et de Prophylaxie de l'Armée d'Orient. Séance du 15 janvier 1916.

107. ADN, 604/PO/B/140, Commission d'Hygiène et de Prophylaxie de l'Armée d'Orient. Séance du 20 janvier 1916.

chimique. Il était également chargé de réaliser le nettoyage hebdomadaire des postes d'eau et de déposer un rapport mensuel détaillé au laboratoire de chimie[108].

Les responsables procédaient à de nombreuses analyses d'eau dans tous les secteurs occupés par les troupes. En avril 1916, les résultats montrèrent que les eaux superficielles étaient impures et que celles des canalisations étaient contaminées secondairement. Seules furent reconnues de bonne qualité les eaux des puits artésiens et celles des sources bien captées venant de la montagne[109]. Les travaux, les analyses chimiques et les discussions, relatives tant à la pureté de l'eau potable qu'à sa meilleure distribution dans le camp, étaient continuels. En septembre 1917, comme nous l'avons vu à propos du choléra dans le deuxième chapitre, les Français se montraient assez satisfaits des fruits de leurs efforts concernant la javellisation de l'eau et, par conséquent, des conditions d'hygiène de leurs troupes. Leur expérience les conduisit ainsi à conclure que « ce procédé de stérilisation par l'hypochlorite de soude permet toujours de distribuer aux troupes une eau parfaitement potable, n'ayant aucun goût et indemne de germes[110] ».

LES BELLES DE THERMIQUE : LES MALADIES VÉNÉRIENNES

Si le paludisme est lié à l'insuffisance immunitaire des hommes venus de l'étranger et les dysenteries à une insuffisance alimentaire combinée à de mauvaises conditions d'hygiène corporelle, la question se pose différemment dans le cas des maladies vénériennes. Les maladies vénériennes – cette appellation employée jusqu'en 1990 a ensuite été remplacée par le terme contemporain d'infections sexuellement transmissibles (IST) – sont des infections qui se transmettent surtout par les rapports sexuels et lors de la grossesse, de l'accouchement et de l'allaitement. Connues depuis des siècles, elles se répartissent en quatre catégories : a) les infections bactériennes, dont les plus importantes sont la syphilis et la gonorrhée, b) les parasitoses, comme la gale et les poux du pubis, c) les infections virales, comme les hépatites et le virus herpès simplex de type 1 ou 2, et d) les mycoses.

Parmi toutes ces maladies, la syphilis est la plus grave. Elle est aussi connue sous le nom de « mal français » car elle fut largement diffusée pour la première fois par les corps de troupe français qui envahirent Naples à la fin du XVe siècle. Son importance réside dans la facilité avec laquelle elle se transmet et, par conséquent, dans sa large diffusion en Europe (surtout aux XVIe et XIXe siècles), ainsi que dans la gravité de ses effets, qui vont parfois jusqu'à la mort. À cela s'ajoute le fait que la syphilis peut aussi être congénitale.

En France, pendant la guerre, des mesures sérieuses furent prises dans ce domaine[111]. Une des plus efficaces d'entre elles fut la création de centres de vénérologie, dès septembre 1916, par le sous-secrétariat d'État du Service de santé militaire[112], ainsi que la création d'une commission de prophylaxie des maladies vénériennes[113], par un arrêté du 18 novembre 1916[114]. Le péril

108. ADN, 604/PO/B/140, Commission d'Hygiène et de Prophylaxie de l'Armée d'Orient. Séance du 2 mars 1916.

109. SHD, GR 16 N 2904, Armée d'Orient. Quartier Général. Service de santé. Rapport décadaire (période du 21 au 30 avril 1916). Médecin Inspecteur Ruotte. Chef Supérieur du Service de santé des Armées alliées, 4/5/1916, n. 5146.

110. SHD, GR 20 N 623, Lutte anti-dysentérique, s.d.

111. Sur l'ampleur que prend le phénomène de la prostitution à partir de l'exemple de Paris, voir Cronier 2013, p. 148-156 ; Plus généralement, voir Sauerteig 1998, p. 167-188.

112. SHD, GR 9 NN 7/1388, Armée d'Orient. Service de santé. La prophylaxie des maladies vénériennes à Salonique, Compte rendu par le médecin-major Gustave Morard, p. 5.

113. Saint-Ramond Roussanne 2000, p. 479.

114. Viet 2015, p. 546.

vénérien, notamment la syphilis, préoccupa aussi beaucoup le Service de santé de l'Armée d'Orient. Les médecins avaient enregistré pendant la première année de guerre une augmentation significative des cas de syphilis. Mais la prophylaxie des maladies vénériennes, à Salonique, était particulièrement difficile, parce que la prostitution clandestine y sévissait sous toutes ses formes. C'est la raison pour laquelle, en mai 1916, Sarrail élabora et fit appliquer un règlement sanitaire nouveau, après entente avec le représentant du gouvernement hellénique. Ce règlement visait le contrôle des prostituées en situation régulière et la recherche des prostituées clandestines[115]. Le contrôle de ces femmes devait par ailleurs permettre de recueillir des informations sur les hommes qui travaillaient en tant qu'agents de renseignement au service de l'Alliance.

Les responsables du Service de santé se réunirent rapidement pour poser les données du problème et étudier les solutions pratiques. Les médecins militaires français collaborèrent, une fois de plus, avec les médecins militaires et civils grecs venant de la préfecture pour examiner les femmes des maisons de tolérance, *les belles de Thermique*, deux fois par semaine. Les femmes malades étaient conduites dans un hôpital spécialisé et ne pouvaient en sortir qu'après leur guérison complète (attestée par contrôle bactériologique). Les autorités proposèrent aussi d'interdire strictement aux prostituées de se faire soigner pour maladie vénérienne à domicile ou dans une clinique privée. De plus, il fut décidé de l'affichage d'un tableau de mesures hygiéniques pratiques dans les maisons de tolérance et jusque dans les chambres des « filles soumises » à la surveillance de la police. Ce tableau visant la prophylaxie des affections vénériennes était rédigé en français, anglais et grec. Un livret de santé rédigé dans ces mêmes langues et portant la date du dernier examen fut également créé. Il est intéressant de noter que des femmes françaises et italiennes travaillaient dans ces maisons et que, si elles étaient malades, elles devaient être rapatriées[116]. D'autres femmes venaient d'Égypte, d'Algérie ou de Constantinople et, d'après les Français, certaines d'entre elles étaient en réalité des espionnes de l'ennemi et du parti royaliste grec[117].

Au fil du temps, les maisons de tolérance se multiplièrent et les responsables conçurent la nécessité de faire appliquer plus strictement encore les mesures prophylactiques contre les maladies vénériennes. Ils décidèrent tout d'abord d'indiquer, soit positivement soit négativement, aux troupes françaises un certain nombre de maisons du quartier du Vardar et du centre-ville (**tabl. 11**). Les maisons recommandées avaient été visitées par le service médical de la préfecture grecque et étaient considérées comme offrant un maximum de garanties du point de vue de l'hygiène. Les maisons de « Zizi » ou de « Madame Joujou » constituaient par exemple une bonne destination pour le divertissement de bien des officiers[118]. Les mesures prophylactiques d'usage furent distribuées aux pensionnaires et aux clients, tandis que la police devait impérativement surveiller les maisons accréditées. Pour mieux protéger la santé de leurs troupes, les Français signalaient aux hommes les maisons considérées comme « très dangereuses pour la propagation des maladies vénériennes », car la plupart des femmes y exerçant n'étaient pas examinées [119]. Il s'agissait de la majorité des maisons du quartier du Vardar.

115. SHD, GR 9 NN 7/1388, Armée d'Orient. Service de santé. La prophylaxie des Maladies vénériennes à Salonique, Compte rendu par le médecin-major Gustave Morard, p. 5-6.

116. ADN, 604/PO/B/140, Commission d'Hygiène et de Prophylaxie de l'Armée d'Orient. Séance du 3 février 1916 ; Séances des 18 et 25 mai 1916.

117. Saint-Ramond Roussanne 2000, p. 478, 482.

118. Miquel 1998, p. 209.

119. ADN, 604/PO/B/140, Commission d'Hygiène et de Prophylaxie de l'Armée d'Orient. Séances des 18 et 25 mai 1916.

À recommander	**À éviter**
Pension Victoria, rue Max Harden 12, (onze pensionnaires, première catégorie)	Bar Maxim's
Pension Clara, rue Max Harden 11, (cinq pensionnaires, première catégorie)	Bar Parisien
Pension Emma, rue Franque 14, (sept pensionnaires, deuxième catégorie)	Bar Variété la gaîté
Pension Rosa, rue Voulgaroctonou 16, (deuxième catégorie)	Bar Moulin Rouge
Pension Ioanna, rue Max Harden 10, (quatre pensionnaires, deuxième catégorie)	Bar Américain
Pension Évangélia, rue Venizélos 12 (sept pensionnaires, deuxième catégorie)	Bar Odéon Tour Blanche
Pension Doudou, rue Attalidou 9 (trois pensionnaires, deuxième catégorie)	Cafés-concerts, rue Egnatia
Pension Assimenia, rue Pentziki 65 (cinq pensionnaires, deuxième catégorie)	
Pension Marie Vourou, rue Antigonidou 11 (quatre pensionnaires, deuxième catégorie)	

Tableau 11. Maisons et centres de divertissement. ADN, 604/PO/B/140, Commission d'Hygiène et de Prophylaxie de l'Armée d'Orient. Séances des 18 et 25 mai 1916.

Les femmes devaient par ailleurs être inscrites sur les registres de la prostitution et disposer d'un livret portant leur nom et leur photographie, et sur lequel était noté le résultat de chaque examen. Un agent de la police française devait accompagner le médecin inspecteur français le jour des visites, pour s'assurer que toutes les femmes inscrites étaient bel et bien présentes. Dans le cas contraire, les ordres prévoyaient que la femme serait recherchée, placée en état d'arrestation et soumise à un examen médical. Si elle était de nationalité grecque, toutes les investigations nécessaires seraient effectuées par les autorités helléniques, et si elle était française ou d'un autre pays allié de la France, la tâche incomberait à la police française. Il était par ailleurs interdit aux femmes inscrites de changer de maison sans obtenir l'avis préalable des autorités gréco-françaises. Tout militaire atteint d'une maladie vénérienne était dans l'obligation d'indiquer le nom et l'adresse de la contaminatrice qui était aussitôt soumise à une visite médicale. Aucun malade ne pouvait sortir de l'hôpital sans le visa du médecin français[120]. Les autorités françaises voulaient aussi – mais on ignore si elles l'ont réellement fait – installer, à proximité d'infirmeries ou de salles de douches, des stations prophylactiques antivénériennes réunissant des conditions de discrétion et de confort adéquates[121].

120. ADN, 604/PO/B/140, Commission d'Hygiène et de Prophylaxie de l'Armée d'Orient. Séances des 18 et 25 mai 1916. SHD, GR 9 NN 7/1388, Rapport du Médecin Inspecteur Fournial sur le fonctionnement du Service de santé (Année 1918), p. 5.

121. SHD, GR 20 N 623, Armée française d'Orient. État-Major. 4e Bureau. Note Générale. Q.G.A., 6/9/1918.

Les femmes « se livrant à la prostitution » et soumises à l'examen sanitaire furent réparties en trois catégories : a) celles qui vivaient dans les soixante-sept établissements du quartier Bara ou du Vardar, b) celles qui habitaient l'une des neuf maisons les plus luxueuses et dispersées dans divers quartiers de la ville, appelées pensions, et c) celles qui occupaient des logements particuliers et qui, exerçant ou non le métier de chanteuse de café-concert, étaient connues en tant qu'artistes et femmes libres. Les femmes appartenant à cette dernière catégorie avaient le privilège de ne subir qu'un seul examen par semaine, tandis que les femmes du Vardar et des pensions étaient astreintes à deux visites hebdomadaires. Les examens concernaient la bouche, la surface cutanée, les zones ganglionnaires, les organes génitaux, les régions du périnée et de l'anus[122].

Comme nous le verrons dans le chapitre suivant, un hôpital avait été réservé aux maladies vénériennes. Il avait commencé à fonctionner en décembre 1915 et ne reçut dans un premier temps que des cas provenant de France métropolitaine ou d'Algérie. On savait déjà que les maladies vénériennes ne pouvaient être évitées en temps de guerre : « L'hôpital de Campagne 4 fournira d'urgence la liste nominative des hommes admis au service spécial des vénériens qui auraient contracté leur affection à Salonique, ou dans tel autre cantonnement de l'Armée d'Orient[123]. » Cet hôpital était doté de médecins spécialisés dans le diagnostic et la thérapeutique de ces affections[124]. Les entrées dues aux maladies vénériennes depuis le mois d'avril 1916 sont consignées en distinguant les affections contractées à Salonique de celles qui l'avaient été durant le séjour du malade dans la métropole (**tabl. 12**).

Mois	**Contractées en Orient**			**Contractées dans la métropole**		
	Syphilis		Autres maladies	Syphilis		Autres maladies
	Primaire	Secondaire		Primaire	Secondaire	
Avril	54	7	151	43	38	112
Mai	33	37	117	33	71	110
Juin	32	46	91	3	51	87
Juillet	15	42	62	1	43	50
Août	12	37	74	1	40	30
Septembre	4	46	36	8	22	15

Tableau 12. Entrées à l'hôpital pour maladies vénériennes, avril-septembre 1916. SHD, GR 9 NN 7/1388, Commandement en Chef des Armées alliées. Service de santé. Rapport mensuel du mois de septembre 1916, p. 21.

Une fois de plus, les avis des spécialistes divergent sur l'expansion que connurent les maladies vénériennes à Salonique et ces divergences reflètent probablement les efforts fournis par certains pour montrer l'ampleur du problème et l'efficacité de l'œuvre accomplie dans ce domaine. Certains soutinrent ainsi que, de mai 1917 à janvier 1918, seules 340 contaminations avaient été

122. SHD, GR 9 NN 7/1388, Armée d'Orient. Service de santé. La prophylaxie des Maladies vénériennes à Salonique, Compte rendu par le médecin-major Gustave Morard, p. 7-8.

123. ADN, 604/PO/B/140, Commission d'Hygiène et de Prophylaxie de l'Armée d'Orient. Séance du 3 février 1916.

124. SHD, GR 9 NN 7/1388, Commandement en Chef des Armées alliées. Service de santé. Rapport mensuel du mois de septembre 1916, du Médecin Inspecteur Ruotte, Chef Supérieur du Service de santé des A.A., p. 20-21.

enregistrées à Salonique contre 2 088 hors de la ville. Toujours d'après eux, d'autres statistiques montraient que, pour cette période de 9 mois, Marseille avait pour sa part connu 864 cas[125] :

> La police et la surveillance sont, en effet, aussi bien faites que possible à Salonique qui est dotée de deux hôpitaux de vénériennes, alors que de grandes villes de France ne possèdent pas un seul établissement de ce genre. C'est surtout au cours de leur séjour dans ces grands centres, principalement dans le midi de la France, que les permissionnaires de passage récoltent la syphilis [...] On peut donc dire, en conséquence, que le danger vénérien n'est pas tant en Orient qu'aux portes de l'Orient et que c'est là surtout qu'il est important de faire meilleure garde[126].

En août 1918, le médecin-major Gustave Morard termine son rapport exhaustif sur la lutte antivénérienne à Salonique pendant la guerre en soulignant le grand taux de réussite de cette lutte, la diminution des maladies vénériennes et la contribution de leurs « confrères des Armées helléniques » à cette œuvre, à la fois militaire et sociale. Il affirme aussi avoir travaillé pour l'avenir en ayant « conservé des hommes indemnes de tare physique et aptes à perpétuer la race[127] », exprimant ainsi les idées de l'époque sur l'eugénisme. D'ailleurs, comme l'a montré Facon, la syphilis recula à la fin de 1918 en raison du déplacement provisoire des troupes durant l'offensive, mais elle reprit très vite[128]. Le danger vénérien préoccupait en réalité beaucoup les autorités françaises qui tentèrent également de trouver des solutions pour la période suivant le rapatriement des soldats en France : « Il y a lieu de souhaiter que la police des mœurs soit aussi bien faite dans les principales villes de France, et, en particulier, à Marseille, qu'elle est faite actuellement à Salonique. C'est à Marseille, à Nîmes et à Toulon [principaux lieux du passage après le rapatriement] que réside le plus grand danger vénérien pour l'Armée d'Orient[129]. »

ENTERRÉS À ZEITENLIK : LES PARADOXES DU FRONT D'ORIENT ET LA BANALITÉ DE LA MORT

Les soldats de l'Armée d'Orient furent surnommés les « Jardiniers de Salonique » car ils furent moins impliqués dans les conflits militaires que les soldats des fronts de l'Est et de l'Ouest. Si ce quolibet ne rend pas justice à ces troupes et à leur contribution décisive à la fin de la guerre, le dépouillement des 4 877 registres de décès des Français (France métropolitaine et colonies) enterrés au cimetière de Zeitenlik à Salonique confirme en partie cette opinion (**tabl. 13**). Les estimations du nombre total de Français reposant à Zeitenlik varient légèrement selon les sources. D'après Vlassis Vlassidis, 8 102 Français furent enterrés dans des tombes individuelles et 208 placés dans des ossuaires (8 310 au total)[130]. Le Consulat général de France à Salonique donne le même chiffre dans son livret intitulé *Le Front d'Orient et les Poilus de Salonique, 1915-1918*[131]. Dans un autre livre, Vlassidis indique que 208 Français sont effectivement dans des

125. SHD, GR 9 NN 7/1388, Commission de l'Hygiène Publique. Rapport sur l'organisation et le fonctionnement du Service de santé à l'Armée d'Orient (Mission en Macédoine) présenté par M. G. Legros, député (Séances des 15 et 22 mai 1918), p. 15.

126. *Ibid.*, p. 14-15.

127. SHD, GR 9 NN 7/1388, Armée d'Orient. Service de santé. La prophylaxie des Maladies vénériennes à Salonique, Compte rendu par le médecin-major Gustave Morard, p. 17.

128. Facon 1978, p. 221.

129. SHD, GR 9 NN 7/1388, Commission de l'Hygiène Publique. Rapport sur l'organisation et le fonctionnement du Service de santé à l'Armée d'Orient (Mission en Macédoine) présenté par M. G. Legros, député (Séances des 15 et 22 mai 1918), p. 70.

130. Vlassidis 2016, p. 55.

131. Consulat général de France à Thessalonique, *Le Front d'Orient et les Poilus de Salonique*, Thessalonique, 2018, p. 23 (https://gr.ambafrance.org/Livret-depliant-Le-Front-d-Orient-et-les-Poilus-de-Salonique, consulté le 24 septembre 2018).

ossuaires, mais que 8 089 reposent dans des tombes individuelles (8 297 au total)[132]. Malgré de petites divergences, ces registres constituent un échantillon suffisamment représentatif pour tirer quelques conclusions relatives aux causes de leur décès. Précisons qu'il s'agit d'un système de classification fondé sur les critères de l'époque, dans une période de guerre, comportant probablement des inexactitudes, des zones d'ombre et un certain manque de cohérence. Cette classification n'est pas sans rapport avec la remarque que Leo Van Bergen formula à propos de l'importance que revêtait l'utilisation du mot « blessé » après la guerre pour qu'un soldat puisse être indemnisé. Selon Van Bergen, « le terme blessé en vint à signifier malade ou blessé du fait de la guerre, et malade seulement malade ou blessé sans que ce soit une conséquence de la guerre[133] ».

Cause de la mort	**Chiffre**	**Pourcentage (%)**
Maladie	3 552	72,8
Blessure de guerre	662	13,6
Tué à l'ennemi	381	7,8
Inconnue	97	2,0
Invalidité	66	1,4
Accident	62	1,3
Suicide	19	0,4
Asphyxie	7	0,1
Autres	31	0,6
Total	**4 877**	**100**

Tableau 13. Registres de décès des soldats français enterrés à Zeitenlik (France métropolitaine et colonies).

En France, l'expression « tué à l'ennemi » se retrouve sur les fiches élaborées au lendemain de la Première Guerre mondiale par l'administration des anciens combattants et aujourd'hui conservées par la Direction de la mémoire, du patrimoine et des archives, et par le Service historique de la Défense du ministère des Armées. Pour qu'un combattant soit déclaré mort, il fallait que deux témoins revinssent de l'attaque pour l'attester, faute de quoi il était déclaré disparu. La majorité des morts survint sur les lignes de combat (**carte 1**). Il est intéressant de noter que ce cas de figure se retrouve dans d'autres régions de la Grèce, notamment à Athènes, Larissa et Lamia. En effet, comme mentionné dans l'introduction, des combats eurent lieu à Athènes en novembre 1916 entre les Alliés et des organisations paramilitaires. Quelque temps avant l'entrée en guerre officielle de la Grèce, après la conférence de Paris de mai 1917, Sarrail reçut l'ordre d'occuper la Thessalie en commençant par la ville de Larissa. Les jours suivants, cette occupation s'étendit jusqu'aux régions de Lamia, Bralos et Itéa.

En ce qui concerne les blessures de guerre, la plupart des soldats sont morts à l'arrière, c'est-à-dire principalement dans les hôpitaux français de Salonique, Florina, Polykastro et Amydaio (**carte 2**). Il convient cependant de souligner que les blessés se retrouvent dans toute la péninsule balkanique car le front s'étendait de l'Adriatique au fleuve Strymon. Incontestablement, la

132. Vlassidis 2017, p. 30.

133. Van Bergen 2014, p. 321.

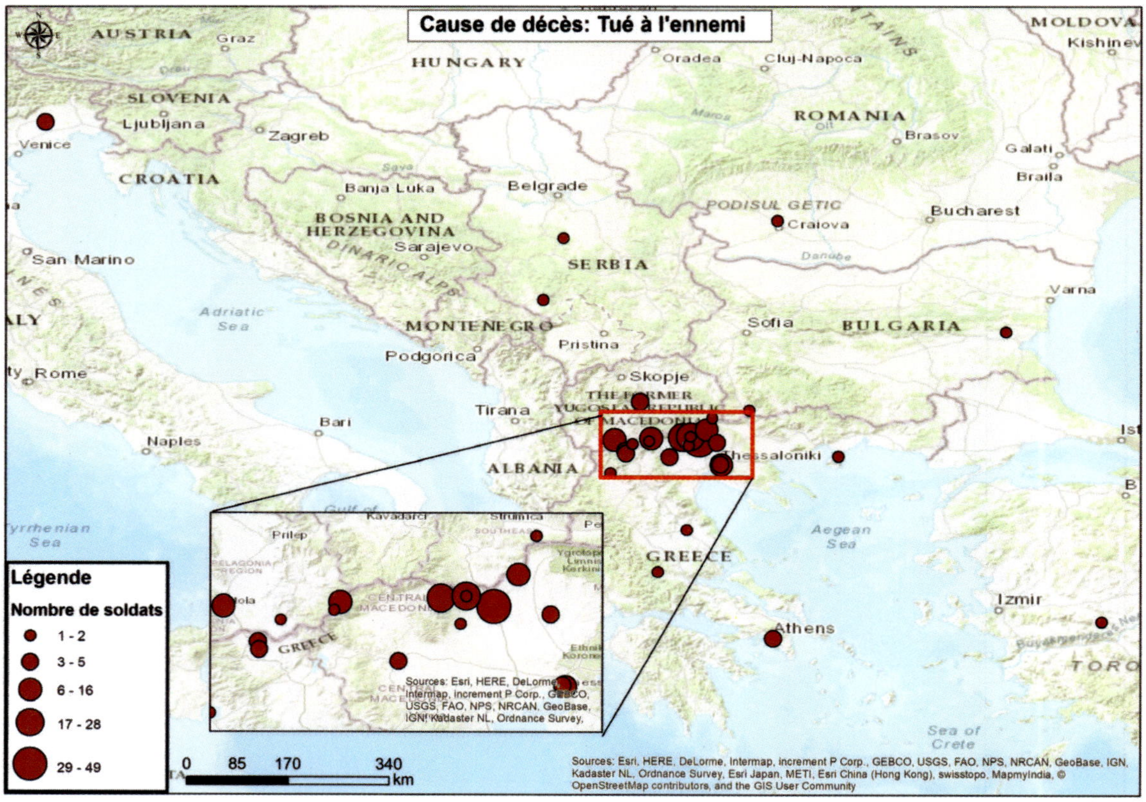

Carte 1. Cause du décès : tué à l'ennemi. Eleni Gadolou.

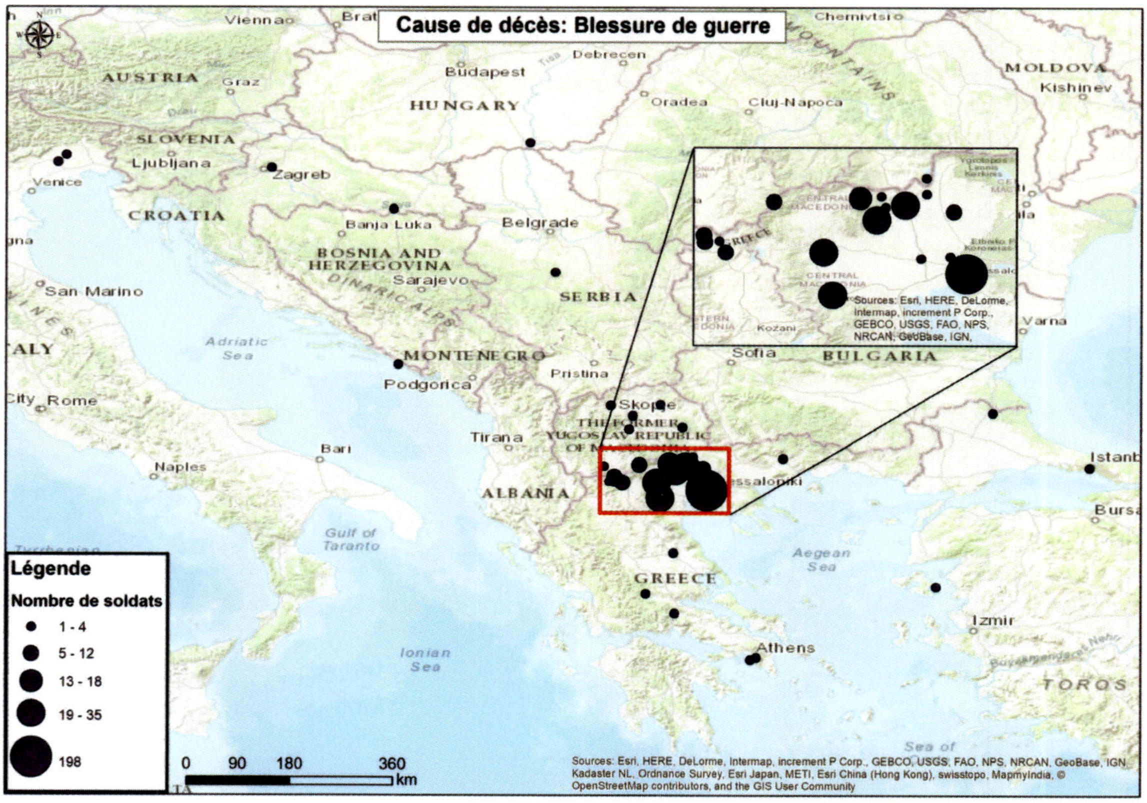

Carte 2. Cause du décès : blessure de guerre. Eleni Gadolou.

dispersion des hôpitaux ne se limite pas aux régions où l'Armée d'Orient menait le combat, mais inclut aussi des services sanitaires du front occidental. Enfin, les accidents ayant entraîné la mort, peu nombreux, advinrent dans les grands camps où les troupes étaient rassemblées et où se déroulaient des travaux d'infrastructure (**carte 3**). Ainsi, au cimetière de Zeitenlik, les morts tués à l'ennemi (7,8 %) et les morts par blessure de guerre (13,6 %) constituent une minorité (21,4 %) par rapport aux soldats morts de maladies. C'est le premier paradoxe du front d'Orient. Une réalité qui fut assez tôt connue des autorités françaises, comme le montre leur rapport pour l'année 1916 :

> Pour donner une idée générale de l'importance de l'état sanitaire pour un corps expéditionnaire comme celui de Salonique, il suffira de rapprocher deux chiffres : celui qui représente le nombre de malades entrés dans les hôpitaux, et celui des blessés qui y figurèrent dans le même temps : en juillet, août et septembre il y eut 43 200 entrées pour maladies, dans les formations sanitaires de l'Armée d'Orient, tandis qu'il n'y eut, pendant ce trimestre – et malgré la vigueur des opérations militaires qui furent alors conduites – que 3 639 blessés. Ce qui revient à dire que les maladies causèrent environ 12 fois plus de ravage que le feu. Les évacuations furent naturellement à peu près dans le même rapport. Il y eut 16 662 évacuations pour cause de maladies en juillet et septembre, alors qu'il n'y en eut que 2 156 à la suite de blessures[134].

Les causes pathologiques de décès des Français enterrés à Zeitenlik nous sont connues dans le cadre des connaissances pathologiques et épidémiologiques de l'époque (**tabl. 14**). Les maladies sont classées soit d'après le facteur causal (paludisme, grippe), soit d'après le syndrome nosologique (bronchopneumonie, méningite). La majorité (environ 72 %) des personnes mortes de maladies fut touchée durant le service, par contact (mais sans plus d'explications) ou pour des raisons qui ne sont pas détaillées. Nous ne sommes donc pas en mesure de connaître avec certitude la maladie qui causa la mort de la plupart des hommes. C'est là le deuxième paradoxe du front d'Orient.

Les causes de décès connues les plus fréquentes sont : a) bronchopneumonie, b) paludisme, c) dysenterie et d) pneumonie. La pneumonie est un groupe d'infections des poumons : étiologie bactérienne, virale et mycose. Au début du XXe siècle, Sir William Osler, le père de la médecine contemporaine, avait surnommé cette maladie « the captain of the men of death ». Dans le cas de la bronchopneumonie, l'inflammation s'étend en plus aux bronches. La bronchopneumonie était fréquente sur le front de Macédoine en raison de la mauvaise alimentation, de la déficience des systèmes immunitaires et de l'épidémie de grippe qui provoquait une bronchopneumonie secondaire (**carte 4**). L'épidémie de grippe était assez largement répandue à Salonique et dans ses environs, c'est-à-dire dans les régions où se concentrait la majorité des soldats. Quant aux cas de paludisme et de dysenterie, pour des raisons expliquées plus haut, ils se rencontrent principalement dans le nord de la Grèce (**cartes 5-6**).

Maladie	**Nombre**
Bronchopneumonie	372
Paludisme	215
Dysenterie	70
Pneumonie	61
Grippe	53
Fièvre typhoïde	61

134. SHD, GR 20 N 295, Armée d'Orient. Rapport sur la situation de l'Armée d'Orient à la fin de 1916.

Maladie	Nombre
Congestion pulmonaire	29
Tuberculose pulmonaire	23
Bronchite	14
Méningite	12
Péritonite	10
Congestion causée par le froid	8
Myocardite	7
Hémorragie cérébrale	6
Typhoïde, malaria	5
Œdème aigu au poumon	4
Entérite	4
Néphrite	4
Bacillose pulmonaire	3
Diarrhée, dysenterie	3
Tétanos	3
Autre	30
Maladie contractée en service	1 223
Inconnue	1 332
Total	**3 552**

Tableau 14. Causes pathologiques de la mort.

Comme nous l'avons montré dans les deux chapitres précédents, la principale inquiétude des autorités sanitaires françaises concernait les « maladies exotiques » (paludisme, choléra, typhus exanthématique), ce qui explique la mise en œuvre d'une série de mesures d'hygiène, de prophylaxie, d'inoculation, d'isolement et d'évacuation. Cependant, les éléments statistiques relatifs aux soldats enterrés à Zeitenlik témoignent du fait que les décès imputables à ces maladies sont en réalité tout à fait minoritaires. La majorité des hommes sont morts de pathologies relativement communes, comme la pneumonie, la bronchopneumonie et les dysenteries, ce qui n'a rien de surprenant, compte tenu des vicissitudes de la guerre et des conditions de sous-alimentation et de promiscuité auxquelles furent confrontées les troupes. Le troisième paradoxe du front d'Orient, n'est autre que l'insoutenable banalité de la mort : la guerre sur le front de Macédoine s'avère bien moins exotique, unique et « orientaliste » qu'on ne pouvait l'imaginer.

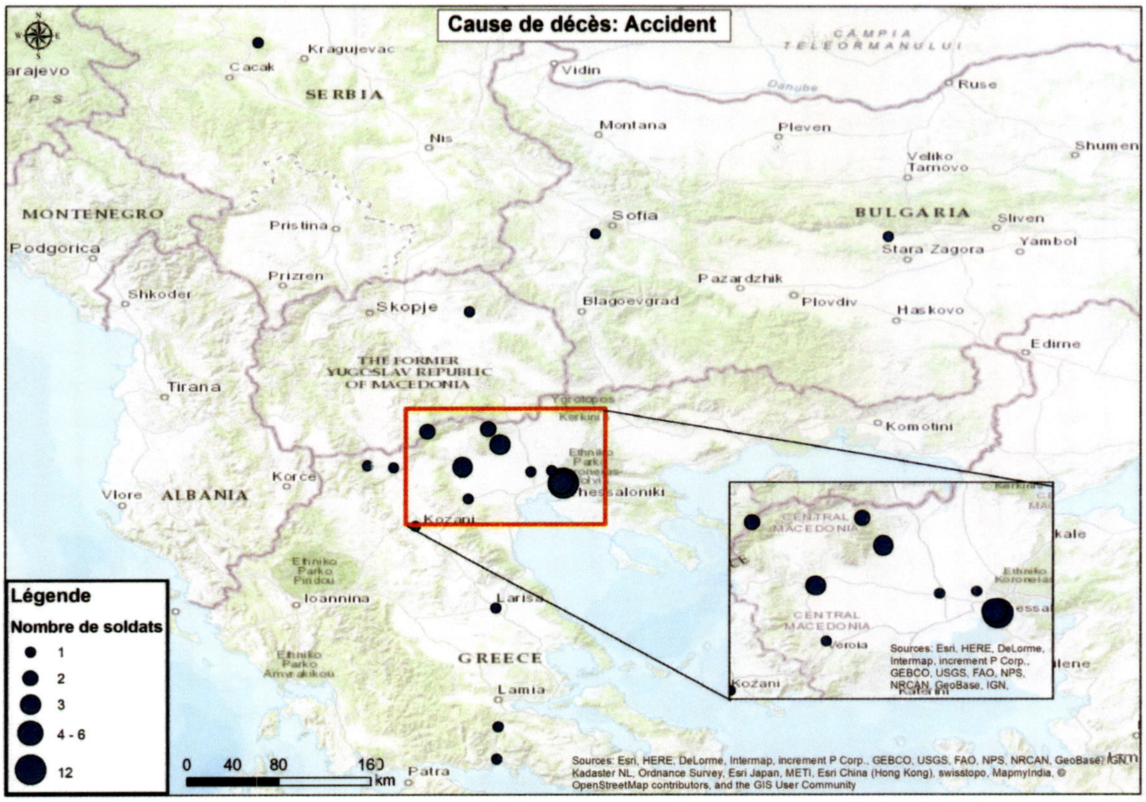

Carte 3. Cause du décès : accident. Eleni Gadolou.

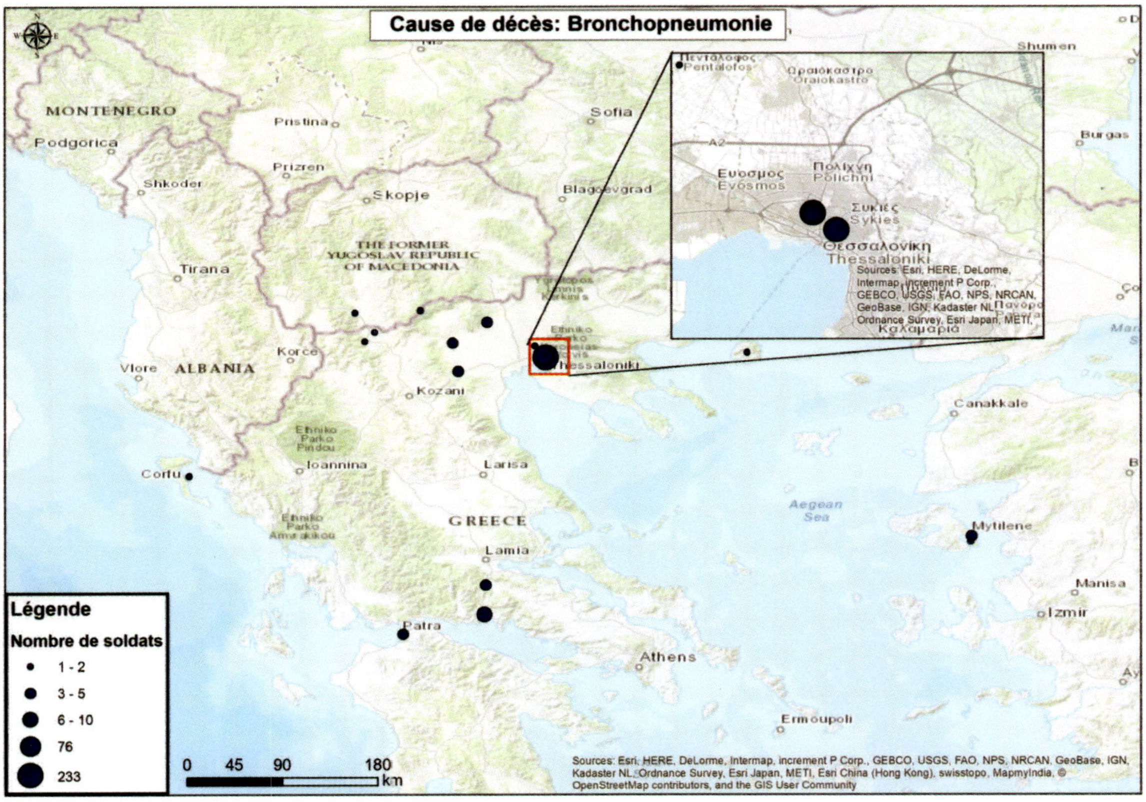

Carte 4. Cause du décès : bronchopneumonie. Eleni Gadolou.

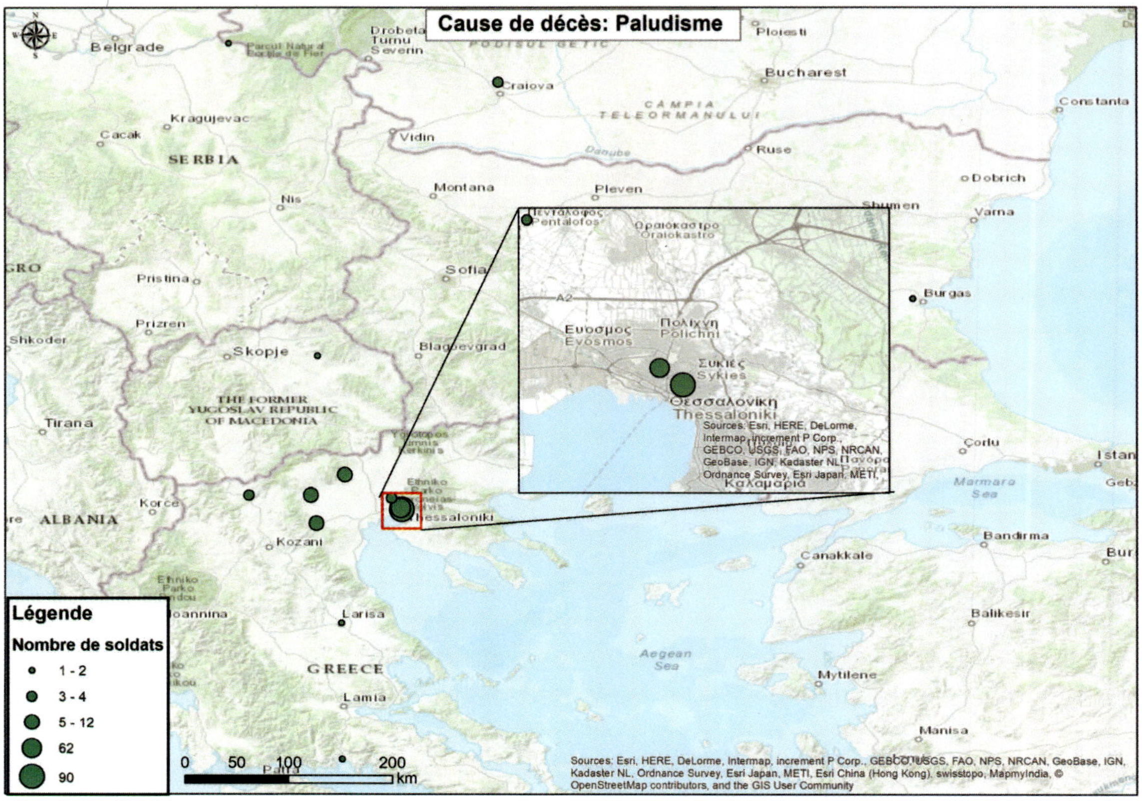

Carte 5. Cause du décès : paludisme. Eleni Gadolou.

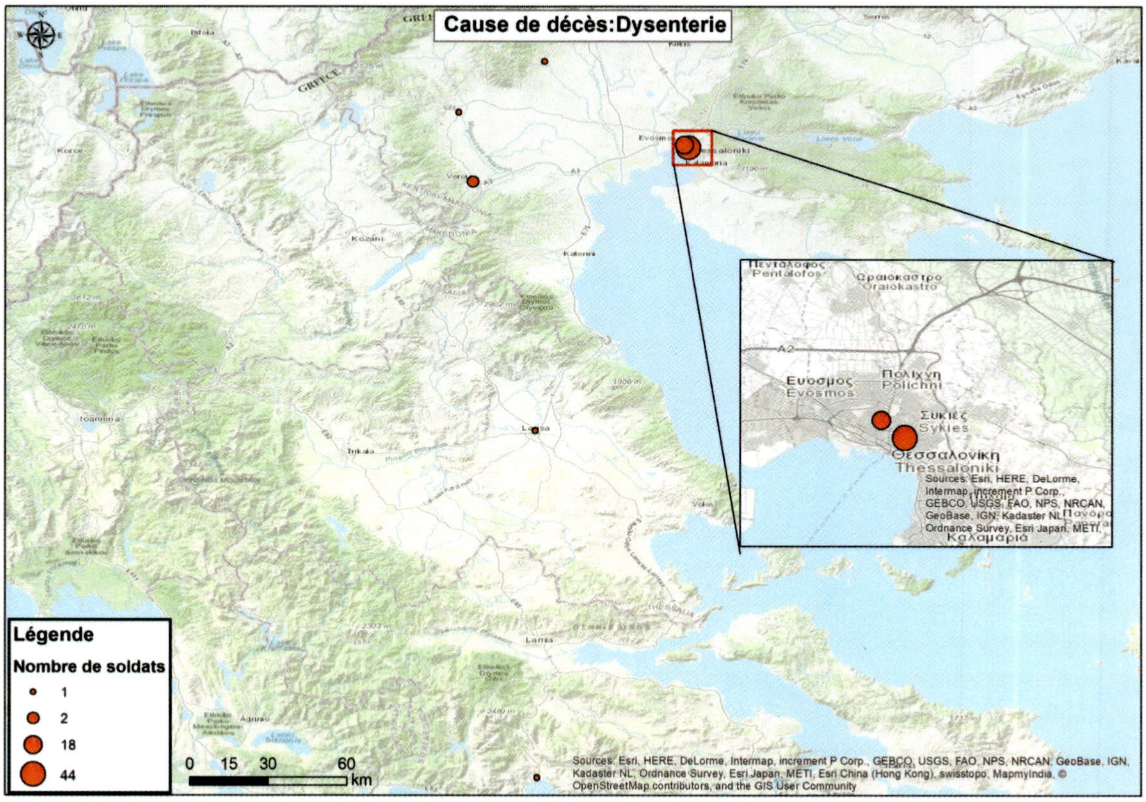

Carte 6. Cause du décès : dysenterie. Eleni Gadolou.

CHAPITRE IV

LA RÉPONSE DE L'ARMÉE D'ORIENT ET DE L'ÉTAT GREC À LA CRISE SANITAIRE

À Salonique même, la ville la plus malsaine de Macédoine, où fut installé le plus important de nos centres sanitaires, des quartiers entiers furent ramenés à la vie. [...] La disparition du paludisme est la condition essentielle de la rénovation de la Macédoine. Les plaines fertiles jadis ne sont aujourd'hui que steppes desséchées.

Jacques Ancel, *Les Travaux et les Jours de l'Armée d'Orient, 1915-1918*, 1921, p. 131, 133

LES SERVICES SANITAIRES DE L'ARMÉE D'ORIENT : MISSIONS, DIFFICULTÉS ET COLLABORATIONS

Comme nous l'avons vu dans les deux chapitres précédents, les épidémies constituaient une menace que l'Armée d'Orient devait prendre en compte. C'était d'autant plus vrai pour la ville de Salonique où était concentrée la majorité de l'organisation de cette armée. Les mesures prévues concernaient, d'une part, la protection de l'élément militaire contre les contaminations possibles provenant de la population civile et, d'autre part, la protection collective de toute la population de la région, militaire et civile, contre les contaminations extérieures. Les autorités françaises estimaient nécessaire de s'assurer l'aide de l'autorité civile grecque, tout en admettant que, pour un certain nombre de fonctionnaires, les Alliés étaient « au moins des gêneurs et des intrus [...] au moment où la situation de l'Armée d'Orient manquait encore de stabilité et de l'autorité suffisante pour imposer le respect[1] ».

Cette collaboration aboutit à la création de la Commission internationale d'hygiène, qui commença à fonctionner dès le mois de décembre 1915. Elle était composée du colonel Jean Sarda, président, et du médecin principal Vincent-Marie Niclot, du pharmacien-major L. Gautier, du vétérinaire-major Caritte et des médecins-majors Jules Colombani, Paul-Félix Armand-Delille et Carin. Une de ses principales attributions était la surveillance

1. SHD, GR 9 NN 7/1388, Commandement en Chef des Armées Alliées en Orient. Quartier Général. Direction du Service de santé. Salonique. Ville Convoitée... par l'Épidémie et sauvegardée par le Service Sanitaire des Armées Alliées, Q.G.A.A., 1/1/1919, n. 186/C, p. 4.

des camps et établissements militaires, ainsi que des divers locaux occupés dans la ville. Elle devait aussi conduire les chefs des corps et des services responsables de ces questions à mettre l'accent sur : a) l'hygiène corporelle (propreté générale et locale, bains-douches, linge de corps, vêtements, chaussures), b) l'hygiène alimentaire (quantité et qualité des aliments, préparation des aliments, cuisine) et c) l'hygiène des cantonnements et des terrains occupés par leur troupes (couchage, latrines et feuillées, voirie, habitations civiles du voisinage, fours à incinération)[2].

La commission comprenait également une vingtaine de membres représentant les services de santé des différentes armées et l'autorité civile hellénique. Se réunissant une fois par semaine dans le laboratoire de bactériologie de l'Armée d'Orient, elle avait pour but : a) d'exposer les statistiques comparées des maladies infectieuses (proportions, croissance ou décroissance, causes probables), b) d'exposer les cas suspects ou avérés de maladies infectieuses nouvellement observés et susceptibles d'être le point de départ d'épidémies et c) d'appliquer des mesures d'hygiène générale en vue d'améliorer la situation sanitaire (destruction des parasites, surveillance des eaux, exécution de travaux d'assainissement). En 1918, elle fut placée sous la présidence du médecin inspecteur chef supérieur du Service de santé des armées alliées[3].

En dehors de la Commission internationale d'hygiène, dont le rôle était plutôt consultatif, un Bureau d'hygiène et d'épidémiologie, spécialement destiné aux troupes, fut créé à la direction du Service de santé des armées alliées, ainsi qu'un Bureau d'hygiène de la ville et des camps, dont le chef devait collaborer avec le Service d'hygiène civil de Salonique pour tout ce qui concernait la ville et ses banlieues (**tabl. 15**). Salonique et ses environs furent par ailleurs divisés en secteurs dont la surveillance se trouvait sous l'autorité des services de santé des diverses armées et du Service d'hygiène civil. Plus précisément, une équipe d'hygiène était préposée au camp de Zeitenlik, une autre à la zone ouest de la ville de Salonique avoisinant le port et les terrains de transit militaire, et une troisième à la zone est qui abritait diverses formations hospitalières. L'objet principal de ces équipes, composées d'infirmiers, était entre autres de surveiller la voirie et la propreté des cantonnements et d'assurer l'évacuation des matières usées[4]. Quant au secteur de l'armée française, il était divisé en sous-secteurs dont la surveillance dépendait tant des médecins de la base que du Bureau d'hygiène. Enfin, des réunions mensuelles regroupant les délégués des armées alliées garantissaient la meilleure coordination de tous ces efforts[5].

Commission internationale d'hygiène
Laboratoire bactériologique de l'Armée d'Orient
Bureau d'hygiène et d'épidémiologie
Bureau d'hygiène de la ville et des camps

Tableau 15. Services sanitaires de l'Armée d'Orient à Salonique. SHD, GR 9 NN 7/1388. Salonique. Ville Convoitée… par l'Épidémie.

2. ADN, 604/PO/B/140, Commission d'Hygiène et de Prophylaxie de l'Armée d'Orient. Séance du 20 janvier 1916.

3. SHD, GR 9 NN 7/1388, Commandement en Chef des Armées Alliées en Orient. Quartier Général. Direction du Service de santé. Salonique. Ville Convoitée… par l'Épidémie et sauvegardée par le Service Sanitaire des Armées Alliées, Q.G.A.A., 1/1/1919, n. 186/C, p. 5.

4. SHD, GR 20 N 69, Commandement en Chef des Armées Alliées. Quartier Général. Direction du Service de santé. Rapport mensuel du mois de septembre 1916, du Médecin Inspecteur Ruotte, Chef Supérieur du Service de santé des Armées alliées, n. 4345B, p. 15-16.

5. SHD, GR 9 NN 7/1388, Commandement en Chef des Armées Alliées en Orient. Quartier Général. Direction du Service de santé. Salonique. Ville Convoitée… par l'Épidémie et sauvegardée par le Service Sanitaire des Armées Alliées, Q.G.A.A., 1/1/1919, n. 186/C, p. 6.

La protection et la surveillance de la ville et de la Macédoine en général, dans le domaine sanitaire, exigeaient donc la participation tant des autorités civiles et militaires que des autorités locales et étrangères (**fig. 5**). C'est pour cette raison que les travaux d'assainissement, de nettoyage ou d'épouillage, comme dans le cas du typhus exanthématique ou du paludisme, étaient réalisés en commun par des équipes militaires d'hygiène et des équipes d'ouvriers civils. Il suffisait de signaler l'importance de ces travaux au médecin-chef du Bureau d'hygiène pour obtenir la permission de l'autorité compétente[6].

En février 1918, le médecin inspecteur Paul Ruotte, jusqu'alors chef supérieur du Service de santé de l'Armée d'Orient, fut remplacé par le médecin inspecteur Henri Fournial. Le 1er octobre 1918, après avoir servi huit mois à ce poste, Fournial rédigea un rapport détaillé sur l'organisation et le fonctionnement du Service de santé depuis son arrivée. Rendant hommage à l'œuvre de Ruotte, il déclara qu'il n'avait en réalité fait que poursuivre le travail de ce dernier mais que, durant cette période, le service avait dû faire face à de nombreux problèmes. L'éventualité d'épidémies, tant du point de vue de la prophylaxie que du traitement, ainsi que les contingences militaires l'occupaient beaucoup, de même que la question de l'évacuation des malades du front[7]. Le Bureau d'hygiène et d'épidémiologie s'appuyait sur un certain nombre d'organismes dont certains existaient déjà et d'autres furent réorganisés ou créés de toutes pièces. Le Laboratoire de prophylaxie de la peste à Salonique, par exemple, fut totalement remanié de façon à englober la ville et ses environs, en renforçant le contrôle exercé par le Service de santé de la Marine sur tous les navires suspects ou contaminés.

La lutte contre le typhus, le choléra et le paludisme continuait à porter ses fruits et un service spécial de surveillance médicale pour la prophylaxie des maladies vénériennes fut organisé dans les villes et les principales agglomérations de Macédoine[8]. Fournial décrit aussi, de manière très approfondie, la réorganisation du centre hospitalier de Salonique. Il évoque la récupération des malades et des blessés, d'une part, et du personnel médical de l'autre. Sous sa direction, divers services furent créés, notamment un magasin d'approvisionnement, une buanderie et un centre électro-médical qui virent le jour dans un hôpital[9], ainsi que des ateliers : « par nécessité le Service de santé s'est employé à réaliser par ses propres moyens l'aménagement intérieur et l'ameublement des nombreux et vastes hôpitaux de Salonique[10] ».

Les ateliers, placés sous la responsabilité des officiers d'administration du Service de santé (techniciens, ingénieurs), devaient disposer d'une équipe d'artisans (maçons, serruriers, menuisiers, charpentiers, électriciens, ajusteurs, chauffeurs, mécaniciens, couteliers, etc.). Leur objectif était de gérer, d'entretenir et de restaurer tout le matériel mécanique spécial du Service de santé[11]. Fournial croyait que la création de certains ateliers, comme celui dédié à la fabrication de matériel (**tabl. 16**), permettrait d'éviter l'éparpillement des moyens ainsi que les organisations précaires et sans rendement. Cela visait à assurer la réparation et la récupération de tout ce qui pouvait l'être et la fabrication sur place du matériel sanitaire, pour éviter d'envoyer

6. *Ibid.*, p. 6-7.

7. SHD, GR 9 NN 7/1388, Rapport du Médecin Inspecteur Fournial sur le fonctionnement du Service de santé (Année 1918), p. 1-2.

8. *Ibid.*, p. 2-5.

9. *Ibid.*, p. 12-21.

10. *Ibid.*, p. 12.

11. SHD, GR 9 NN 7/1389, Exécution des Prescriptions de la Circulaire Ministérielle no 8170 3/11 du 29 décembre 1919. Armée d'Orient. Notes sur le fonctionnement du Service de santé en Campagne d'après l'expérience de la dernière guerre. Organisation et Matériel. Médecin-Principal de 2e Classe Geysen, Médecin de la Place de Mayence, p. 48.

trop de demandes à la métropole et de surcharger les transports maritimes[12]. Ces ateliers montrent, entre autres, que la santé est en réalité une affaire qui dépasse largement les limites de la médecine en tant que science et qu'elle exige le concours de tous les moyens disponibles, dans divers domaines. Il ne faut pas oublier qu'il s'agissait d'une période particulière et d'une armée très éloignée de sa base, où des facteurs comme la distance et les ressources financières devaient être pris en compte.

Une scierie mécanique, comprenant…	1 scie à ruban 2 scies circulaires 1 mortaiseuse 1 machine à affûter les scies 2 moteurs électriques
Un atelier de menuiserie de 18 établis	
Un atelier de forge, chaudronnerie, ferblanterie, possédant…	1 tour parallèle 2 perceuses à main 1 meule émeri à main 1 forge fixe avec ventilateur, des outillages de ferblantiers, chaudronniers et forgerons
Un atelier de peinture	
Des équipes mobiles de maçons et de spécialistes (monteurs de baraques et de hangars)	

Tableau 16. Service de santé, ateliers de fabrication (février-octobre 1918). SHD, GR 9 NN 7/1388, Rapport du Médecin Inspecteur Fournial sur le fonctionnement du Service de santé (Année 1918), p. 12-13.

EN ATTENDANT LA GUÉRISON : LES HÔPITAUX ET LES INFRASTRUCTURES SANITAIRES

L'arrivée des premières troupes de l'Armée d'Orient à Salonique exigeait, entre autres, l'organisation immédiate du Service de santé pour l'hospitalisation et le transport des blessés et des malades, le ravitaillement, l'évacuation et la prophylaxie des maladies épidémiques[13]. Néanmoins, cette organisation ne se fit pas d'un instant à l'autre ; elle prit du temps et dépendait tant de l'avancée de la guerre que de la situation politique et sociale en Grèce (**cartes 7-11**). La situation initiale était très difficile et inconnue pour les Français ; le Service de santé se retrouva sur les quais, sans aucun abri pour les malades et le matériel minimum débarqué avec eux[14].

12. SHD, GR 9 NN 7/1388, Rapport du Médecin Inspecteur Fournial sur le fonctionnement du Service de santé (Année 1918), p. 12-13.

13. SHD, GR 20 N 69, Commandement en Chef des Armées Alliées. Quartier Général. Direction du Service de santé. Rapport-Résumé sur le fonctionnement du Service de santé de l'Armée d'Orient, 30/7/1917, n. 9470, p. 1 ; SHD, GR 9 NN 7/1389, Exécution des Prescriptions de la Circulaire Ministérielle n° 8170 3/11 du 29 décembre 1919. Armée d'Orient. Notes sur le fonctionnement du Service de santé en Campagne d'après l'expérience de la dernière guerre. Organisation et Matériel. Médecin-Principal de 2e Classe Geysen, Médecin de la Place de Mayence, p. 8-20.

14. SHD, GR 6 N 295, Armée d'Orient. Rapport présenté le 30 mars 1917 à la Commission des Affaires Extérieures, des Colonies et Pays de Protectorat par M. Lagrosillière, député, p. 1.

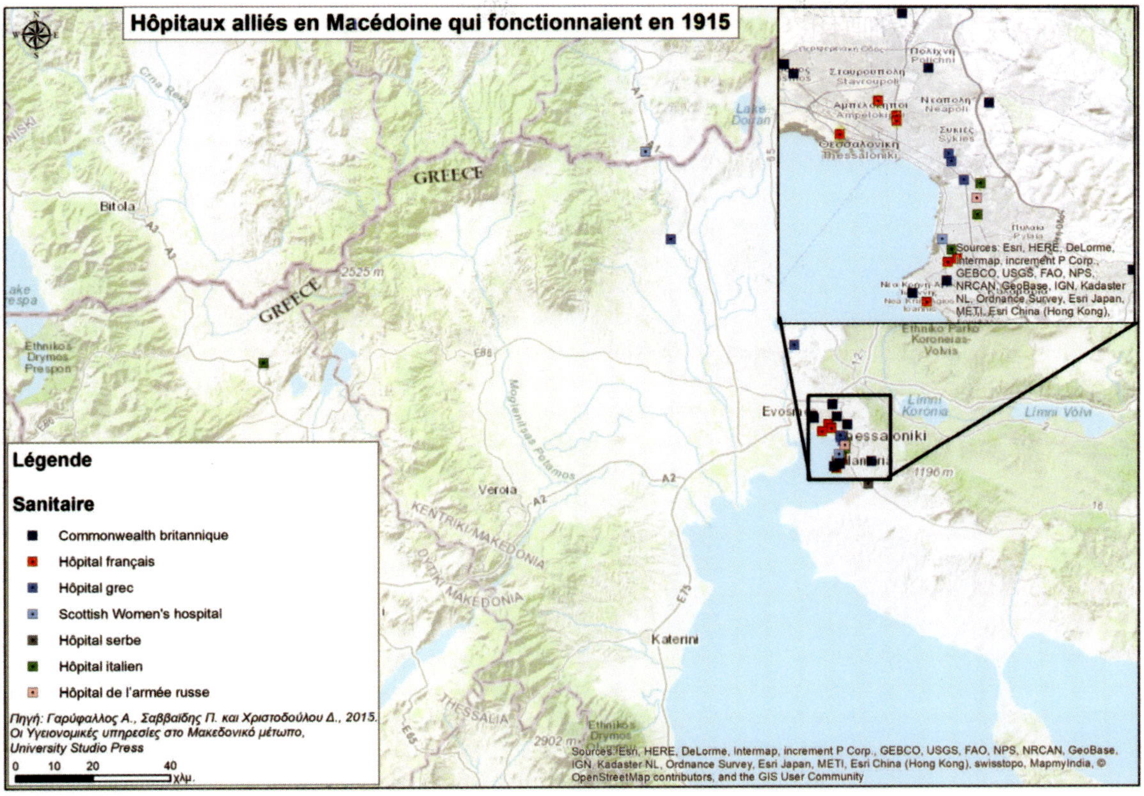

Carte 7. Hôpitaux alliés en Macédoine en fonctionnement en 1915. Eleni Gadolou.

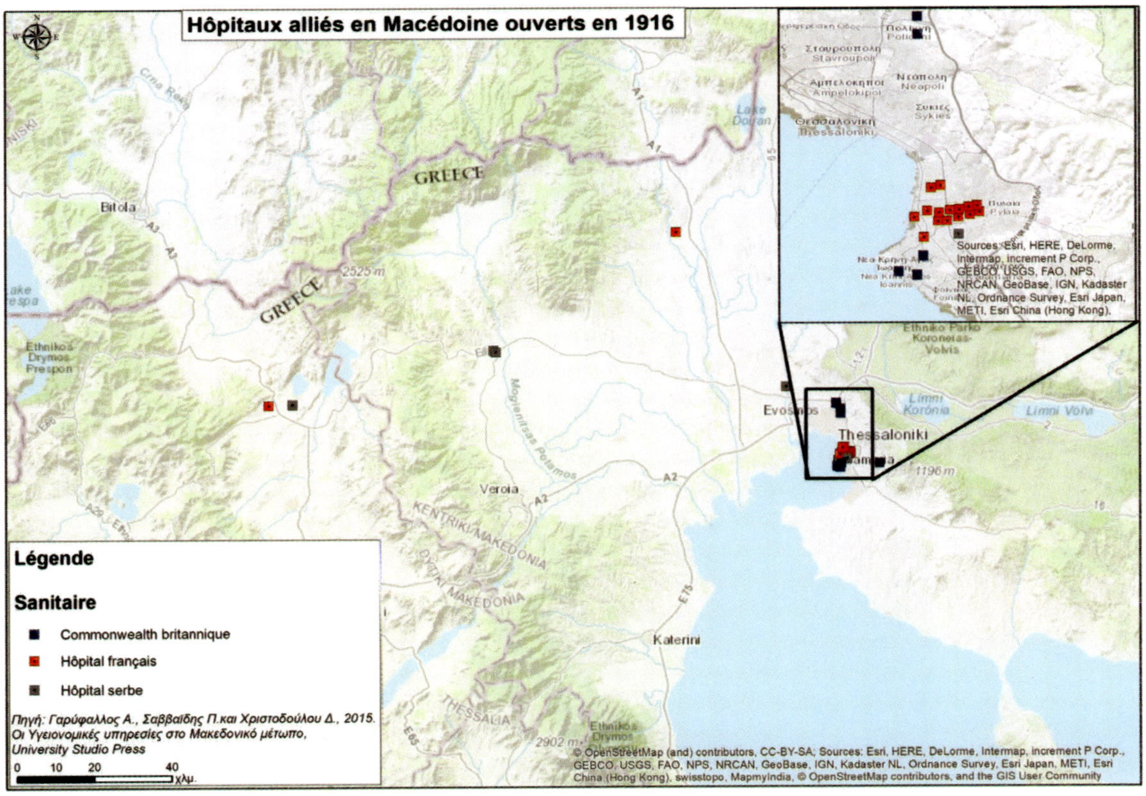

Carte 8. Hôpitaux alliés en Macédoine ouverts en 1916. Eleni Gadolou.

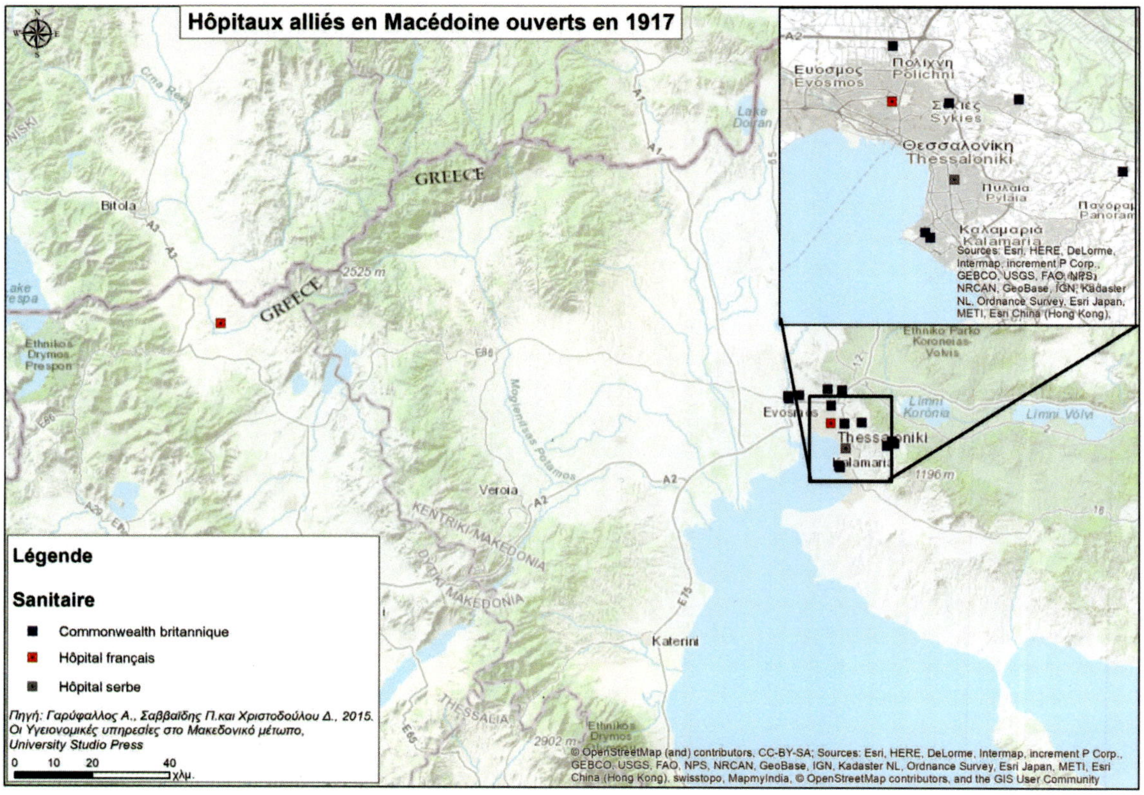

Carte 9. Hôpitaux alliés en Macédoine ouverts en 1917. Eleni Gadolou.

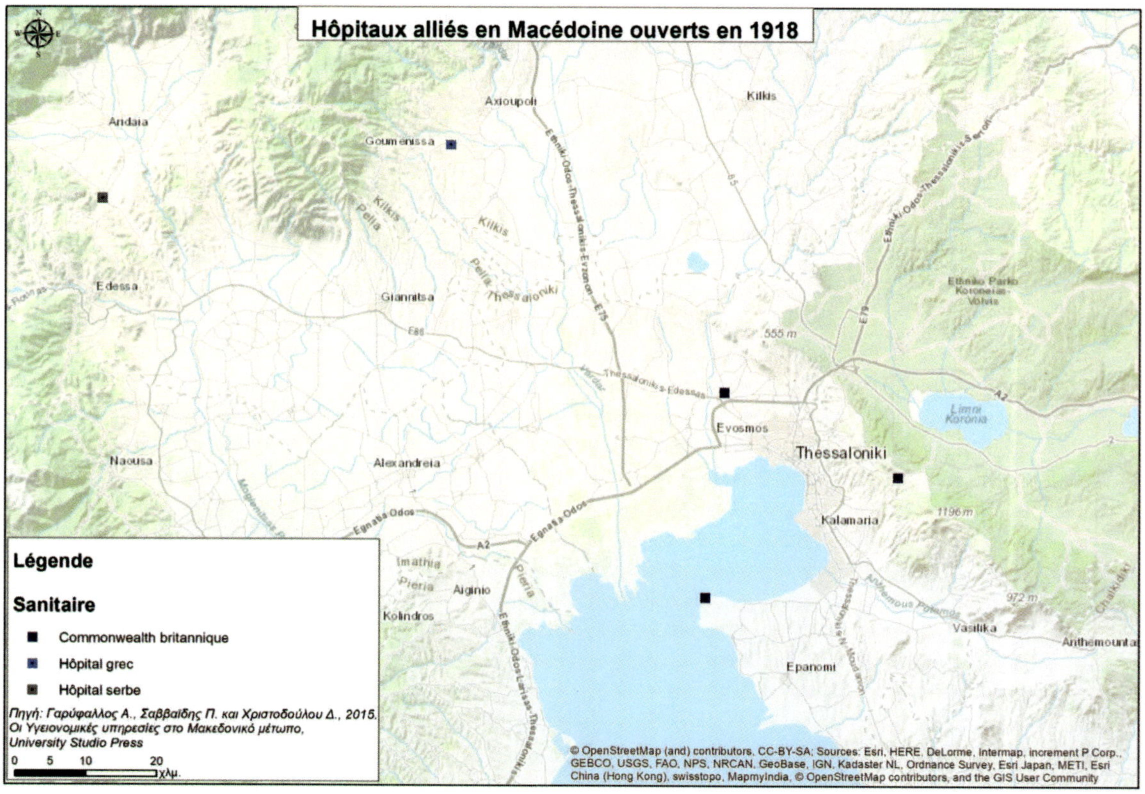

Carte 10. Hôpitaux alliés en Macédoine ouverts en 1918. Eleni Gadolou.

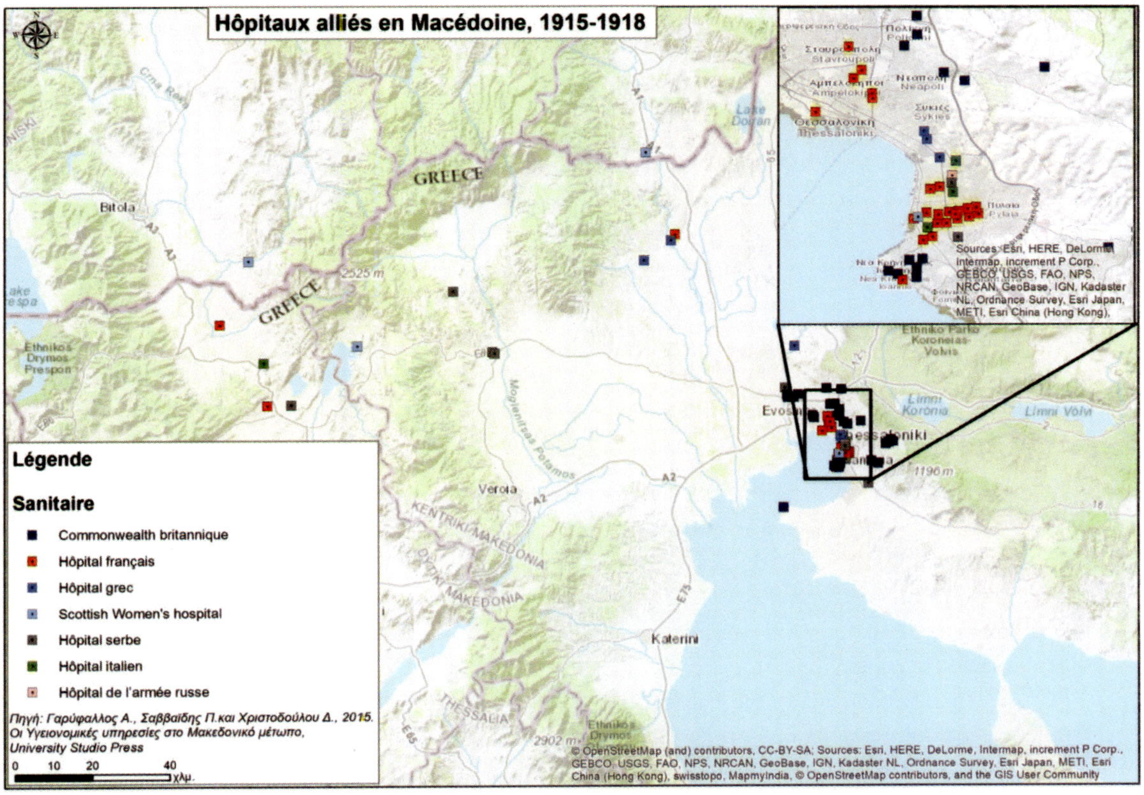

Carte 11. Hôpitaux alliés en Macédoine, 1915-1918. Eleni Gadolou.

Pour les Français, la mobilisation grecque rendait extrêmement difficile la recherche de locaux et de terrains à louer, car tous les biens immobiliers étaient réquisitionnés par l'armée grecque et un décret de mobilisation annulait toutes les locations[15] :

> Trois cents malades étaient réunis dans trois salles de Zeitenlik, environ 90 sur des couchettes, le reste sur de la paille. Comme tout matériel nous amenions avec nous 300 lits, et un certain nombre de colis de matériel et de pharmacie, qui restèrent plusieurs jours dans la boue, sous la pluie battante, faute d'un local pour les abriter ; [...] Faisant transporter de suite les 300 lits à Zeitenlik, trois salles ordinaires et quelques petites chambres d'isolement furent préparées immédiatement et le service commença comme dans le premier hôpital de l'Armée d'Orient [...] L'impossibilité de trouver des locaux et des terrains à Salonique, le désir d'autre part, de rapprocher le plus possible les secours médico-chirurgicaux des combattants et de les soigner aussi près que possible du terrain des opérations, nous fit proposer au Commandement de rechercher en Serbie, sur la ligne de chemin de fer, un ou plusieurs endroits où nous pourrions installer nos formations fixes, et nous nous arrêtons à Gueguely, première ville, après la frontière grecque. En même temps nous obtenions la construction d'un premier hôpital dans les jardins entourant le Séminaire de Zeitenlik, devenue ainsi le centre de la première formation[16].

15. SHD, GR 20 N 69, Commandement en Chef des Armées Alliées. Quartier Général. Direction du Service de santé. Rapport mensuel du mois de septembre 1916, du Médecin Inspecteur Ruotte, Chef Supérieur du Service de santé des Armées alliées, n. 4345B, p. 1-2.

16. SHD, GR 20 N 69, Commandement en Chef des Armées Alliées. Quartier Général. Direction du Service de santé. Rapport-Résumé sur le fonctionnement du Service de santé de l'Armée d'Orient, 30/7/1917, n. 9470, p. I-II.

Toutes ces procédures se déroulaient à une époque encore incertaine. L'armée serbe se défendait toujours et les armées alliées pensaient pouvoir l'aider. Selon le vocabulaire de l'époque, on était dans la période dite « de Serbie » en ce qui concernait la logique de création des hôpitaux[17]. Avec la création des premières bases sanitaires, les autorités centrales décidèrent aussi la création du billet d'hôpital. Il pouvait tenir lieu de certificat d'origine de la blessure ou de la maladie pour les militaires en campagne. S'il mentionnait que la blessure ou la maladie était due à un fait ou des circonstances de guerre, il pouvait alors servir de justificatif (par exemple pour demander une pension de veuvage ou une gratification). De plus, pour faciliter à l'administration centrale la tâche de l'instruction des dossiers de pension, le billet d'hôpital devait comporter quelques précisions : le lieu et la date de la blessure, la nature de l'agent vulnérant, le siège de la blessure initiale, la désignation des tissus lésés, la nature des complications ultérieures, etc. La mention d'origine de la maladie figurait également sur le carnet médical, sur le carnet de passage et sur celui des entrées[18].

Dans le domaine hospitalier, les choses commençaient à se stabiliser quand l'armée serbe recula à travers l'Albanie et que les armées alliées se trouvèrent dans le camp retranché de Zeitenlik, essayant de mieux appliquer l'organisation prévue dès le début : l'installation du plus grand nombre possible de formations à l'avant, le maintien des hommes auprès de leurs unités et l'interdiction des transports très pénibles en Macédoine. Ceux dont l'état sanitaire était plus grave et qui avaient besoin d'un traitement de longue durée devaient rester dans les formations de la base, afin d'être évacués en France. Les ambulances divisionnaires étaient, quant à elles, installées dans des endroits bien abrités, se procurant au fur et à mesure les tentes et le matériel de literie jusqu'à disposer de 100 à 150 lits chacune. L'ambulance de chaque division devait pouvoir rendre des services rudimentaires de diverses spécialités : cabinet dentaire, services d'ophtalmologie et d'oto-rhino-laryngologie. Le but était d'éviter d'envoyer à Salonique les cas légers relevant de ces spécialités[19]. Durant cette deuxième période, celle du « camp retranché », l'accent fut mis sur le développement du service de l'avant, sur l'agrandissement du service de l'arrière et de ses hôpitaux si les conditions l'imposaient, et sur le fonctionnement des services spécialisés[20]. Une « ville d'hospitalisation » commença peu à peu à s'édifier[21].

Lorsque l'armée serbe rejoignit Salonique au printemps 1916, les responsables de l'Armée française d'Orient songèrent à l'extension des hôpitaux. Ils envisagèrent de créer des formations militaires à Lesbos. Cette idée fut toutefois abandonnée parce qu'il n'était pas toujours possible de débarquer quand on le voulait sur la rade de l'île. De plus, les 3 000 lits qui avaient été prévus pour les malades et les blessées de l'armée serbe à Corfou ne pouvaient être utilisés, la Marine ne pouvant assurer les évacuations. En attendant l'arrivée des Serbes, de nouveaux hôpitaux furent donc créés, dont cinq de 1 000 lits, inaugurant ainsi une troisième période dans l'histoire de la construction d'hôpitaux à Salonique, celle de l'arrivée de l'armée serbe et

17. *Ibid.*

18. SHD, GR 20 N 69, Ministère de la Guerre. Sous-Secrétariat d'État du Service de santé militaire. 1re Division technique. 2e Bureau. Établissement du billet d'hôpital et renseignements médicaux nécessaires pour la constitution des dossiers de pension des veuves de militaires décédés dans les formations sanitaires. Le Sous-Secrétaire d'État du Service de santé à Monsieur le Général Commandant l'Armée d'Orient, Paris, 27/12/1915, n.26891 3/7.

19. SHD, GR 20 N 69, Commandement en Chef des Armées Alliées. Quartier Général. Direction du Service de santé. Rapport-Résumé sur le fonctionnement du Service de santé de l'Armée d'Orient, 30/7/1917, n. 9470, p. IV-V.

20. *Ibid.*, p. VI.

21. SHD, GR 6 N 209, Ministère de la Guerre. République française. Rapport présenté le 16 janvier 1917 par Monsieur Benazet à la Commission du Budget sur la situation de l'Armée d'Orient à la fin de 1916, Paris, n. 16.

du départ de l'armée du camp retranché[22]. Pour éviter le contact de l'armée serbe avec l'armée française – la crainte du choléra et du typhus exanthématique existait toujours –, un hôpital sous tentes fut créé spécialement pour eux à Sédès, en face du lieu de débarquement de Mikra. Quant aux hôpitaux de Moraitika, Vido et Govino de Corfou, ils arrivèrent avec une partie de leur personnel et de leur matériel et dressèrent leurs baraques et leurs tentes sur des terrains préparés à l'avance[23].

Après entente entre les gouvernements alliés, des hôpitaux anglais sous tentes, qui comptaient 7 000 lits, se mirent aussi à la disposition du Service de santé français pour soigner les Serbes. Le choix de leur lieu d'installation ne fut pas aisé. La grande surface nécessaire au développement de tous les services dans les hôpitaux ainsi que la quantité d'eau indispensable devaient être prises en compte. Suite à des recherches, les médecins chefs de ces hôpitaux décidèrent finalement d'en établir un à Mikra, sur une colline près de l'école d'agriculture, un autre à Sarli, près de l'hôpital français, et deux à Vertekop (actuellement Skidra), au débouché de deux vallées occupées par l'armée serbe[24]. Néanmoins, l'arrivée des Serbes ne se fit pas sans difficultés. En août 1916, par exemple, le service considéra qu'il se trouvait « à un moment extrêmement pénible, en raison du nombre d'hommes à hospitaliser dans les armées françaises et serbes, des difficultés et des retards dans l'installation des hôpitaux, et de la pénurie du personnel médical[25] ».

Au début de l'année 1917, tous les problèmes relatifs au Service de santé n'étaient pas résolus. Un député qui visita la Macédoine pour étudier la situation sur place témoigne :

> Les difficultés d'ordre militaire et d'ordre politique [...] se sont compliquées, pour l'Armée d'Orient, des terribles ravages faits parmi les troupes alliées par des maladies diverses, notamment par le paludisme. L'on comprend donc que le service de santé soit de tous nos services de l'arrière, à Salonique, celui qui ait eu et qui ait encore le plus d'obstacles à aplanir, dans son organisation et son fonctionnement[26].

L'épisode serbe fut suivi de la période qui vit la retraite des Bulgares et la prise de Monastir. Il existait désormais, tant à Salonique, à Zeitenlik, que dans le nord en général, de nombreux hôpitaux, formations d'évacuation, infirmeries de garnison et infirmeries de cités d'étapes, dépôts d'éclopés et de convalescents. Parallèlement à cela, suite aux événements survenus en Thessalie durant les mois de mai et juin 1917, il fut jugé nécessaire d'y créer des formations fixes. Une ambulance dut ainsi fonctionner à Larissa comme hôpital pour les troupes d'étapes de la région[27]. Des hôpitaux sont créés et de nouveaux besoins générés à chaque étape de la guerre, depuis le débarquement des armées alliées à Salonique jusqu'à la fin de juillet 1917 (**tabl. 17**).

22. J'utilise ici la notion de « camp retranché » qui est mentionnée dans les archives pour décrire cette période de la construction des hôpitaux. Elle ne doit toutefois pas être confondue avec la vaste fortification qui s'étendait du Delta de l'Axios jusqu'à la région de Stavros.

23. SHD, GR 20 N 69, Commandement en Chef des Armées Alliées. Quartier Général. Direction du Service de santé. Rapport-Résumé sur le fonctionnement du Service de santé de l'Armée d'Orient, 30/7/1917, n. 9470, p. VI-VII.

24. *Ibid.*, p. VI-VIII.

25. SHD, GR 20 N 69, Commandement en Chef des Armées Alliées. Quartier Général. Service de santé. Rapport décadaire (période du 10 au 20 août 1916), 24/8/1916, n. 721.

26. SHD, GR 6 N 295, Armée d'Orient. Rapport présenté le 30 mars 1917 à la Commission des Affaires Extérieures, des Colonies et Pays de Protectorat par M. Lagrosillière, député, p. 1.

27. SHD, GR 20 N 69, Commandement en Chef des Armées Alliées. Quartier Général. Direction du Service de santé. Rapport-Résumé sur le fonctionnement du Service de santé de l'Armée d'Orient, 30/7/1917, n. 9470, p. VIII-XIII.

Première période, dite de Serbie	
Salonique	Hôpital de Zeitenlik, dit hôpital temporaire n° 1 Hôpital temporaire n° 2 (dans une villa du quartier des Campagnes, 100 places) Hôpital d'évacuation à la gare
Gueguely	Hôpital d'évacuation n° 1 (près de la gare, 250 places) Ambulance 2 (dans une manufacture de tabac, 700 places) Hôpital de campagne n° 4 (dans une école et une caserne, 400 places) Hôpital des Scottish Women (250 places)
Deuxième période, dite du camp retranché	
Salonique	Hôpital d'évacuation n° 1 (1 200 places) Hôpital temporaire n° 1, Zeitenlik Hôpital temporaire n° 2, dit de la Princesse Marie Hôpital temporaire n° 3 (pour maladies contagieuses) Hôpital de campagne n° 4 (venu de Gueguely et fixé dans un terrain en bordure de mer) Hôpital temporaire n° 4 Hôpital des Scottish Women Hôpital chirurgical Narischkine
Troisième période, arrivée de l'armée serbe et départ de l'armée du camp retranché	
Salonique	Hôpital temporaire n° 5 (avec le personnel officier de l'hôpital temporaire n° 1) Hôpital temporaire n° 6 Hôpital temporaire n° 7 (avec l'hôpital d'évacuation n° 1 arrivé de Moudros) Hôpital temporaire n° 8 Hôpital temporaire n° 9 Hôpital du camp de Zeitenlik (ancienne infirmerie du camp) Hôpital bénévole n° 1 (fourni par les villes de Paris et de Lyon) Hôpital de Sédès (uniquement pour l'armée serbe)
Quatrième période, après la retraire des Bulgares et la prise de Monastir	
Salonique	Hôpital français (65 places) Hôpital auxiliaire n° 1 (780 places) Hôpital des Scottish Women (280 places) Hôpital Narischkine (250 places) Hôpital russe (200 places) Hôpitaux temporaires n°s 1, 5, 7, 8, 9, 10, 11, 12, 13 (12 165 places au total) Hôpital temporaire n° 2 (dit de la Princesse Marie, chirurgie et spécialités, 1 000 places) Hôpital temporaire n° 3 (1 950 places, maladies contagieuses) Hôpital temporaire n° 4 (800 places, maladies vénériennes) Hôpital temporaire n° 6 (830 places, réservé en partie aux officiers) Hôpital temporaire n° 14 (dit du Prince Alexandre, réservé aux Serbes, 1 000 places) Hôpitaux temporaires n°s 15, 16 17, 18 (en construction, 1 000 places chacun) Villa Allatini (90 places, réservée aux officiers légèrement malades) Hôpital de Karabournou (1 750 places, réservé aux blessés et malades légers)
Hôpitaux hors Salonique (Sédès, Mikra, Sanli, Gradobor, Gukendxé, Verria, Vertekop, Ostrovo, Surovitch, Florina, Korytsa, Cozani) : 16 300 places au total	

Tableau 17. Organisation des hôpitaux (octobre 1915-juin 1917). SHD, GR 20 N 69, Commandement en Chef des Armées Alliées. Quartier Général. Direction du Service de santé. Rapport-Résumé, p. II-XI.

La construction de la majorité de ces hôpitaux, sauf ceux bâtis en briques par le génie, incombait au personnel du Service de santé, qui devait utiliser ses propres ressources. Il fallait tout d'abord choisir l'emplacement, en prenant en compte la situation du terrain et les facilités d'accès, la nature du sol, la disponibilité de l'eau. Si ces conditions étaient réunies, une ambulance arrivait et campait sur le terrain, commençait la préparation et montait les baraques et les tentes nécessaires aux services généraux : cuisines, dépense, pharmacie, vestiaires (**fig. 6**). Le génie s'occupait des latrines. Après l'installation de ces services généraux, les baraques et les tentes pour les malades étaient installées et l'hôpital ouvrait immédiatement, même s'il ne comprenait initialement qu'un petit nombre de lits[28].

Les locaux étaient tout à fait différents d'un hôpital à l'autre et « les dispositions des terrains choisis et l'importance donnée dès le début aux services généraux permettaient de ne pas limiter les places des hôpitaux et de pouvoir les agrandir presque à volonté, ce qui procurait une grande économie de personnel ». D'ailleurs, comme il s'agissait d'une expérience « en grand, qui a été faite pour la première fois en Macédoine », il n'était pas aisé de prévoir et de réunir à l'avance des baraques et des tentes dans la quantité exigée[29]. Une partie du matériel d'exploitation des hôpitaux venait de France, mais, comme nous l'avons déjà mentionné, le reste était fabriqué sur place par des ouvriers. Pour l'avancement du programme hospitalier, la question qui se posa, dès la fin 1916, était de constituer une équipe d'ouvriers de toutes catégories, issus du Service de santé et destinés à venir en aide au Service et à le soulager dans son travail[30]. Cet organisme, intitulé « Groupe des hôpitaux en construction », fut installé dans le quartier des Campagnes de Salonique et il était constitué de la section des « Équipes des monteurs de baraques » et du « Groupe des artisans » composé d'ouvriers répartis dans les différentes formations pour assurer l'aménagement intérieur des hôpitaux et les nombreuses réparations[31]. Quant au Service de santé, il était constitué : a) de la réserve du personnel, établie au camp de Zeitenlik, b) de la réserve du matériel, située près du groupe le plus important des hôpitaux avec un terrain de débarquement à Mikra pour son matériel et c) de la réserve des médicaments, installée au camp de la Jonction[32].

Les responsables étaient également très préoccupés par le ravitaillement des hôpitaux de Salonique en denrées alimentaires. Leur souci essentiel était d'assurer la régularité, l'abondance et la variété des arrivages alimentaires nécessaires, au prix le plus économique. Les hôpitaux, comme les corps de troupe d'ailleurs, consommaient du pain, de la viande de bœuf, des pâtes, du riz et des pommes de terre fournis régulièrement par le Service des subsistances. Mais ils avaient aussi besoin de lait condensé ou stérilisé qu'ils se procuraient à la Réserve du matériel sanitaire de Salonique, ainsi que d'œufs, de légumes verts, de viande blanche, de biscuits, confitures ou autres desserts. À part le lait, le Service de santé devait acheter tous ces aliments sur place. La question des conciliations et des négociations financières et commerciales entre les troupes alliées et le marché local fit de nouveau surface, mais dans le domaine sanitaire cette fois[33]. Au début 1917, les Français se disent dans une situation assez difficile :

28. *Ibid.*, p. XIII.
29. *Ibid.*, p. XIV.
30. SHD, GR 9 NN 7/1397, Rapport du Médecin Inspecteur Fournial, Chef Supérieur du S.d.S. des A.S. sur les Ateliers du Service de santé de l'Armée d'Orient.
31. *Ibid.*
32. SHD, GR 20 N 69, Commandement en Chef des Armées Alliées. Quartier Général. Direction du Service de santé. Rapport-Résumé sur le fonctionnement du Service de santé de l'Armée d'Orient, 30/7/1917, n. 9470, p. XVI.
33. Autour de cette problématique, voir à titre indicatif PANTELAKIS 1988.

La guerre actuelle a fermé tout son hinterland du temps de paix à cette ville qui drainait et exportait les denrées venues de Serbie, Bulgarie, Hongrie Méridionale. Les exportations de Vieille Grèce à Salonique ont été interdites par le Gouvernement royal [...] Les denrées coûtent cher ; il faut payer les prix de France ou d'Italie, majorés du fret, des assurances, souvent des droits de douane grecque et naturellement des bénéfices des négociants qui n'oublient pas de les calculer largement. Mais, surtout, ce ravitaillement est irrégulier et insuffisant. Toutes les denrées trouvent immédiatement acquéreur. C'est ici la concurrence, non pas des offres mais des demandes [...] Le Service de santé ne pourrait-il pas supprimer l'intermédiaire coûteux et assurer directement son ravitaillement en faisant venir à son compte et en son nom les marchandises dont mieux que personne il peut prévoir des quantités nécessaires ? Et ne pourrait-on pas créer à Salonique un magasin de subsistances pour le Service de santé qui distribuerait aux divers hôpitaux de la ville, et ferait parvenir aux formations de l'avant les denrées dont ils ont besoin[34] ?

Pour les Français, la seule solution était alors d'utiliser les navires-hôpitaux qui évacuaient les malades et les blessés vers la France et la Tunisie, et qui rentraient vides à Salonique. Ils estimaient, par exemple, que le centre hospitalier de Bizerte pour les malades et blessés serbes pouvait fournir des œufs, des citrons, des figues, des pommes de terre et, la France, du fromage, des biscuits et des légumes. Ils proposèrent au sous-secrétariat d'État du Service de santé un projet de ravitaillement par navires-hôpitaux, en évoquant les résultats positifs de l'hôpital n° 7 qui appliquait cette formule depuis novembre 1916[35]. Pour le convaincre encore davantage, ils donnèrent des exemples précis (**tabl. 18**).

Désignation	**Navires-hôpitaux**	**Fournisseurs de la ville**
Pommes de terre	de 25 à 30 fr. les 100 kilos	36 fr. les 100 kilos
Haricots blancs secs	de 1,05 à 1,20 fr. le kilo	1,90 fr. et au-dessus
Lentilles	de 0,50 à 1 fr. le kilo	1,10 fr. le kilo
Œufs	de 10 à 21 fr. les 100 kilos	de 25 à 41 fr. les 100 kilos, en hiver jusqu'à 65 fr. les 100 kilos
Fromage de gruyère	de 4,30 à 4,50 fr. le kilo	6,10 fr. le kilo
Beurre	6,50 fr. le kilo	8 fr. le kilo
Biscuits	120 fr. la caisse	195 fr. la même caisse
Confitures	1,90 fr. le kilo	2 fr. le kilo
Dattes	93 à 100 fr. les 100 kilos	150 fr. les 100 kilos

Tableau 18. Hôpital temporaire n° 7 : comparatif des prix payés pour les denrées cédées par les navires-hôpitaux et ceux facturés par les différents commerçants de Salonique. SHD, GR 6 N 295, Armée d'Orient. Rapport présenté le 30 mars 1917 à la Commission des Affaires Extérieures, des Colonies et Pays de Protectorat par M. Lagrosillière, député, p. 107.

En ce qui concerne le transport des malades eux-mêmes, un local était réservé dans chaque hôpital au regroupement des entrants qui avaient été évacués par des voitures sanitaires depuis le front ou d'autres lieux. Des brancards et des couvertures leur permettaient d'y passer une nuit. Avant d'être acheminés vers les lits qui leur étaient réservés et si leur état sanitaire le permettait,

34. SHD, GR 6 N 295, Armée d'Orient. Rapport présenté le 30 mars 1917 à la Commission des Affaires extérieures, des Colonies et Pays de Protectorat par M. Lagrosillière, député, p. 82-83.

35. *Ibid.*, p. 83-85.

ils étaient examinés de près, déshabillés et douchés, leurs cheveux étaient coupés puis ils étaient habillés avec des vêtements d'hôpital pendant que les leurs étaient désinfectés. Leurs vêtements étaient ensuite rangés dans des vestiaires et numérotés, pour qu'ils puissent les retrouver en sortant. D'après les récits de l'époque, les visites étaient faites dans la matinée et les contre-visites dans la soirée, et un médecin de garde était présent en permanence. Les salles d'opération étaient préparées pour une intervention d'urgence et un service de consultation était toujours ouvert pour les hommes de l'extérieur[36] (**fig. 7**). Des services spéciaux fonctionnaient aussi en dehors des heures de service pour les malades de l'hôpital. Il existait un service de consultation pour les hommes de l'extérieur qui s'y rendaient « en grand nombre[37] ». Enfin, les ambulances continuèrent à jouer un rôle important pendant toute la guerre, malgré les problèmes divers qu'elles rencontraient, comme la rareté des voies de communication et l'insuffisance de matériel pour certaines d'entre elles. Elles appartenaient aux types des ambulances françaises (ambulances alpines, ambulances de colonne mobile, ambulances divisionnaires) et étaient divisées en deux catégories selon qu'elles servaient d'ambulances proprement dites ou d'hôpitaux[38].

Outre le besoin de disposer de bonnes infrastructures et des prestations nécessaires, les officiers français avaient signalé l'insuffisance du personnel médical pour gérer la question des maladies et la bonne santé du corps militaire. Ils souhaitaient aussi disposer d'un plus grand nombre de médecins instruits ou « du moins mieux au courant de la pathologie exotique[39] ». Ils soulignaient le manque de bactériologistes, aussi bien à l'arrière qu'à l'avant, de radiologues, de chirurgiens, ainsi que l'insuffisance du personnel infirmier, une des questions les plus cruciales[40]. Un certain nombre de ceux qui étaient considérés comme suffisamment qualifiés pour rejoindre l'Armée d'Orient essayaient de trouver des raisons pour ne pas s'y rendre.

La durée de séjour du corps médical en Orient était directement liée à sa volonté de rester : les membres du personnel soignant devaient faire une demande écrite pour quitter Salonique. Ils étaient souvent remplacés par de jeunes médecins qui n'avaient pas autant d'expérience qu'eux, voire même par des étudiants :

> Ne vous étonnez donc pas de voir à l'Armée d'Orient des étudiants à 12 ou 14 inscriptions qui remplissent, en dépit de leur profonde inexpérience, les importantes fonctions de médecin des hôpitaux, comme à l'hôpital 13, un des plus considérables de Salonique, où, sur 5 médecins traitants, il n'y a pas moins de 3 étudiants en médecine. À l'hôpital 6, c'est un médecin grec, absolument nul, qui est médecin-chef par intérim et c'est un hôpital d'officiers! Ce sont des étudiants à 2 inscriptions qui font fonction de médecins de bataillons dans l'infanterie ou de médecins de groupe dans l'artillerie[41].

Certains médecins présents en Grèce depuis longtemps (parfois trente mois en poste) se découvraient tout à coup une maladie, soit pour solliciter leur évacuation, soit pour obtenir une permission. Ils prétendaient vouloir rentrer provisoirement chez eux, mais ne revenaient finalement jamais[42].

36. *Ibid.*, p. XVI.
37. *Ibid.*, p. XVII.
38. SHD, GR 16 N 2904, Armée d'Orient. Quartier Général. Service de santé. Rapport mensuel du mois de septembre 1917, du Médecin Inspecteur Ruotte, Chef Supérieur du Service de santé de l'Armée d'Orient, 17/10/1917, p. II-III.
39. SHD, GR 9 NN 7/1388, Commission de l'Hygiène Publique. Rapport sur l'organisation et le fonctionnement du Service de santé à l'Armée d'Orient (Mission en Macédoine) présenté par M. G. Legros, député (Séances des 15 et 22 mai 1918), p. 44.
40. *Ibid.*, p. 50-59.
41. *Ibid.*, p. 45-46.
42. *Ibid.*, p. 45.

Mis à part la construction des hôpitaux et des services spéciaux encadrés par le personnel qualifié nécessaire, les Français durent aussi prendre une décision au sujet des camps de convalescence (**fig. 8**). Ils essayaient d'éviter de constituer des « dépôts d'éclopés ». Comme nous allons le voir en détail, les autorités françaises s'occupaient du tracé des lignes d'évacuation, tout en maintenant des limites fixes sur le nombre et les cas à évacuer d'après les instructions ministérielles. Les Français considéraient que les malades gravement atteints devaient être évacués sur la France. Le contraire signifiait une « ignorance absolue de la pathologie des pays chauds [...] et il est impossible d'espérer un retour complet à la santé sans un séjour en France[43] ». Ils pensaient que les hommes en convalescence de dysenterie ou du paludisme, par exemple, ne pouvaient se remettre qu'en quittant le climat de la Macédoine. Tout au long de la guerre, les évacuations constituèrent donc une solution efficace, mais elle n'était pas la seule.

Il n'y a donc rien d'étonnant, comme nous l'avons vu dans le troisième chapitre, à ce que le nombre des évacuations augmente graduellement durant l'été et l'automne 1916, période où la crise paludéenne se trouvait à son apogée. Comme il n'existait pas de camp de convalescents dédié aux paludéens, les autorités devaient identifier ceux qui étaient gravement touchés pour les envoyer en France, tandis que les autres devaient être soignés sur place pour ne pas perturber les effectifs dans les corps d'armée. En outre, pour la formation de camps de convalescence, il y avait, selon eux, des raisons matérielles aux difficultés d'installation : le manque de voies de communication pour transporter les malades, l'absence d'ombre et d'eau, d'accès et de ravitaillement, des obstacles à l'utilisation de mulets. Ainsi, si un très grand nombre d'hôpitaux étaient présents dans le nord jusqu'à fin juillet 1917, il n'y avait, en revanche, que cinq camps de convalescence[44].

Le 18 août 1917, un incendie ayant éclaté dans la ville haute se propagea très rapidement dans le centre et vers le quai, en raison de la sécheresse estivale et d'un violent vent du nord[45]. Jusqu'à son extinction, la nuit du lendemain[46], il avait détruit les deux tiers de l'ancienne enceinte de Salonique, soit une superficie d'un million de mètres carrés. Le fait que les officiers de l'Entente n'aient pas coupé l'approvisionnement en eau des camps et des hôpitaux militaires montre que l'incendie a été géré de manière superficielle. Neuf mille cinq cents résidences, quatre mille soixante-neuf magasins et de nombreux édifices publics et grandes entreprises furent détruits. Soixante-dix-neuf mille personnes sur un total d'à peu près deux cent soixante-dix mille, sans tenir compte du personnel militaire, se retrouvèrent sans abri[47]. Après avoir contribué, dans une certaine mesure, à la maîtrise de l'incendie, les autorités militaires alliées firent immédiatement d'importants efforts pour subvenir aux besoins des sinistrés, en participant activement à la distribution de vivres de toutes sortes. Les autorités françaises voulurent, par exemple, abriter les sinistrés en utilisant tous les locaux disponibles, en construisant des baraquements et en les installant soit dans les camps militaires, soit dans des camps spécialement créés à leur intention,

43. SHD, GR 16 N 2904, Armée d'Orient. Quartier Général. Service de santé. Rapport mensuel du mois de septembre 1917, du Médecin Inspecteur Ruotte, Chef Supérieur du Service de santé de l'Armée d'Orient, 17/10/1917, p. VI-VII.

44. SHD, GR 20 N 69, Commandement en Chef des Armées Alliées. Quartier Général. Direction du Service de santé. Rapport-Résumé sur le fonctionnement du Service de santé de l'Armée d'Orient, 30/7/1917, n. 9470, p. XVIII ; GR 16 N 2904, Armée d'Orient. Quartier Général. Service de santé. Rapport mensuel du mois de septembre 1917, du Médecin Inspecteur Ruotte, Chef Supérieur du Service de santé de l'Armée d'Orient, 17/10/1917, p. VI-IX.

45. Je voudrais remercier ici Eirini Anesti pour son aide sur la question de l'incendie de Salonique.

46. PAPASTATHIS 1978.

47. PAPASTATHIS, HEKIMOGLOY 2010, p. 13.

notamment par la Croix-Rouge et l'autorité militaire française[48]. Les Français éprouvés de Salonique reçurent des soins médicaux à l'hôpital militaire nº 12 et d'autres hôpitaux militaires furent mis à la disposition des ressortissants d'autres pays alliés[49]. L'incendie de Salonique, qui constitue un chapitre capital dans l'histoire de la ville, n'a pas provoqué de dommages à l'équipement et aux forces militaires des armées alliées ni à leurs installations, et les hôpitaux comme les autres services sanitaires restèrent intacts (**fig. 9**).

Quand Henri Fournial fut nommé chef de la direction du Service de santé de l'Armée d'Orient en février 1918, le centre de Salonique comptait, selon lui, environ 18 000 lits répartis sur 20 hôpitaux, dont deux avaient une destination spéciale : a) l'hôpital temporaire nº 2 (chirurgie et spécialité, cabinet de prothèse dentaire pour l'Armée d'Orient, avec des services d'ophtalmologie, d'oto-rhino-laryngologie et de neuropathologie) et b) l'hôpital temporaire nº 4 (maladies vénériennes et dermatologie). Ce dernier fut transporté à Samli pour que les malades soient plus facilement isolés. Fournial créa aussi un centre de prophylaxie antivénérienne, destiné notamment à ceux qui devaient recevoir les injections intraveineuses antisyphilitiques[50]. La réorganisation à laquelle il procéda dans le domaine hospitalier, selon le principe de la spécialisation, nous renseigne aussi sur les maladies qui continuaient d'être les plus fréquentes, d'après les chiffres des hôpitaux (**tabl. 19**).

Chirurgie	Hôpital nº 2 Hôpital nº 12 Hôpital Narischkine Hôpitaux nºs 16 et 17
Paludisme	Hôpital nº 7 (placé dans une région relativement saine, sans eaux stagnantes dans les environs)
Dysenteries	Hôpital nº 4 (placé au bord de la mer) Hôpital nº 5 (pour les cas suspects) Hôpital nº 3, dans un service totalement isolé, destiné aux malades des corps de troupe voisins.
Tuberculose	Hôpital nº 13
Maladies contagieuses	Hôpital nº 3
Spécialités médicales et chirurgicales	Hôpital nº 2 (ophtalmologie, oto-rhino-laryngologie, odontologie, neurologie, urologie, dermatologie)
Maladies vénériennes	Centre de prophylaxie antivénérienne (dirigé par un spécialiste et consultation externe bihebdomadaire)
Convalescence	Les hôpitaux de convalescents ont été créés avec comme critère principal le climat le plus favorable à leur état : soit le climat maritime (Petit-Karabournou) soit le climat d'altitude (Kozani, Naousa, Olympe)

Tableau 19. Réorganisation du centre hospitalier de Salonique, en fonction des maladies (février-octobre 1918). SHD, GR 9 NN 7/1388, Rapport du Médecin Inspecteur Fournial sur le fonctionnement du Service de santé (Année 1918), p. 6-7.

48. ADN, 48PO/A 291, Le Consul de France à Salonique à Robert de Billy, Ministre de France en Grèce, 8/09/1917, n. 33.

49. *Ibid.*

50. SHD, GR 9 NN 7/1388, Rapport du Médecin Inspecteur Fournial sur le fonctionnement du Service de santé (Année 1918), p. 6-7.

Parallèlement à la construction des hôpitaux en Macédoine, et après le départ de la majorité des Serbes pour Salonique, une mission anglaise composée de quatre officiers se rendit à Corfou en 1917 afin d'étudier l'emplacement d'une formation sanitaire dans l'île. Mais il n'était pas facile de trouver des endroits adéquats à l'hébergement du matériel nécessaire, ce qui donna lieu à de nombreuses discussions et à un échange de correspondance entre les autorités anglaises et les autorités locales[51]. Les endroits proposés pour établir l'hôpital et le camp de convalescence différaient, selon les facteurs pris en compte (climat, distance, hygiène). La possibilité de les installer à Corfou, dans les anciens camps serbes des régions de Moraitika et de Drymopolis, était toujours à l'étude. Il était aussi question du palais royal et de la villa Mon Repos ou d'un des bâtiments de la citadelle, comme l'ancien hôpital militaire grec[52]. Finalement, l'hôpital anglais fut installé dans des locaux de la citadelle, ce qui posa le problème de l'adduction d'eau[53]. Les divers bâtiments finalement mis à la disposition de la mission anglaise étaient : a) l'hôpital militaire grec et ses dépendances, b) l'amphithéâtre indépendant de l'hôpital, c) la prison militaire grecque à laquelle on avait ajouté un étage, d) la poudrière et e) un magasin[54].

Par ailleurs, comme cela arrive assez souvent en temps de guerre, la participation bénévole contribua de manière décisive à un meilleur traitement des malades[55]. En ce qui concerne la contribution française, notons, à titre indicatif, que les membres du Comité de Salonique de l'Union des femmes de France ont travaillé comme infirmières bénévoles à l'hôpital temporaire n° 5, avec l'autorisation spéciale du chef supérieur du Service de santé de l'Armée d'Orient (**fig. 10**). C'est pour cette raison qu'à la fin de la guerre, le médecin-chef de cet hôpital considérait que la France devait exprimer sa gratitude à toutes ces femmes pour leur participation efficace à son œuvre difficile :

> Je vous prie de vouloir bien exprimer à Madame la Présidente et aux Membres du Comité mes remerciements personnels et l'expression de la gratitude des malades de ma formation auprès desquels elles se sont si complètement et spontanément dévouées. Je crois de mon devoir de vous demander de faire accorder quelques récompenses à celles qui ont plus particulièrement payé de leur personne, et vous serais reconnaissant de bien vouloir transmette au Ministère de l'Intérieur, en lui donnant l'avis le plus favorable, le présent état de propositions pour la Médaille des Épidémies[56].

PARTIR POUR SE SOIGNER : LES LIGNES D'ÉVACUATION

L'évacuation des malades et des blessés, soit vers les hôpitaux de l'avant par ambulances et par voies de chemins de fer, soit vers la France par bateau, préoccupait beaucoup les responsables du Service de santé de l'Armée d'Orient[57]. Les règles concernant l'évacuation

51. SHD, GR 9 NN 7/1395, Gouvernement militaire de Corfou. Note de service notifiée à Monsieur le Capitaine Cdt. La Prévôté, Monsieur le Lieutenant Chef du Service de Génie, Quartier Général, 12/7/1917, n. 165 ; Le Général de Division Bauman, Gouverneur Militaire, à Monsieur le Colonel, Chef de la Mission anglaise à Corfou, 20/7/1917M n. 164.
52. SHD, GR 9 NN 7/1395, Le Général de division Baumann, Gouverneur Militaire à Monsieur le Colonel Ferguson, Chef de la Mission Militaire Anglaise à Corfou, 26/7/1917, n. 396.
53. SHD, GR 9 NN 7/1395, Gouvernement militaire de Corfou. Le Lieutenant Malot, Chef du Génie, à Monsieur l'Ingénieur des Eaux de la Ville de Corfou, Corfou, 31/7/1917.
54. SHD, GR 9 NN 7/1395, Le Général de division Baumann, Gouverneur Militaire à Monsieur le Colonel Ferguson, Chef de la Mission Militaire Anglaise, Drymopoli, 12/8/1917.
55. Autour de cette problématique sur le front d'Orient, voir à titre indicatif : Leneman 1994 ; Leneman 1998 ; Hansen 2011 ; Coroban 2012, p. 53-82 ; Foster 2013, p. 4-16 ; Wakefield, Moody 2011, p. 165-166.
56. ADN, 604/PO/B/97, Armée d'Orient. Place de Salonique. Le Médecin-Major de 1re Classe Vergne Médecin-Chef de l'Hôpital Temporaire n° 5 à Monsieur le Consul de France à Salonique, Salonique, 11/11/1918, n. 26/C.
57. Sardet 2014, p. 40-46.

des malades et blessés de l'Armée d'Orient et du corps expéditionnaire des Dardanelles furent fixées pour la première fois le 27 octobre 1915 (**carte 12**). Dans cette première instruction, Salonique avait été désignée comme base des formations sanitaires et des dépôts de convalescents pour l'Armée d'Orient et Moudros, sur l'île de Lemnos, pour le corps expéditionnaire des Dardanelles. Les soldats des armées alliées étaient évacués de Salonique sur Toulon, tandis que les blessés et malades du corps expéditionnaire devaient être évacués de Moudros sur Bizerte et répartis dans les formations sanitaires de Bizerte, Tunis et Bône. Les évacuations entre le cap Hellès à Gallipoli et Moudros, ainsi qu'au départ de Moudros, suivaient les instructions du général commandant le corps expéditionnaire des Dardanelles et du commandant de la base[58].

En juillet 1916, une nouvelle circulaire remplaça celle d'octobre 1915 sur les règles à suivre (**carte 13**). Les principes généraux de la nouvelle instruction continuaient à souligner que les évacuations sur la France et l'Algérie devaient être réduites au minimum. Les blessés et malades intransportables devaient être hospitalisés sur place, tandis que ceux qui étaient moins gravement atteints devaient être gardés dans les formations sanitaires et dépôts de la base de Salonique pendant presque six semaines tout au plus[59]. Les blessés et malades de l'armée française et du détachement russe étaient évacués de Salonique sur Toulon et hospitalisés dans la XVe région. Désormais, la présence de l'armée serbe modifiait la première instruction. Les blessés et malades de l'armée serbe étaient en principe hospitalisés sur place, dans des formations sanitaires spécialement désignées de la base de Salonique et dans les dépôts de convalescents créés en Chalcidique. En cas de nécessité absolue, ils étaient évacués vers Bizerte[60]. C'est à Bizerte que devaient aussi être acheminés, sous réserve des quarantaines légales, les convalescents de maladies contagieuses qui étaient rassemblés dans la base de Salonique avant de monter sur un bateau-hôpital ponctuellement affecté à ce service. L'ensemble des navires-hôpitaux choisis pour les évacuations se trouvaient sous les ordres du contre-amiral commandant la division navale des bases d'Orient[61] (**fig. 11**).

Plus précisément, selon la procédure à suivre, le général commandant l'Armée d'Orient, après s'être renseigné auprès du chef du Service de santé de la base, devait faire connaître à la commission du port le nombre de blessés à évacuer vers Toulon et Bizerte. Grâce aux moyens mis à sa disposition ou demandés au commandant de la division navale des bases d'Orient, la commission du port assurait le départ des blessés par les navires-hôpitaux. Le Service de santé de la base remettait les blessés au Service de santé de la Marine qui se chargeait d'assurer le service pendant le transport par la mer. Au départ du navire, la commission du port devait informer le ministre de la Marine, le ministre de la Guerre (État-Major de l'armée-4e Bureau et sous-secrétariat d'État du Service de santé), ainsi que le préfet maritime de Toulon et de Bizerte, et le directeur du Service de santé d'Afrique du Nord, de la date de départ du bateau et du nombre de blessés et malades évacués[62].

58. SHD, GR 20 N 69, État-Major de l'Armée-4e Bureau. État-Major Général de la Marine 2e Section. Sous-Secrétariat d'État du Service de santé de la Guerre. Direction du Service de santé de la Marine. Instruction pour les évacuations par mer des blessés et malades de l'Armée d'Orient et du Corps Expéditionnaire des Dardanelles, Paris, 27/10/1915, p. 1-4.

59. SHD, GR 20 N 69, État-Major de l'Armée-4e Bureau. État-Major Général de la Marine 2e Section. Sous-Secrétariat d'État du Service de santé de la Guerre. Direction du Service de santé de la Marine. Instruction pour les évacuations par mer des blessés et malades des Armées opérant en Orient (Armée Française, Armée Serbe, Détachement Russe). Paris, 25/7/1916, p. 1.

60. *Ibid.*, p. 1-2.

61. *Ibid.*, p. 2.

62. *Ibid.*, p. 3.

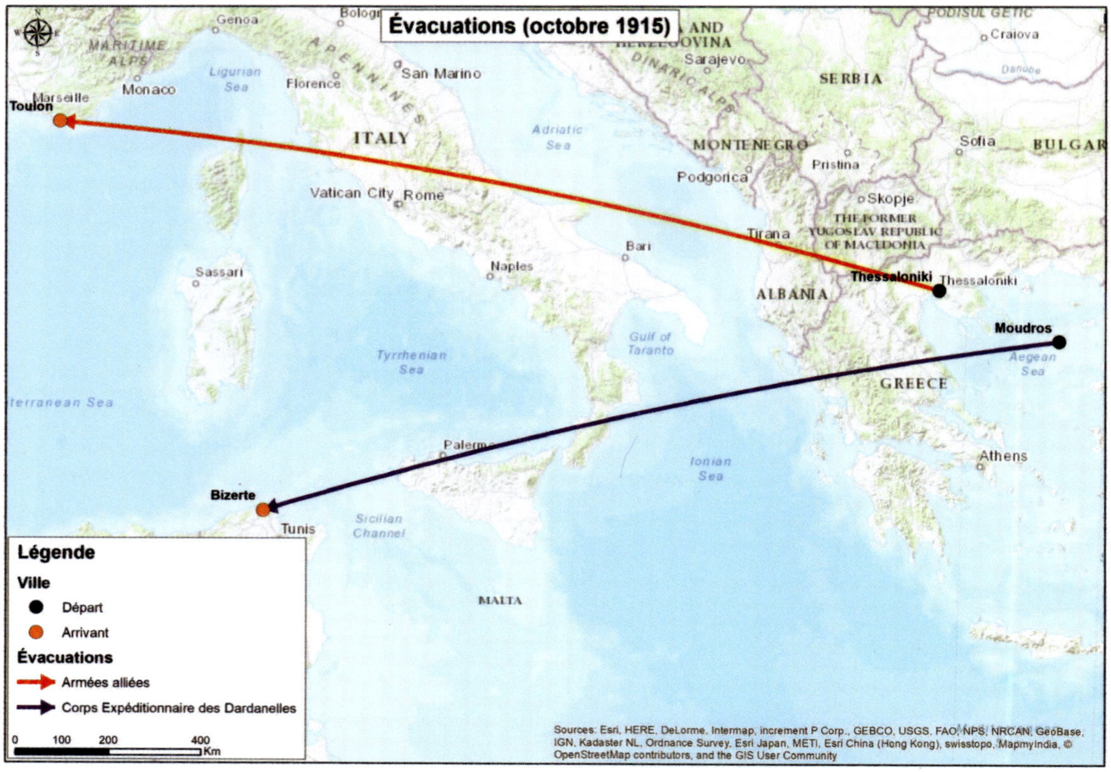

Carte 12. Évacuations (octobre 1915). Eleni Gadolou.

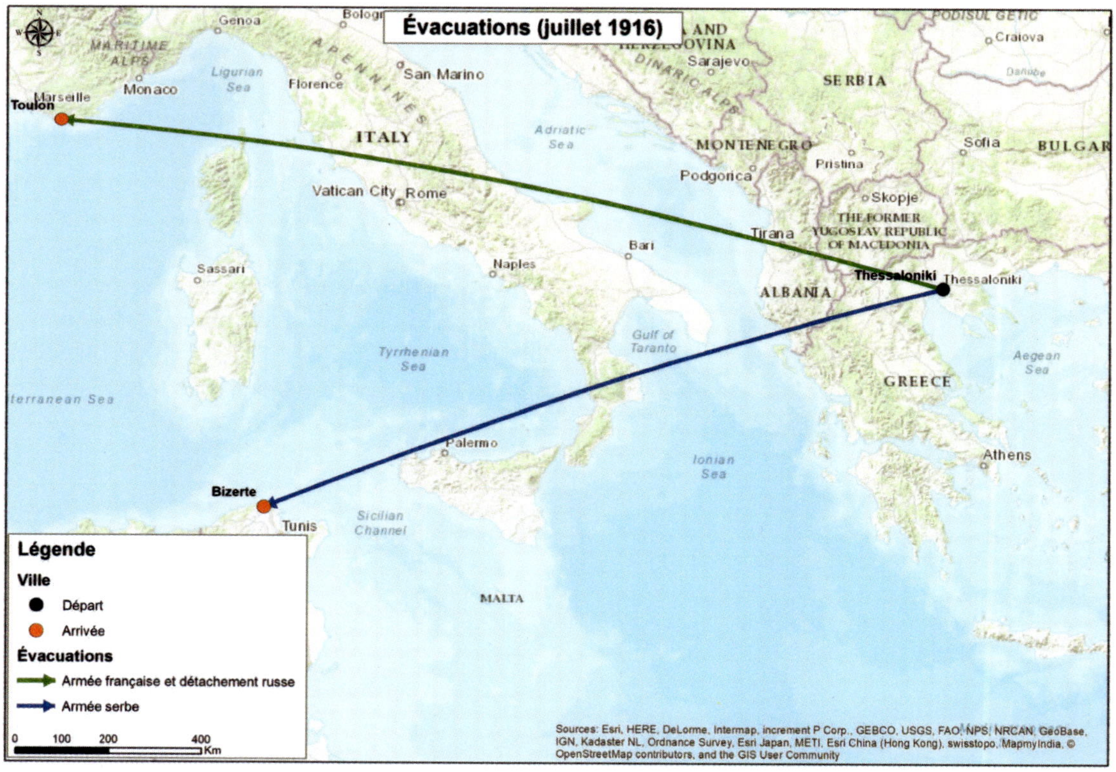

Carte 13. Évacuations (juillet 1916). Eleni Gadolou.

Dès l'arrivée des bateaux à Toulon, les fonctions de médecin-chef répartiteur étaient remplies par le médecin-chef du Service de santé de la Marine, auquel était adjoint un médecin de l'armée de terre. Le médecin-chef répartiteur était responsable de la répartition des personnes dans les différentes villes. À Bizerte, les blessés et malades provenant de l'armée serbe étaient soit hospitalisés dans la limite des disponibilités, soit dirigés par chemin de fer vers Tunis ou Bône. La répartition était faite par le médecin-chef du Service de santé de la Marine à Bizerte, en présence d'un médecin de l'armée de terre. Quant à Bône et à Tunis, les indications nécessaires leur étaient données par le directeur du Service de santé d'Afrique du Nord[63]. La prolongation du séjour en Orient ainsi que l'augmentation du nombre des blessés et, surtout, des malades imposaient de trouver de nouvelles solutions pour les évacuations (**tabl. 20**). En novembre 1916, les autorités françaises signalèrent l'insuffisance des évacuations par mer, en raison du manque de bateaux. Des hommes attendaient jusqu'à un mois leur départ vers la France, ce qui provoquait l'engorgement des formations sanitaires, toujours saturées[64].

Mois	**Vers Toulon**	**Vers Bizerte**	**Total**	**Observations**
1916				
Août	5 248	3 609	8 857	
Septembre	7 723	2 232	9 955	
Octobre	8 150	3 959	12 109	
Novembre	6 953	1 797	8 750	
Décembre	8 711	2 029	10 740	Le transport par bateaux-hôpitaux fut suspendu au début d'avril
1917				
Janvier	6 331	2 355	8 686	
Février	5 535	2 506	8 041	
Mars	5 113	2 183	7 296	
Avril	1 236	415	1 651	
Mai	3 906	707	4 613	
Totaux	58 906	21 792	80 698	

Tableau 20. Armée d'Orient. Évacuation des blessés et malades du 1er août 1916 au 31 mai 1917. SHD, GR 7 N 2059, Armée d'Orient. Évacuation des blessés et malades du 1er août 1916 au 31 mai 1917.

L'organisation de trains sanitaires était envisagée pour l'évacuation par l'Italie. Au début de l'été 1917, par exemple, une mission militaire française mena des recherches à Pise pour trouver une installation capable de recevoir les blessés légers ou éclopés de l'Armée d'Orient, lors de leur retour en France. Après une visite détaillée des locaux de la ville et malgré leur déception au vu des faibles ressources, les Français conclurent qu'on ne pouvait utiliser qu'une usine à Pise – ce qui nécessiterait quelques aménagements – ou un hôpital à Livourne[65]. Les évacuations par l'Italie étaient considérées comme indispensables pour réduire les lignes d'évacuation par la mer. En réalité, dès avril 1917, l'évacuation par Tarente était considérée

63. *Ibid.*, p. 4.

64. SHD, GR 20 N 69, Commandement en Chef des Armées alliées. Quartier Général. Direction du Service de santé. Rapport mensuel du mois de novembre 1916 du Médecin Inspecteur Ruotte, Chef Supérieur de Santé des Armées alliées, s.d, n. 8325 B.

65. SHD, GR 7 N 2059, Ministère de la Guerre. Commission Militaire Française Gîte d'Étapes de Livourne. Lt Colonel d'Artillerie de La Taille Commandant le Gîte d'Étapes de Livourne. Livourne, 1/7/1917, n. 942.

par Justin Godart comme « la seule solution pratique et rapide d'un problème qui ne saurait souffrir aucune temporisation[66] ». La création de cette ligne pour les malades et blessés légers de l'Armée d'Orient avait pour but « de diminuer les risques, en raccourcissant la voie maritime, le gouvernement allemand ayant déclaré ne pas reconnaître l'immunité aux bateaux hôpitaux ; de récupérer un certain nombre de navires-hôpitaux qui seraient rendus disponibles par suite de la diminution de leur durée de rotation ; d'augmenter, le cas échéant, les moyens d'évacuation[67] ».

Pour cette ligne d'évacuation, on décida la création : a) à Tarente, dans le sud de l'Italie, d'un hôpital d'évacuation de 3 000 lits, destiné à recevoir pendant quelques jours les malades débarqués des navires-hôpitaux et à assurer leur hospitalisation, b) à Fresso-Telesino (près de Cazerte) et à Livourne, d'hôpitaux de 4 000 lits pour un séjour de 24 heures et c) dans les gares de Foggia, Rome et Gênes, de trois infirmeries pour distribuer des repas chauds. Il est estimé que la capacité de cette ligne, disposant de 5 trains, pouvait atteindre 5 000 hommes par mois. L'adoption de ce projet devait également amener une diminution notable des risques de mer et « permettra de réaliser une économie considérable sur les dépenses de combustibles et le prix de revient des transports[68] ». Dans cette optique, la consommation de charbon était couverte par les économies réalisées sur les transports maritimes[69]. Durant l'été 1917, le projet de cette ligne d'évacuation Tarente-Vintimille fut soumis pour examen et avis à l'État-Major de l'armée et aux deux directions de l'Intendance et du Contrôle. Le ministre approuva finalement la création d'une ligne d'évacuation empruntant la voie italienne Tarente-Rome-Gênes-Vintimille[70] (**carte 14**).

Suite à l'ouverture de la voie Tarente-Vintimille, il fut aussi décidé de limiter la ligne d'évacuation maritime au trajet Itéa-Tarente qui pouvait s'accomplir en moins de vingt-quatre heures[71]. À partir du 1er septembre, l'idée était – et le général Sarrail se montra particulièrement intéressé – de mettre en marche un train sanitaire (400 places) chaque semaine, de Salonique à Itéa, via Bralo, ce qui correspondait à un départ hebdomadaire ou bimensuel de bateaux-hôpitaux d'Itéa pour Tarente[72]. Cependant, dès l'automne 1917, les Français commencèrent à se demander si les évacuations par Tarente, comprenant un trajet en chemin de fer vers la France, étaient pertinentes, parce que les malades et blessés devaient voyager assis. Il fallait donc « faire pour Tarente des chargements de bateaux-hôpitaux exclusivement composés

66. SHD, GR 7 N 2059, Ministère de la Guerre. Cabinet du Sous-Secrétaire d'État du Service de santé militaire. Le Sous-Secrétaire d'État du Service de santé militaire à l'État-Major de l'Armée-4e Bureau. Paris, 19/4/1917, n. 24250 C/7.

67. SHD, GR 7 N 2059, État-Major de l'Armée-4e Bureau. Section d'Orient. S/Secrétariat d'État du Service de santé. Rapport fait au Ministre le 3/5/1918. Analyse. Suspension de la mise en service de la ligne d'évacuation créée en Italie pour le rapatriement des malades et blessés légers de l'Armée d'Orient.

68. SHD, GR 7 N 2059, Ministère de la Guerre. Cabinet du Sous-Secrétaire d'État du Service de santé militaire. Section des Évacuations. A/S de la création d'une ligne d'évacuation empruntant la voie italienne Tarente-Rome-Gênes-Vintimille et destinée au rapatriement des malades et blessés légers de l'Armée d'Orient. Paris, 11/7/1917, n. 29379 C/7.

69. SHD, GR 7 N 2059, Ministère de la Guerre. Cabinet du Sous-Secrétaire d'État du Service de santé militaire. Note pour l'État-Major de l'Armée. 4e Bureau. Paris, 21/7/1917, n. 28009 C/7.

70. SHD, GR 7 N 2059, Ministère de la Guerre. Cabinet du Sous-Secrétaire d'État du Service de santé militaire. Ligne d'Évacuation de Tarente-Vintimille. Note pour l'État-Major de l'Armée-4e Bureau. Paris, 27/7/1917.

71. SHD, GR 7 N 2059, Ministère de la Guerre. Cabinet du Sous-Secrétaire d'État du Service de santé militaire. Le Sous-Secrétaire d'État du Service de santé militaire à Monsieur le Ministre de la Guerre. (État-Major-4e Bureau). Paris, 28/7/1917, n. 31001 C/7.

72. SHD, GR 7 N 2059, Télégramme Chiffré. Salonique, 10/8/1917, n. 2260 et 2261.

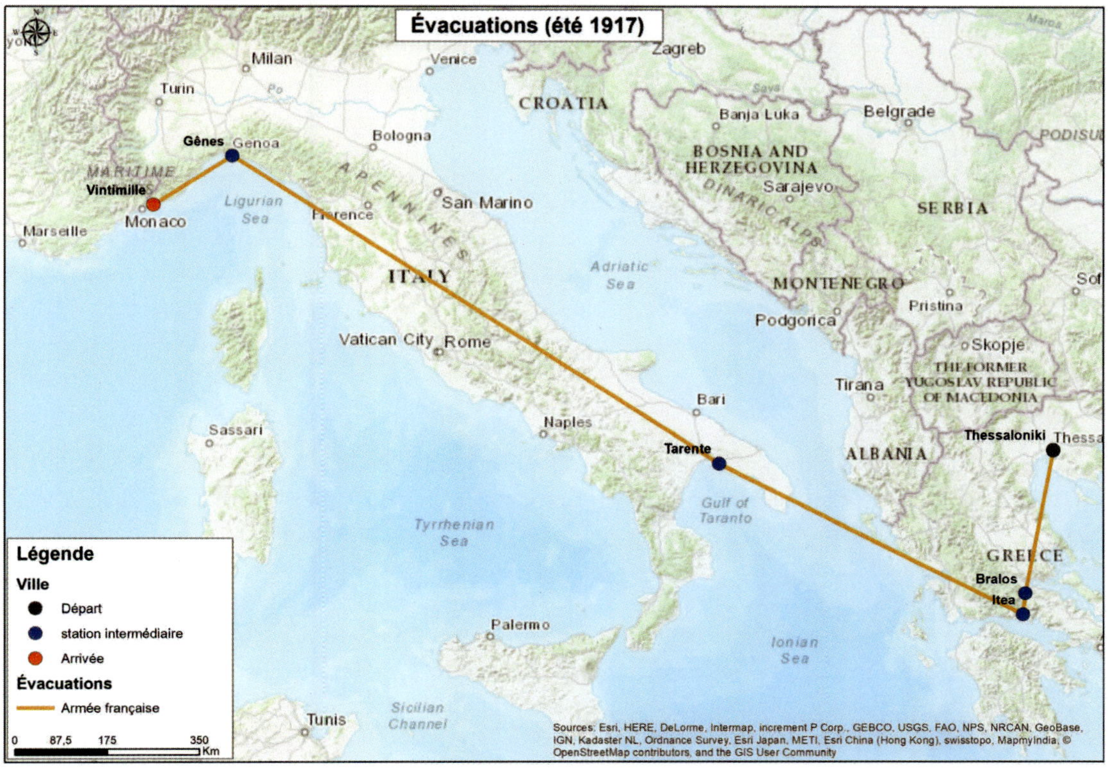

Carte 14. Évacuations (été 1917). Eleni Gadolou.

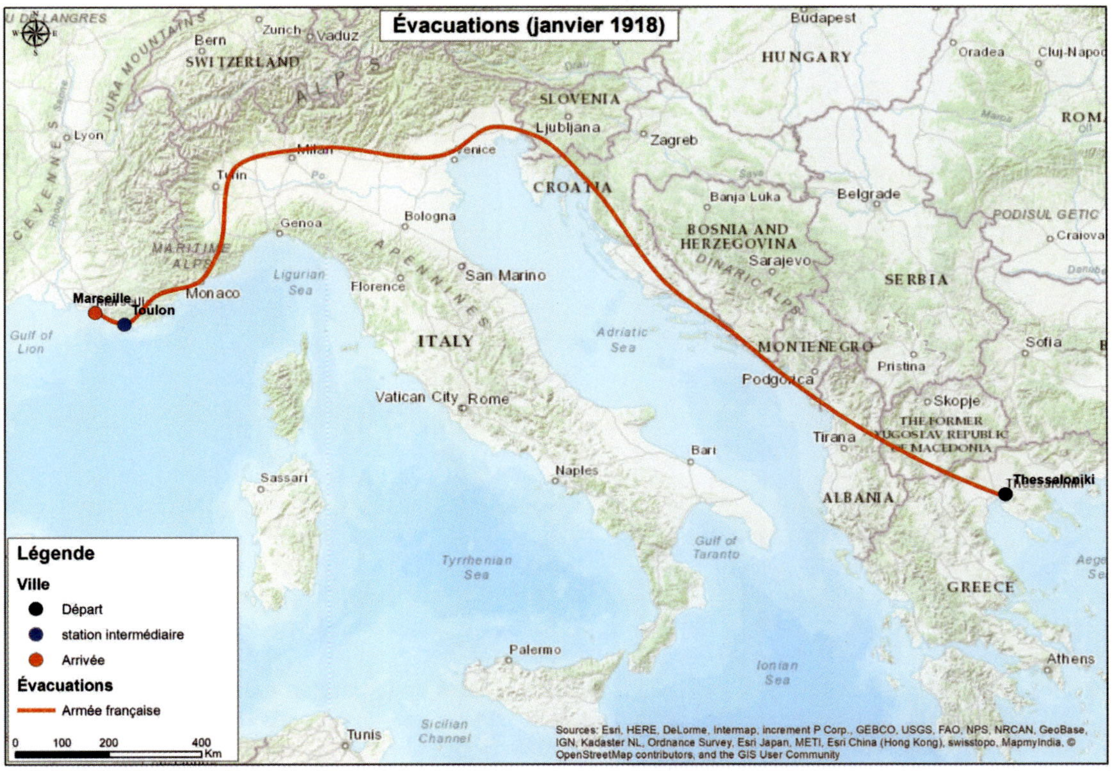

Carte 15. Évacuations (janvier 1918). Eleni Gadolou.

de ces hommes légèrement touchés ou suffisamment remis pour voyager ainsi[73] ». Justin Godart n'était finalement pas d'accord non plus avec le nombre de lits mis à disposition et estimait que la ligne de Tarente à Vintimille devait être maintenue, mais réduite[74].

En janvier 1918, les évacuations de l'Armée d'Orient continuaient à se faire par Toulon d'où des trains partaient pour Marseille, où les nombreux blessés et convalescents étaient temporairement alimentés et hospitalisés (**carte 15**). On pensa également à inaugurer la ligne Tarente-Vintimille-Cannes/La Bocca-Nice/Saint-Roch ; à Vintimille, il aurait existé, entre autres, une gare de répartition des évacués dans la XVe région ; à Cannes La Bocca, une infirmerie de gare et, à Nice Saint-Roch, un centre de désinfection et un garage de trains sanitaires[75]. Toutefois, comme en temps de guerre une situation peut se transformer d'un moment à l'autre, en mai 1918, les autorités centrales de France signalèrent que les raisons ayant motivé la création de la ligne d'évacuation Tarente-Rome-Gênes-Vintimille n'existaient plus.

Les causes de la suppression de cette ligne d'évacuation étaient multiples. Tout d'abord, l'immunité des bateaux-hôpitaux fut garantie par le gouvernement allemand, d'après la Convention de la Haye de 1904 qui concernait les bateaux-hôpitaux en temps de guerre. En outre, les évacuations décrurent au cours des quatre derniers mois. Cela signifie que le nombre des bateaux-hôpitaux en service, tant sur la ligne France-Salonique que sur celle de Bizerte-Salonique, suffisait à assurer l'évacuation des hommes qui devaient partir[76]. L'État-Major de l'armée, en accord avec le sous-secrétaire d'État du Service de santé, jugea alors inutile de maintenir en Italie, dans les différentes formations sanitaires, un personnel médical et un effectif important d'infirmières dont les armées du Nord-Est et de Macédoine avaient le plus pressant besoin. Ils proposèrent donc de réduire le personnel préposé à cette ligne et « d'affecter les installations de l'Hôpital d'Évacuation de Tarente au logement des troupes de passage, en y réservant les locaux nécessaires à l'établissement et au fonctionnement d'une infirmerie hôpital[77] ». Quant au matériel de ces formations sanitaires, ils proposèrent de le laisser sur place, sous la garde des militaires. Les évacuations de l'Armée d'Orient devaient ainsi se faire uniquement par voie maritime[78].

Vers la fin de la Grande Guerre, la question des évacuations continuait de préoccuper les autorités françaises. En août 1918, à titre indicatif, Charles Péchin, le directeur du Service de santé du 3e groupement de la division de l'infanterie signala les trop nombreuses évacuations qui se faisaient à ce moment-là à l'arrière, pour de multiples raisons. Il évoqua les fatigues imposées aux troupes par les opérations militaires et non par les maladies elles-mêmes. Pour lui, afin d'éviter les évacuations, la meilleure solution aurait été de donner aux hommes un repos d'une dizaine de jours et une bonne nourriture leur permettant de se remettre complètement. De plus, il n'hésitait pas à accuser les médecins de certaines unités de ne pas exercer correctement

73. SHD, GR 16 N 2904, Armée d'Orient. Quartier Général. Service de santé. Rapport mensuel du mois de septembre 1917, du Médecin Inspecteur Ruotte, Chef Supérieur du Service de santé de l'Armée d'Orient, 17/10/1917, p. XIII.

74. SHD, GR 7 N 2059, Ministère de la Guerre. Cabinet du Sous-Secrétaire d'État. Service de santé. Le Sous-Secrétariat d'État du Service de santé militaire à Monsieur le Ministre de la Guerre, État-Major de l'Armée. 4e Bureau-1re Section B, Paris, 4/10/1917, n. 35076 C/7.

75. SHD, GR 7 N 2059, État-Major de l'Armée-4e Bureau- 1re Section A. Organes de la ligne d'évacuation Tarente-Vintimille XVe Région du parcours français. Paris, 14/1/1918, n. 18.

76. SHD, GR 7 N 2059, État-Major de l'Armée-4e Bureau. Section d'Orient. S/Secrétariat d'État du Service de santé. Rapport fait au Ministre le 3/5/1918. Analyse. Suspension de la mise en service de la ligne d'évacuation créée en Italie pour le rapatriement des malades et blessés légers de l'Armée d'Orient.

77. *Ibid.*

78. *Ibid.*

leurs fonctions et de se débarrasser des hommes fatigués au lieu de les conserver quatre ou cinq jours à l'arrière, près du médecin-chef. Il accusait aussi le médecin-chef de l'ambulance de la colonne mobile 57 d'un « manque de fermeté ». Toujours selon Péchin, il ne distinguait pas ceux qui étaient vraiment malades et devaient être évacués des lignes des opérations sur Florina de ceux qui étaient simplement fatigués. Pour sa part, le médecin d'ambulance répondit qu'il suivait les ordres du directeur du Service de santé de l'Armée française d'Orient, consistant à évacuer ceux qui étaient peu malades et les blessés légers sur Florina. Cette histoire provoqua des tensions entre les deux parties, mais toutes deux étaient d'accord sur le manque de moyens pour une hospitalisation sur place ; la demande visait à « provoquer les mesures nécessaires pour enrayer toute exagération dans les évacuations[79] ».

Néanmoins, en raison d'importantes opérations menées dans la région de Dobro-Polie, qui aboutirent à l'armistice avec la Bulgarie, le nombre des blessés du front d'Orient s'accrut. Cela signifiait qu'il fallait évacuer les blessés de façon urgente. Dans ce cadre, durant les opérations, Fournial diffusa un livret d'instructions concernant les évacuations liées à l'offensive sur le front franco-serbe. En septembre 1918, le Service de santé devait atteindre deux buts « qui se concilient difficilement : évacuer le plus rapidement possible et le plus loin possible hors de portée de canon, tous les blessés (obligation d'ordre militaire). Donner le plus tôt possible des soins chirurgicaux aux blessés (obligation d'ordre humanitaire)[80] ».

Comme l'a souligné Vincent Viet, une réduction drastique de l'évacuation vers la métropole pour cause de maladie fut constatée en l'espace de trois années. Cette question était directement liée au développement de la capacité hospitalière sur place[81]. D'ailleurs, comme précisé plus haut, l'organisation hospitalière évoluait en permanence, en fonction des nécessités imposées tant par les maladies elles-mêmes que par les nouvelles conditions liées au déroulement de la guerre. Mais il faut aussi prendre en compte la volonté d'éviter que les nouvelles troupes arrivées de France soient confrontés au choc endémo-épidémique des plaines macédoniennes et provoquent en France une épidémie de paludisme par des rapatriements mal contrôlés[82]. En octobre 1917, Godart écrivit ainsi à Sarrail pour attirer son attention sur les dispositions qu'il fallait prendre afin d'éviter l'expansion du paludisme hors du front d'Orient. Il l'informa que six hommes ayant séjourné pendant dix-huit mois à Salonique attendaient leur rapatriement sans quininisation, dans des locaux non protégés contre les moustiques, et y avaient ainsi contracté le paludisme[83].

C'est pour cette raison précise que l'arrivée des paludéens d'Orient en France imposait le suivi systématique d'une procédure particulière : hospitalisation spéciale, puis surveillance médicale, puis traitement adapté pendant un mois à quarante-cinq jours au minimum[84]. On décida initialement de la création de centres spéciaux de traitement pour les paludéens, qui ne purent toutefois pas assurer le traitement immédiat nécessaire, les rechutes entraînant une nouvelle invalidité. C'est la raison pour laquelle quelques médecins préconisèrent

79. SHD, GR 20 N 623, Armée française d'Orient. 3e Groupement de D. I. Direction du Service de santé. Le Médecin-Principal de 2e Cl. Péchin, Directeur du Service de santé du 3e Groupement de D. I. à Monsieur le Général Commandant le 3e Groupement de Divisions, 15/8/1918, n. 2394/c.

80. SHD, GR 9 NN 7/1388, Armée d'Orient. Service de santé. Instructions concernant les évacuations, p. 5.

81. Viet 2015, p. 512.

82. Viet 2015, p. 513 ; Marceau 1918.

83. SHD, GR 20 N 127, Ministère de la Guerre. Le Sous-Secrétaire d'État du Service de santé Militaire à Monsieur le Chef Supérieur du Service de santé des Armées alliées -Salonique- s/c du Général Commandant les Armées Alliées à Salonique, Paris, 17/10/1917, n. 28096.

84. Viet 2015, p. 517-520.

leur regroupement dans des colonies agricoles, voisines des centres hospitaliers. Godart décida finalement de constituer des sections dédiées aux paludéens, afin qu'ils bénéficient, dans les dépôts comme sur le front, de la surveillance médicale et des soins prolongés reconnus comme nécessaires[85].

Comme on craignait beaucoup que le paludisme ne se propage en France – « il y avait donc là un danger réel pour notre pays. Danger qu'il fallait combattre[86] » –, une commission, dite commission du paludisme, fut créée le 27 mars 1917 pour décider des précautions à prendre contre la maladie. Sous la présidence du spécialiste Charles Louis Alphonse Laveran, la commission décida en juin 1917 de diviser la France en cinq districts antipaludiques : 1) le district Nord centre (gouvernement de Paris et son camp retranché, les 3e, 4e, 5e, 6e, 20e et 21e régions et toute la zone des armées du front occidental), 2) le district Est centre (les 7e, 8e et 13e régions, le gouvernement militaire de Lyon et le département du Rhône), 3) le district Ouest (les 9e, 10e et 11e régions), 4) le district Sud-Ouest (les 12e, 17e et 18e régions) et 5) le district Sud-Est (les 15e et 16e régions ainsi que la 14e moins le département du Rhône). Chaque district était lui-même divisé en un certain nombre de sous-districts. Dans chaque sous-district, les chefs du district nommaient un certain nombre d'adjoints au service antipaludique. Le rôle de tous les responsables était d'étudier le territoire de leur circonspection afin de dresser des cartes de distribution des anophèles dans leurs régions respectives. Ils étaient aussi chargés de surveiller les hôpitaux de paludéens et les laboratoires, de renseigner le ministre sur la valeur des emplacements des hôpitaux déjà construits ou de ceux qui étaient à l'état de projet, ainsi que de signaler toutes les régions du territoire qui présentaient un danger, suite à une grande accumulation de paludéens dans une région riche en anophèles[87].

Il s'agit donc de deux stratégies différentes de traitement des malades et des blessés. L'une concernait l'évacuation massive, justifiée par les facteurs climatologiques, dans le cas du paludisme par exemple (**fig. 12**). L'autre privilégiait la guérison sur place, dans les hôpitaux et les camps de convalescence, pour que la force des unités ne soit pas trop perturbée et pour que la population de la France métropolitaine ne soit pas menacée par les maladies contagieuses. Ce qui apparaît donc comme une contradiction peut s'expliquer en réalité par l'affaiblissement de la prévalence de l'une ou de l'autre stratégie. On aboutit ainsi finalement à un système mixte, ambigu, dans lequel prévalait tantôt un principe et tantôt l'autre. Il faut redire ici que, dès le début, les Français avaient évoqué les difficultés que présentait la construction de camps de convalescence. Il s'agissait, au contraire de la construction des hôpitaux, d'une procédure particulière qui exigeait des ressources spéciales et beaucoup plus d'espace. Fournial avait effectivement conscience de ce dilemme :

> La difficulté des communications et le danger des transports de troupes, les nécessités militaires m'ont imposé comme une tâche des plus urgentes la recherche des moyens les plus appropriés pour restreindre les évacuations et, en même temps, pour assurer aux convalescents retenus en Orient les conditions les plus favorables au rétablissement de leur santé dans un laps de temps aussi court que possible. Cette récupération a été faite sur l'ordre exprès du commandement qui avait attiré mon attention, dès mon arrivée, sur la nécessité de maintenir au taux le plus élevé les effectifs de l'Armée d'Orient[88].

85. Institut Pasteur de Paris, Fonds Emile Brumpt, BPT.DOC.77 ; Verdun 1918, p. 20.
86. Institut Pasteur de Paris, Fonds Emile Brumpt, BPT.DOC.77 ; Chatenoud 1918, p. 12.
87. Institut Pasteur de Paris, Fonds Emile Brumpt, BPT.DOC.77 ; Chatenoud 1918, p. 13-15.
88. SHD, GR 9 NN 7/1388, Rapport du Médecin Inspecteur Fournial sur le fonctionnement du Service de santé (Année 1918), p. 10.

L'ÉTAT GREC FACE AUX NOUVELLES DONNÉES

Incontestablement, l'État grec ne pouvait pas rester indifférent aux nouvelles données générées à la fois par la poursuite des conflits, la mobilité des corps d'armées et les vagues de réfugiés. D'ailleurs, comme nous l'avons vu à plusieurs reprises dans les chapitres précédents, la contribution des médecins civils venant de la Direction de l'hygiène du ministère de l'Intérieur était jugée obligatoire et inévitable ; ils furent envoyés dans plusieurs régions de Grèce afin d'affronter diverses maladies contagieuses. Il ne faut pas oublier non plus que le docteur Kopanaris collaborait étroitement avec les autorités françaises, en tant que membre de la Commission internationale d'hygiène. Mais, au fil du temps, la nécessité de systématiser l'assistance sanitaire et les soins se fit impérieuse.

Dès la fin des Guerres Balkaniques, une « Commission centrale pour soigner et installer les Grecs en Macédoine » (Κεντρική Επιτροπή προς περίθαλψιν και εγκατάστασιν των εν Μακεδονία εποίκων ομογενών) avait été fondée en 1914 à Salonique avec le soutien de donations privées[89]. Elle fonctionna jusqu'en octobre 1916, quand le gouvernement provisoire de Salonique tenta d'organiser des soins prodigués par l'État, avec la « Direction supérieure de l'assistance » (Ανωτάτη Διεύθυνσις Περιθάλψεως). Son but principal était de venir en aide aux réfugiés qui « étaient dans les limites de l'État de Salonique[90] ». Elle était aussi responsable des soins aux hommes mobilisés, des établissements de bienfaisance et des fondations philanthropiques, ainsi que de l'enrôlement des bénévoles.

Mais ses responsabilités étaient limitées. L'assistance ne couvrait pas les mesures sanitaires, mais uniquement l'aide à l'hébergement et à l'alimentation des populations contraintes de quitter leurs terres natales en raison des conflits. En revanche, au tout début, l'assistance sanitaire des réfugiés incombait à la Direction de l'hygiène publique du ministère de l'Intérieur à Athènes[91]. Après les événements de novembre 1916 et le blocus qui fut imposé à la « Vieille Grèce », la situation à Athènes était très mauvaise dans le domaine de la santé publique et Savas, président du Conseil médical, et son secrétaire Vasileios Patrikios écrivirent au ministre de l'Intérieur pour lui signaler le manque d'outils chirurgicaux et de médicaments, en particulier de quinine, dont ils souffraient. Ils craignaient « des malheurs irrémédiables » et la mauvaise alimentation était considérée comme dangereuse et propice à la manifestation des épidémies[92].

Quand la Grèce entra officiellement dans la Grande Guerre et que le schisme national fut aboli, formellement du moins, la loi 748 du 19 août 1917 fonda à Athènes le « ministère de l'Assistance » (Υπουργείο Περιθάλψεως), dont le premier ministre fut Spyridon Simos. Il continua en réalité l'œuvre de la « Direction supérieure de l'assistance » de Salonique, essayant de regrouper tous les services dispersés[93]. En dehors des réfugiés, le ministère était responsable des familles de réservistes et du fonctionnement des institutions caritatives et des associations philanthropiques. En juillet 1917, un décret royal définissait en détail les catégories de personnes pouvant bénéficier de l'assistance, le mode et les moyens de prestation : financière, médicale et sanitaire, allocations spéciales des malades, des instituteurs, des prêtres, des étudiants[94].

89. Ailianos 1921, p. 68 ; Katsapis 2011, p. 130.

90. Ministère de l'Assistance 1920, p. 8.

91. Ailianos 1921, p. 70-71 ; Ministère de l'Assistance 1920, p. 8-11.

92. SADH, 1917, Δ/128, Question d'hygiène-Désinfection-Épidémies [Υγειονομικά-Καθάρσεις-Επιδημίαι], Royaume de Grèce, Conseil médical royal, Athènes, 23/3/1917, n. 17850.

93. Dardavesis 2008, p. 50-61.

94. Ministère de l'Assistance 1920, p. 12-14, 32-42 ; Katsapis 2011, p. 131-132.

L'œuvre du ministère, en ce qui concernait les réfugiés, s'était concentrée sur quatre axes principaux : les soins sanitaires, l'hébergement, les soupes populaires et l'obtention d'un emploi[95]. Il créa des hôpitaux de réfugiés dans diverses régions de Grèce : Salonique, Lesbos, Chios, Égine. En raison d'un afflux continu de réfugiés, le ministère ouvrit son propre service sanitaire, dans lequel médecins, pharmaciens et sages-femmes, dont la majorité étaient eux-mêmes réfugiés, s'occupaient des campements. Des centres sanitaires spéciaux et des « pharmacies populaires » furent créés pour assurer une meilleure prestation de l'assistance sanitaire aux réfugiés, et le ministère fonda ou réquisitionna d'anciens hôpitaux[96]. Les services locaux envoyèrent au service central des rapports sur le travail accompli, décrivant en détail la façon dont les décrets du ministère étaient appliqués ainsi que les difficultés qu'ils avaient probablement rencontrées. Ces dernières n'étaient pas les mêmes partout, mais dépendaient des conditions propres à chaque région. Les services de Spetsai et de Lesbos signalèrent, par exemple, les efforts déployés pour traiter les cas de paludisme et de typhus exanthématique :

> Il faut souligner que quelques campements sont par nature pathogènes, jusqu'à Perama, ceux du Cabo de Loutra, d'Ippeiou Keramion, de Kallonis et des environs de Polychnitou. Dans ces campements [...], nous avons tenté de nombreuses fois de disperser les populations pour les préserver du paludisme, mais nous n'avons pas réussi, car les réfugiés trouvaient là-bas un travail correctement rémunéré. Cette année, en raison des pluies, le paludisme fut encore plus virulent qu'à d'autres périodes ; dans la ville, on a même eu un cas, ce qui était rare par le passé[97].

Outre les réfugiés, le ministère était également chargé de la protection des victimes des guerres (Guerres Balkaniques, Grande Guerre) et de leurs familles. La commission qui lui préexistait, créée en janvier 1914 et fonctionnant en tant que personne morale de droit public, fut incorporée au nouveau ministère avec le statut de « conseil » et une section à part, intitulée « Victimes de Guerre », fut créée. La commission avait, sous ce nouveau régime, deux missions : la prévoyance d'une part et l'assurance sanitaire de l'autre. Elle envoyait les malades dans les hôpitaux adéquats, selon les besoins propres à chaque cas, ainsi que dans les hôpitaux spéciaux (hôpital Sotiria et Dromokaitio à Athènes, asile d'aliénés d'Ermoúpolis à Syros), payant aussi les frais nécessaires. L'hôpital Sainte-Hélène à Athènes était dédié aux patients qui relevaient des compétences de la commission[98]. Cependant, malgré le soulagement qu'elle procura à un grand nombre de personnes, celle-ci ne semble pas avoir pu prendre en charge la totalité des malades[99].

La création du ministère de l'Assistance ne se fit pas sans difficultés. Le ministère de l'Intérieur réagit fortement et se battit contre le détachement de ses services sanitaires et leur incorporation au nouveau ministère[100]. Nous verrons plus précisément dans le sixième chapitre comment ces réactions et évolutions contribuèrent à faire émerger l'idée de la création d'un « ministère de la Santé et de la Prévoyance sociale » (Υπουργείο Υγείας και Κοινωνικής Προνοίας), après la fin de la Grande Guerre et peu de temps seulement avant la défaite de l'armée grecque en Asie Mineure.

La réponse de l'État grec ne fut pas systématique et productive. Son œuvre fut limitée par rapport à la réponse et à l'action de l'Armée d'Orient face à la crise sanitaire de cette période. Les

95. Ministère de l'Assistance 1920, p. 56-78.
96. Ailianos 1921, p. 71-73, 152-159.
97. Ministère de l'Assistance 1920, p. 183-184.
98. Makkas 1919, p. 2-9.
99. Makkas 1919, p. 19.
100. Macridès 1933, p. 29.

raisons en sont variées. Tout d'abord, il n'a pas totalement résolu le problème de la dispersion des services sanitaires. Rappelons que la Direction de l'hygiène du ministère de l'Intérieur continua à fonctionner normalement jusqu'en 1921. De plus, l'État grec n'avait pas à gérer que le front de la guerre et les problèmes de santé qui se développaient à l'arrière. Il lui fallait aussi faire face aux nombreuses vagues de réfugiés et aux nouvelles questions qu'elles faisaient émerger. Le ministère de l'Assistance avait donc au moins trois grandes responsabilités : a) l'assistance aux réfugiés grecs (ομογενείς), b) le soutien financier, mais pas seulement, aux familles des hommes mobilisés, c) la surveillance des institutions caritatives et des associations philanthropiques. Il ne pouvait par conséquent pas se concentrer exclusivement sur les questions sanitaires, même si elles ne concernaient que les réfugiés.

CHAPITRE V

ADIEU À TOUT CELA : HISTOIRES ET TÉMOIGNAGES SANITAIRES DU FRONT D'ORIENT

Ce n'est rien donner aux hommes que de ne pas se donner soi-même [...]
Sûrement ce doit être une tâche plus aisée de rester assis dans un fauteuil
à écrire des histoires sensationnelles que de peiner dans la vie à en réunir les éléments,
de décrire les maladies et la mort que de lutter contre elles,
de forger des intrigues sinistres que d'être renversé par elles sans préavis.
Mais pourquoi ces professionnels ne recueillent-ils pas leurs éléments eux-mêmes ?
Axel Munthe, *Le livre de San Michele*, 1934, p. 1, 9

ÉCRIRE SUR LA GUERRE ET LES MALADIES

Si la Seconde Guerre mondiale est considérée comme cinématographique, la Première Guerre mondiale fut littéraire. Les exemples de romans, de témoignages et d'autobiographies sont nombreux et emblématiques, depuis *Le Feu* d'Henri Barbusse[1], les *Orages d'acier* d'Ernst Jünger[2] et *Les Sept Piliers de la sagesse* de T. E. Lawrence[3], jusqu'à l'*Adieu à tout cela* de Robert Graves[4], *À l'ouest, rien de nouveau* de Erich Maria Remarque[5] et *L'Adieu aux armes* d'Ernest Hemingway[6]. La grande majorité de ces livres concerne le front de l'Est et le front de l'Ouest.

Un nombre assez important de livres et de journaux intimes du front d'Orient ont cependant été publiés, surtout dans les années 1920 et 1930, mais aussi 1960. La majeure partie de ces textes a été écrite, comme nous l'avons dit dans l'introduction, par les protagonistes eux-mêmes, soucieux de rappeler à leurs contemporains les opérations menées de l'autre côté du

1. Barbusse 1916.
2. Jünger 1930.
3. Lawrence 1936.
4. Graves 1965.
5. Remarque 1932.
6. Hemingway 1938.

continent européen[7]. Certains décrivent leurs propres expériences du front, l'évolution de la guerre et la vie dans les Balkans[8]. D'autres mettent l'accent tant sur l'œuvre et la personnalité des commandants des armées alliées que sur les événements politiques et diplomatiques de l'époque[9]. En revanche, pour les romans français[10], Lucile Arnoux-Farnoux a signalé que « les œuvres suscitées par la campagne de Salonique sont certes moins nombreuses que celles inspirées par le front occidental, mais sont surtout moins connues, en raison du préjugé défavorable qui a longtemps pesé sur les opérations militaires qui s'y déroulaient[11] ».

Quant aux romans grecs de cette période, ils sont encore moins nombreux[12]. Sur cette question, L. Arnoux-Farnoux constate :

> Contrastant fortement avec la veine satirique, le roman des tranchées décrit la périlleuse et pénible existence du soldat, toutes nationalités confondues, sur le Front de Macédoine. Fatigue, froid, saleté, mauvaise nourriture et effroi de la mort sont son lot quotidien, et le sort des poilus du Front d'Orient ne se distingue en rien, au fond des tranchées, de celui de leurs frères restés en France, si ce n'est que s'ajoutent, aux obus, aux poux et à la boue, le paludisme et la dysenterie qui font des ravages[13].

Ce chapitre sera nourri des expériences relatives à la santé, et aux maladies plus précisément, à travers le témoignage de ceux qui les ont vécues. Il s'agit de donner la parole à ces acteurs et voir *d'en bas*, à travers des récits, des rapports, des lettres envoyées à leurs familles, quelques aspects de la manière dont ils ont fait face à l'ennemi mortel que représentaient les maladies, cette grande particularité du front macédonien.

Il ne faut toutefois pas oublier que ces récits appartiennent à une période de guerre, même si, sur ce front, comme nous l'avons évoqué dans les chapitres précédents, le nombre des malades fut beaucoup plus élevé que celui des blessés. Le livre-journal intime à caractère autobiographique de l'infirmier Pierre La Mazière se penche, par exemple, sur le fonctionnement de l'hôpital chirurgical flottant et relate le traitement urgent des blessures à une époque où la situation était encore très précaire[14]. Précisant à chaque fois le jour et la date de ses notes, l'auteur décrit de manière narrative l'itinéraire de cet hôpital de France aux Dardanelles, à Moudros, au Pirée, à Athènes et à Salonique. Il parle aussi bien de ses impressions de voyage et des nouveaux lieux découverts que des difficultés rencontrées, comme l'approvisionnement en charbon, le rangement du matériel chirurgical, le déroulement de plusieurs opérations dans des conditions difficiles après la défaite de l'expédition et leur échec, malgré tous les efforts déployés. Au début de novembre 1915, l'hôpital flottant s'installe définitivement à Salonique et recommence à traiter les blessés y arrivant. En mars 1916, l'hôpital rentre en France et La Mazière, ayant vécu six mois sur un bateau, rejoint le camp de Zeitenlik.

> Mardi 16 novembre. – On nous a amené ce soir un blessé de la classe 1894, un nommé V..., qui avait reçu une balle dans la colonne vertébrale, un peu au-dessous de la nuque. Il était en pleine

7. Fassy 2003, p. 7. Plus généralement, sur la problématique des souvenirs, publiés ou inédits, provenant de personnes ayant fait partie du corps de l'Armée d'Orient, voir Saint-Ramond Roussanne 2000, p. 20-58.
8. Voir à titre indicatif : Canudo 1917 ; Deygas 1932 ; Oudanc 1916 ; Abadie 1924 ; Cordier 1936 ; David 1927 ; Lacoste 1923 ; Dufour de La Thuillerie 1922.
9. Voir à titre indicatif : Carcopino, 1970 ; Coblentz 1930 ; Bujac 1926 ; Cordonnier 1930 ; Azan 1949 ; Baïras 1922 ; Regnault 1919 ; Recouly 1918.
10. Voir à titre indicatif : Altam 1918 ; Burnet 1921 ; Frapié 1931 ; Frappa 1917 ; Gaillard 1944 ; Rodocanachi 1929 ; Vercel 1934 ; Vercel 1936.
11. Arnoux-Farnoux 2018, p. 1.
12. Lagoudakis 1922 ; Myrivilis 2016.
13. Arnoux-Farnoux 2018, p. 15.
14. La Mazière 1919.

connaissance, parlait fort bien, voyait très distinctement, mais était paralysé à partir des épaules, et ne pouvait remuer ni bras, ni jambes, car il avait la moelle épinière sectionnée. On dut lui faire une cystostomie. Et j'assistai à ce spectacle d'une opération pratiquée sur un homme qu'on n'endormit point, qui ne cessa de parler, et qui était insensible au point que pas un muscle de son visage grave et réfléchi ne tressaillit [...] Mercredi 9 février. – Le service de santé, à l'état embryonnaire lorsque nous sommes arrivés ici, se développe chaque jour. Des hôpitaux s'élèvent de terre en assez grand nombre. Un important personnel sanitaire est déjà débarqué. D'autres majors, d'autres infirmiers sont attendus. L'ambulance chirurgicale flottante du corps expéditionnaire d'Orient ne répond plus à un besoin impérieux [...] Vendredi 3 mars. – Les derniers blessés de la retraite d'Albanie opérés, pansés, guéris, sont retournés en France. Notre salle d'opération où, nuit et jour, l'activité fut si intense, chôme complètement depuis plus d'une semaine. Les formations sanitaires de Salonique se multiplient et s'organisent. Sans doute seront-elles en mesure de fonctionner quand l'offensive se déclenchera[15].

Pour sa part, Roger Pernot, qui a travaillé dans une ambulance alpine dans le Nord, était habitué à la vision des blessés. Dans son carnet de route, il se réfère assez souvent au transport des blessés depuis les fronts, sans beaucoup d'exaltations sentimentales. De même, il fait preuve de détachement quand il évoque son évacuation provisoire dans une ambulance coloniale en raison d'une fièvre. Parfois, cependant, la situation de la guerre est telle qu'il ne peut rester impassible, ni cacher sa douleur face à cette réalité.

Des blessés et des blessés. Je n'en ai plus qu'un, qui est bien tranquille, le malheureux, avec ses trois balles de mitrailleuse qui lui ont haché le foie. J'en ai eu un qui a hurlé toute la nuit dernière, avec sa cuisse cassée en trois endroits. C'est un petit margis de l'artillerie de montagne. Il souffrait terriblement. Si seulement j'avais eu de la morphine ! Je ne l'aurais pas laissé souffrir. Enfin, j'ai été content quand on est venu le chercher (30 mai 1918)[16].

Roger Vercel, dans son roman *Léna*, donne lui aussi une image réaliste de la blessure au combat. Son protagoniste, le lieutenant de Queslain, était attaché à l'Armée d'Orient et fut blessé, capturé, soigné par la doctoresse Léna Apostolova, avant d'être évacué avec un convoi de partisans, à travers les montagnes. Il fut blessé lors des dernières batailles de septembre 1918 qui menèrent la Bulgarie à l'armistice. Il décrit :

Puisque vous avez fait les attaques de septembre, vous savez que les Bulgares les attendaient, sans pouvoir deviner d'où elles partiraient [...] Je m'attendais à leur visite, car j'étais en pointe à la cote 1203, avec ma compagnie, mais j'espérais pouvoir tenir le coup. Malheureusement, les Buls avaient trop bien fait les choses : deux bataillons entiers qui ont réussi à nous couper des lignes, au bout d'une heure d'assauts menés d'ailleurs avec un cran admirable [...] D'abord, un choc terrible qui écrasa mon casque. Une seule pensée : rester debout, ne pas plier, ne pas faire l'accordéon avec les genoux, les reins... Puis aussitôt, un second coup à la base du crâne, décisif, celui-là : la sensation que la tête s'arrache dans une gerbe de feu, une douleur fulgurante, un affreux son de cloche, une tache d'encre, qui s'étend, qui remplit le cerveau, puis un trou de trois jours, je l'ai su plus tard[17].

De son côté, l'écrivain et journaliste Stratis Myrivilis restitue de manière romanesque ses expériences militaires (1912-1922) dans ses diverses œuvres, comme *Le Livre rouge*[18] et *La Vie dans la tombe*. Ce dernier est considéré comme un livre pionnier dans les lettres grecques, tant pour son style moderniste que pour son contenu pacifiste. Dans le journal de son protagoniste,

15. La Mazière 1919, p. 147, 235-236, 255.

16. Pernot 1936, p. 109.

17. Vercel 1936, p. 39-40.

18. Voir plus précisément la nouvelle : Myrivilis 1953.

Antonis Costoulas, trouvé dans son paquetage après sa mort, l'auteur raconte en réalité sa propre histoire, vécue dans les tranchées du front de Macédoine[19]. Myrivilis décrit avec force quelques scènes vécues par les blessés.

> C'était un hôpital italien ; sur la rive, assis, en une longue rangée, trente-deux jeunes soldats [...] L'un d'entre eux frotta une allumette et la tint avec distraction jusqu'à ce qu'elle soit consumée et lui brûle les doigts. Il la jeta, surpris, dans l'eau et, vivement, s'humecta les doigts de salive. Par moments, leurs lèvres remuaient sans que leurs paroles parvinssent jusqu'à nous. Il y en avait même qui souriaient doucement. C'étaient tous de beaux enfants de l'Italie, bruns, aux cheveux tout noirs, à la bouche enfantine. Et ils étaient tous devenus aveugles sous l'effet des gaz lacrymogènes [...] Je me suis tourné, interrogeant les infirmiers du regard. Et sa jambe donc ? Cela lui était indifférent ! Ils m'ont fait signe de ne rien dire. Je compris. Le malheureux ne s'était pas rendu compte qu'il lui manquait l'une de ses jambes, qu'elle était détachée de son corps, comme une branche de son arbre. Il ne savait pas qu'il n'était plus qu'un tronc mutilé. Je me suis tourné avec horreur vers le membre coupé. La jambe était jetée là-bas près du petit couloir de l'entrée. La partie sectionnée, encore appuyée sur le grand registre de l'ordinaire, qui était ouvert, laissait suinter de ses veines vidées ses dernières gouttes de sang sur les pages blanches. J'ai regardé cette pauvre jambe, déjà morte, emmaillotée dans ses bandes molletières bleues, portant son gros soulier lacé d'un fil de cuivre pris au téléphone. Elle gisait comme un cadavre séparé. Un enfant égorgé[20].

Le héros de Myrivilis, Costoulas, met encore en lumière une autre réalité de la guerre, probablement plus dure. Un certain nombre d'hommes, essayant d'éviter les tranchées et leur avenir inconnu, préféraient tomber malades. Et quelquefois même, inventer des maladies.

> Un étrange scandale a éclaté dans la compagnie et dans tout le régiment, et depuis hier il fait les frais de toutes les conversations. On a découvert que mon ami Dimitratos fabriquait dans notre tranchée des malades et des infirmes [...] Il avait cueilli dans un autre secteur une herbe qu'il lui suffisait de frotter entre les doigts et les articulations pour y faire venir des petits boutons identiques à ceux de la gale. Les poilus qu'on évacuait ainsi vers l'hôpital comme galeux avaient fait une provision suffisante d'herbe à gale. Et donc dès que leur corps commençait à être débarrassé des petits boutons, ils le frottaient de nouveau et le traitement recommençait loin du canon [...] Il y avait une sorte de cigarettes au souffre qui provoquaient une toux persistante et sifflante. Un bon fumeur pouvait avec cela devenir bel et bien poitrinaire, mais il pouvait aussi obtenir une permission de détente [...] Les poilus l'appelaient « l'artiste en tous genres » et personne ne le trahissait [...] Je sauvais de l'enfer des tranchées quelques pauvres bougres et j'envoyais à ma femme et à mes enfants des petites sommes assez régulièrement pour qu'ils ne meurent pas de faim. Voilà, c'est ça mon « travail »[21].

TÉMOIGNAGES DE SPÉCIALISTES

L'organisation du Service de santé de l'Armée d'Orient se conformait généralement aux ordres donnés par Paris, ce qui ne signifiait pas pour autant que tous les responsables, militaires et civils, étaient toujours d'accord et qu'ils obéissaient sans opposer de résistance. Les réactions et dissentiments ne manquaient pas. D'ailleurs, comme nous l'avons déjà dit à propos du paludisme, Sarrail n'accepta pas immédiatement l'idée de faire venir une mission antipaludique en Macédoine, pas plus qu'il n'approuva la recommandation des médecins de faire évacuer par ses hommes les régions impaludées. Un autre aspect des divergences entre Sarrail et les autorités civiles françaises transparaît également dans le rapport supplémentaire du député Joseph

19. Arnoux-Farnoux 2018, p. 4 ; Boudouris 1983.
20. Myrivilis 2016, p. 71, 313.
21. Myrivilis 2016, p. 347-348.

Lagrosillière sur l'état sanitaire de l'Armée d'Orient présenté à la Commission des Affaires extérieures des pays de protectorat et des colonies, le 15 juin 1917. Le député commence son nouveau rapport :

> À la date du 30 mars dernier, j'ai eu l'honneur de soumettre à la Commission un premier rapport sur le Service de santé des A. A. en Macédoine. Vous vous rappelez assurément en quels termes bienveillants, élogieux, pour le Commandant en chef et ces armées [...] Il analysait [...] le plus complaisamment, les difficultés de toutes sortes que, dans ce domaine, comme dans tous les autres, le Général Sarrail et ses subordonnés de tous grades et de tous rangs avaient eu à surmonter. Il montrait, dans le même esprit, les améliorations à apporter à la situation présente ; et il précisait les mesures que, d'urgence, il fallait prendre afin d'atténuer cette année, pour nos troupes, dans la mesure des possibilités humaines, les terribles effets de l'épidémie de paludisme qui, périodiquement, de juin à octobre sévit en Macédoine [...] Je dois dire à mes Collègues qu'à ma grande stupéfaction, M. le Général Sarrail et M. le Médecin-Inspecteur Ruotte ont tenu à revendiquer hautement les responsabilités dont j'avais cru pouvoir, en toute bonne foi, les affranchir ; et que le premier, surtout, a voulu nous montrer à tous que les vices du fonctionnement du Service de santé, en Macédoine, et l'insuffisance de l'organisation de la lutte contre le paludisme ne sont pas seulement dus à l'imprévoyance et à l'inertie du Département de la Guerre, mais à son propre parti-pris de placer et de maintenir à l'arrière-plan de ses préoccupations tout ce qui concerne l'hygiène et la santé des troupes[22].

L'occasion de ce nouveau rapport fut, d'après le député, la correspondance échangée entre Sarrail, Ruotte et lui-même, à partir d'avril 1917. Il voulait clarifier la situation et donner une image réaliste de la situation du Service de santé. Le 11 avril, la réponse de Sarrail au premier rapport de Lagrosillière avec sa fameuse phrase « Je ne fais pas la guerre aux moustiques, mais aux Bulgares » n'avait pu qu'interpeller le député. Ne comprenant pas l'inaction du commandant dans la lutte contre le fléau que représentent les moustiques, il évoque dans son deuxième rapport des chiffres précis pour le convaincre : pendant l'année 1916, 5 000 hommes de l'Armée française d'Orient ont été victimes des Bulgares, tandis que, durant la même période, le paludisme a causé plus de 50 000 évacuations. Lagrosillière s'étonne aussi que Sarrail ait pris position en faveur d'un colonel après que celui-ci eut blâmé un capitaine s'efforçant d'appliquer les mesures édictées contre les poux. Il l'accuse de ne pas avoir pris la moindre sanction contre les officiers qui refusent catégoriquement de veiller à l'hygiène des troupes[23]. Selon le député, Sarrail aurait au contraire attaqué les médecins bactériologistes « coupables à ses yeux d'avoir commis la triple faute » : a) d'avoir contribué par leurs rapports à l'envoi d'une mission antipaludéenne, b) d'avoir pris des initiatives pour parer aux dangers les plus immédiats, en attendant l'arrivée de cette mission et c) d'en avoir informé les délégués de la Commission des Affaires extérieures de la Chambre des Députés. Pour Sarrail, les politiciens n'avaient pas à se mêler des affaires sanitaires de l'armée[24].

Lagrosillière s'attaque également à Ruotte qu'il tient pour responsable du démantèlement du laboratoire de bactériologie de Salonique, suite à l'arrivée de la mission antipaludéenne. Il lui reproche aussi de soutenir les médecins rétifs à l'application des consignes sanitaires, au motif qu'elles portent atteinte à leur conscience médicale. Ruotte réagit au premier rapport de Lagrosillière le 28 avril 1917, par une lettre dénonçant « certaines critiques faites d'après

22. SHD, GR 6 N 297, Santé, Armée d'Orient. Rapport Supplémentaire sur l'état sanitaire de l'Armée d'Orient présenté à la Commission des Affaires extérieures des Pays de protectorat et des Colonies, le vendredi 15 juin 1917 par M. J. Lagrosillière, député, p. 1-2.

23. *Ibid.*, p. 3-4.

24. *Ibid.*, p. 5.

des renseignements inexacts qui vous ont été fournis en dehors de moi ». Quelques jours plus tard, le 8 mai 1917, il fait parvenir à Godart un rapport détaillé de l'œuvre qu'il a accomplie : l'installation des ambulances divisionnaires, la construction des hôpitaux, la lutte contre le paludisme et les autres maladies contagieuses, l'action des médecins[25].

Inévitablement, dans son deuxième rapport, Lagrosillière s'attache à contrer les arguments de Ruotte. Il l'accuse d'inexactitudes sur le choix des emplacements des hôpitaux, ainsi que de sa collaboration avec des personnes incompétentes en la matière : « M. le Dr. Jullia qui, avant la guerre, n'exerçait même pas son métier de médecin, avait découvert Vertekop ! Le réservoir de virus paludéens le plus abondant de la Macédoine devait être, dès lors, considéré comme un sanatorium[26] ! » Lagrosillière se montre assez caustique dans ses conclusions :

> Loin de diminuer la portée de mon premier rapport, M. le Dr. Ruotte, dont les articulations de fait ont été, d'ailleurs, infirmées à l'avance par l'invraisemblable doctrine antihygiénique de M. le général Sarrail, l'a, au contraire, singulièrement augmentée. À la vérité, M. le Dr. Ruotte, qui est un chirurgien et non des moindres, ne croit pas à la médecine, en général, et à l'efficacité des mesures antipaludéennes, en particulier. Il a le mépris, la haine des épidémiologistes et bactériologistes [...] Quant au Commandant en chef de l'Armée d'Orient, je n'hésite pas à dire que précisément parce qu'il s'est, jusqu'ici, recommandé de ses sentiments républicains, sa conduite doit nous apparaître comme plus intolérable encore que celle identique que pourrait tenir, dans les mêmes circonstances, un chef militaire moins attaché que lui à nos institutions [...] Vis-à-vis même du Gouvernement dont il s'est permis de refuser d'exécuter les ordres, au point de vue de l'hygiène et de la sauvegarde de la santé de nos troupes, il a pris tout simplement une attitude que votre Commission ne saurait accepter[27].

S'il est difficile de juger du bien-fondé de ce rapport, incontestablement subjectif, il illustre les tensions générées par le fonctionnement du Service de santé et, surtout, par la définition de ses priorités et préoccupations essentielles. Les disputes étaient légion et les responsables divisés en deux partis. Les facteurs personnels et politiques intervenaient dans toutes les prises de décision, et parmi eux les sympathies, les préférences, ou au contraire la méfiance et les préjugés jouaient un rôle déterminant. Il est d'ailleurs connu que Sarrail, en tant que commandant des armées alliées, suscita bien des réactions négatives et ces nombreux désaccords concernaient aussi le domaine sanitaire.

Lorsqu'il succéda à Sarrail, à la fin du mois de décembre 1917, le général Adolphe Guillaumat formula des remarques sur l'encadrement des services sanitaires. Il écrivait presque chaque jour à sa femme restée à Toulouse avec leurs deux fils[28]. Dans l'une de ses lettres, datée du 26 février1918, il se montre caustique et n'hésite pas à signaler des situations grotesques dans le domaine de la santé :

> Je continue à faire des découvertes, particulièrement dans le service de santé : tu sais que Justin Godart est tombé parce qu'un médecin nommé ici n'était pas médecin ; nous en avons trouvé un autre qui se disait spécialiste des maladies de peau (pas bête parce que ça se voit), et était en fait marchand de pipes à Alexandrie. Mais le plus fort, c'est que nous avons trouvé une infirmière qui était un infirmier. Heureusement elle avait 56 ans et était en règle avec la loi Mourier. Si tu ajoutes la découverte de 420 prêtres infirmiers à Salonique, tu te rendras compte que la Macédoine tourne au Barnum. On y trouve tout excepté le nécessaire[29].

25. *Ibid.*, p. 11-23.
26. *Ibid.*, p. 29, 23-35.
27. *Ibid.*, p. 36.
28. Guillaumat 2006, p. 7.
29. Guillaumat 2006, p. 294.

Quelques mois plus tard, dans une lettre du 23 mai 1918, Guillaumat commente les capacités et le comportement du personnel médical, s'y montrant critique sur la personnalité de Fournial et dubitatif sur la « vraie dimension des maladies » :

> Le corps médical et les infirmières continuent à s'agiter et à se disputer, et à côté de réelles qualités d'activité, mon directeur Fournial possède un tempérament si impulsif et si hurluberlu qu'il me faut constamment me mêler d'un tas de choses qui devraient se régler sans moi. Il faudrait que tout cela change. À ce propos achète donc « À Salonique sous l'œil des dieux » de Frappa, c'est exquis et vrai. Tu y trouveras en même temps l'état d'esprit relatif à cette crainte de la maladie, et quand on pense qu'il y a eu en deux ans et demi 8 000 morts (du feu et de la maladie) sur 400 000 hommes! Par contre, on dirait qu'on s'est ingénié à faire des bêtises du point de vue hygiène, et particulièrement dans le placement des hôpitaux à Salonique, dans les plus mauvais quartiers de la ville. C'est énervant à la fin, de faire toute sa vie ce métier de redressement[30].

L'organisation et le fonctionnement correct du Service de santé, ainsi que la protection sanitaire, tant des militaires que des populations locales, constituaient également un défi et un champ de bataille pour les médecins eux-mêmes. Le médecin-major de 2e classe Vuillemot, attaché au corps de l'Armée d'Orient, considérait qu'il était important de présenter quelques extraits de ce journal de marche :

> Ceux qui ont fait toute la guerre en France, les non-volontaires que l'on envoie maintenant, ne se souviennent que de ce qu'ils ont vu et ne sont pas loin de penser que leurs camarades d'Orient ont été des embusqués de la guerre et que l'obligation de les remplacer est une profonde injustice commise à leur égard [...] Je parlerai du corps de santé et raconterai simplement ce que j'ai vu et fait dans mon modeste secteur [...] C'est simplement un journal de marche rédigé sans prétention que je présenterai, et de ce journal une première vérité tout au moins se dégagera, c'est que les conditions de la guerre en Orient ont imposé aux médecins militaires des déplacements plus étendus, des situations plus variées dans ce pays qu'en France, à eux se sont imposés des problèmes complètement inconnus de leurs camarades Français[31].

L'auteur vécut presque toute la guerre en Orient. À la fin de l'année 1916 et durant toute l'année 1917, il fut médecin-chef de l'ambulance alpine 8 et, de février à septembre 1918, médecin-chef d'une ambulance de colonne mobile. La fin de la guerre le trouva à Monastir comme médecin-chef de l'hôpital, adjoint des étapes et chargé d'organiser le service des prisonniers bulgares. En consignant chaque fois la date de ses notes, il décrit en détail la formation de cette ambulance, ses déplacements, la question du ravitaillement, la collaboration avec des hôpitaux grecs, le nombre des personnes entrées, évacuées et mortes[32]. Il livre ainsi le témoignage original du quotidien d'un médecin pendant la guerre, contraint de s'adapter aux nouvelles données et aux urgences des opérations militaires : « L'église, l'école comprenant deux bâtiments sont mises à la disposition de l'ambulance 8 pour s'installer. Les conducteurs et les mulets sont dans trois maisons voisines[33]. » Son récit exprime l'importance et la difficulté de la tâche sur un front sous-estimé, comme elle pouvait l'être dans les tranchées du front de l'Ouest[34].

Les notes du médecin-principal de 2e classe Geysen sont dans le même esprit. Attaché à la division française envoyée à Gallipoli au début de la guerre, il fait un passage par Moudros

30. Guillaumat 2006, p. 323-324.
31. SHD, GR 9 NN 7/1389, Ambulance Alpine 8, 7 novembre 1916-8 octobre 1917, p. 1.
32. *Ibid.*, p. 3-15.
33. *Ibid.*, p. 8.
34. Pour l'expérience médicale sur le front de l'Ouest : Maufrais 2008.

avant qu'un contrordre télégraphique du sous-secrétaire d'État du Service de santé lui demande de rejoindre l'Armée d'Orient à Salonique. Il est chargé d'y créer un grand hôpital de plus de 1 000 lits, qui prend le numéro 5. Geysen décrit, d'une manière très approfondie et en livrant des détails techniques, son expérience dans le corps de l'Armée d'Orient, du 4 mai 1915 au 26 avril 1919. Il évoque, entre autres, les premières difficultés liées à la construction de l'hôpital, la nécessité de créer des hôpitaux spéciaux au fil du temps, les mesures prises pour lutter contre les maladies contagieuses, la question du transport maritime de personnel et de matériel sanitaire, la réserve des médicaments, etc.[35].

Certains médecins consacrèrent, pour leur part, davantage leurs livres-romans à leur expérience de la guerre dans les Balkans qu'à la question sanitaire elle-même. Pour eux, il était à première vue plus important de rencontrer la « vraie » Grèce à propos de laquelle ils avaient lu et entendu tant de choses. L'arrivée en Grèce n'eut pas la même signification pour tous et leurs sentiments et réactions varient. Pour certains, ce fut la découverte de régions totalement inconnues, et ils y arrivèrent avec tous les stéréotypes, tout l'imaginaire que charriait l'idée de l'Orient. Certains n'hésitent pas à critiquer le faible niveau de vie de la population locale et ne cachent pas leur déception : « La Grèce est le berceau de la civilisation, mais la civilisation y est restée à l'état de berceau[36]. » Toutefois, si pour de nombreux intellectuels l'arrivée en Grèce fut synonyme de contact direct avec une civilisation prestigieuse, les sites de Délos ou de Delphes, par exemple, n'évoquaient rien à une grande majorité de soldats.

Le docteur Pierre Maridort publia en 1918, en France, ses lettres envoyées à un proche (non identifié) sous le titre *En Macédoine, 1915-1917*[37]. Dans ce livre de 173 pages, il parle très rarement et sommairement des maladies, et mentionne simplement qu'il fut lui-même malade, sans en préciser la cause. Dans l'appendice de son livre, il décrit très scientifiquement le paludisme, sa transmission et son traitement, sur 7 pages[38]. Il consacre également 9 pages à une liste de plantes de Macédoine[39]. Pour lui, la priorité est de décrire tout ce qu'il a vu : les paysages et les populations, la vie sociale et culturelle, les mœurs et les coutumes qu'il ne connaissait pas; ni la guerre ni Salonique, à laquelle il trouve quelques points communs avec sa ville d'origine, Rouen, ne semble beaucoup l'intéresser :

> Soldats grecs de tous grades et de toutes armes, israélites, turcs, portefaix; enfants servant d'intermédiaires, parlant bien le français, et intelligents (on ne voit pas ici de visages bêtes) [...] des popes et des prêtres de toutes les religions; des basiliques grecques, des mosquées, des cimetières et des minarets [...] La ville est à peu près disposée comme celle de Rouen : le quai avec ses tramways, la rue Venizélos correspondant à la rue Grand-Pont et la rue des Carmes; quant à la place du Théâtre-des-Arts, elle est représentée par une place analogue, bordée de jolis hôtels et de brillantes terrasses [...] À Salonique, il y a trois jours de fête : le vendredi pour les musulmans, le samedi pour les israélites et le dimanche pour les chrétiens. Le commerce est donc toujours à l'occasion de l'acheteur [...] Mais ce que je dois dire, c'est que de tous les visages qui nous paraissent, chez nous, jolis, intéressants ou artistiques, on rencontre ici le type; de sorte que j'y ai observé des ressemblances presque miraculeuses. Cela prouve que la Grèce est bien la patrie de toute beauté et l'origine de notre culture

35. SHD, GR 9 NN 7/1389, Exécution des Prescriptions de la Circulaire Ministérielle n° 8170 3/11 du 29 décembre 1919. Armée d'Orient. Notes sur le fonctionnement du Service de santé en Campagne d'après l'expérience de la dernière guerre. Organisation et Matériel. Médecin-Principal de 2e Classe Geysen, Médecin de la Place de Mayence, p.1-68.

36. M. Mourgues, lieutenant au 61e R. I., cité dans Facon 1978, p. 649.

37. Maridort 1918.

38. Maridort 1918, p. 157-163.

39. Maridort 1918, p. 165-173.

[...] Le Vendredi-Saint, « le Grand-Vendredi », j'ai assisté à la cérémonie religieuse de l'Épitaphe. Le soir de chaque église orthodoxe sortent les processions, précédées d'une musique militaire exécutant des marches funèbres. Les popes portent le Christ mort, et tous les fidèles, un cierge[40].

Il continue un peu plus bas :

Et je me demandais comment il se faisait que les peintres avaient été si bien inspirés par leur voyage en Orient, alors que nos écrivains (?) me font trop souvent rougir de honte. C'est que les premiers se contentent de représenter le pittoresque et la beauté de ce que nous voyons, tandis que les autres sont « tendancieux » et veulent faire de l'esprit [...] Enfin l'hellénisme semble se réveiller et les faits prennent une bonne tournure pour nous. Le vieil amour et la reconnaissance qu'ont tous les artistes et philosophes pour la Grèce vont pouvoir s'exprimer à nouveau [...] En Orient, la France est généralement aimée et seul le jeu des alliances et des intérêts voile cette sympathie. En tout cas, elle n'inspire de haine nulle part : tout l'esprit moderne est avec elle, ce que Lamartine exprime déjà dans son « Voyage en Orient » (1833-1834) [...] Avenue Sainte-Sophie, se trouvent deux églises importantes, Saint-Georges de Palamas qui doit être, si je ne me trompe, la Métropole depuis que Sainte-Sophie est consacrée au culte mahométan. Enfin Sainte-Sophie elle-même, rendue au culte primitif, la plus belle et la plus pure de toutes, où, tel un hérétique, j'assistai respectueusement à une grand-messe[41].

Dans son livre, Maridort se réfère rarement à la guerre : « Quant à la guerre, tu sais que je n'ai pas le droit de t'en parler. Ne pouvant tout dire, je préfère ne rien dire » ; « Si je ne t'ai jamais parlé de la guerre, de la politique, de l'état sanitaire, c'est que ces sujets nous sont interdits » ; « j'oubliais la guerre devant ce spectacle wagnérien » (lors d'un séjour sur le lac d'Ostrovo en Grèce, actuellement Vegoritida) ; « Dis bien, mon cher ami, que la guerre par ici est également terrible, sinon davantage. Il m'est interdit de t'en donner les détails[42] ». Une question capitale se pose ici. Maridort ne pouvait-il effectivement pas parler de la guerre et de la santé à cause de la censure et des ordres d'en haut ? Est-ce pour cette raison qu'il ne décrit que ce qui l'a impressionné ? Ou ne s'agit-il là que d'un bon prétexte pour échapper momentanément à la dure réalité de la guerre ?

Le livre de Léon Aimé Peaudeleu s'inscrit dans le même contexte. Comme nous l'avons déjà évoqué dans le deuxième chapitre, après l'expédition des Dardanelles, il suivit la division française à Lemnos, puis en Macédoine. Il se réfère beaucoup plus que Maridort aux maladies et aux difficultés rencontrées, mais donne également à son livre un caractère narratif. Les maladies ne sont pas pour lui le sujet principal, mais un aspect de sa vie quotidienne. Il se trouve d'ailleurs là-bas comme médecin, mais il veut en parallèle consigner ses impressions et les conditions de la vie observées lors de son voyage de découverte à travers l'île de Lemnos. Plus critique que Maridort, il écrit :

À Lemnos, les promenades ne sont ni nombreuses ni captivantes, les routes font pour ainsi dire défaut, et l'île n'est pas précisément renommée pour sa luxuriante végétation [...] Dans toute l'île l'eau est rare, l'eau de source notamment, aussi est-ce l'article qui excite le plus la gourmandise de ce peuple sobre, on en sert volontiers dans les maisons avec le « mastic » (eau de vie de lentisques), le café et le « loukoum » [...] Comme tout pays qui se respecte, on trouve ici une « odos Venizelou » (rue Venizélos) de même qu'en Italie la moindre bourgade est jalouse de sa « via Garibaldi », et c'est justice, car dans ce petit pays lemnien où il y a aussi des citoyens conscients et organisés, le baptême des rues a été surveillé de près [...] Il convient de dire ici, pour l'excuse de la gent ratière de Lemnos,

40. Maridort 1918, p. 3, 4, 16, 27, 43-44.
41. Maridort 1918, p. 49, 54-55, 128.
42. Maridort 1918, p. 51, 55, 71, 76.

que les ressources naturelles de l'île ne lui avaient pas permis, depuis le passage de Miltiade ou de Xerxès au moins, de manger à sa faim, et de faire bombance. Aussi rats et souris trouvaient-ils dans notre hôpital de quoi satisfaire leur appétit [...] La veille de notre départ nous mettons le feu à ce qui reste de nos cases, d'épais nuages de fumées montent vers le ciel, ce n'est plus la fumée des sacrifices dont, il y a plusieurs milliers d'années, la terre de Lemnos a été le témoin. Le pays de Vulcain n'a jamais été pour nous un séjour enchanteur et nous le quittons sans regrets[43].

Après son départ de Lemnos, il continue sa narration avec « la baie de Salonique, le fameux golfe Thermaïque, centre des exploits d'Alexandre le Grand[44] ». Après avoir décrit son voyage vers Salonique, son admiration pour « la masse majestueuse de l'Olympe », il relate ses premières impressions de la ville avec « des mosquées nombreuses et les églises à la curieuse architecture byzantine[45] ». Peaudeleu dut surtout faire face au problème du paludisme et ses récits ne manquent pas d'insinuations sur les autorités sanitaires grecques. À Salonique, il travailla dans l'hôpital n° 7 où la majorité des malades étaient victimes du paludisme et de la dysenterie. Il dut, dit-il, affronter d'énormes difficultés dans le traitement des malades, en raison tant du manque d'infrastructures et de personnel que de la chaleur et du climat :

Tout cela, avec un personnel extrêmement réduit, la métropole ne pouvant trouver le nombre de médecins nécessaires pour assurer un service normal [...] Une grande partie des cent cinquante mille évacués pour paludisme a été en effet soignée à notre hôpital, et pendant une période de plusieurs mois il n'y eut qu'un médecin pour 2 à 300 grands malades, un chirurgien pour 300 grands blessés et pour tout l'hôpital, alors que les infirmiers décimés par le paludisme, la dysenterie et la dengue disparaissaient comme par enchantement [...] Les services de contagieux étaient toujours remplis : la dengue, la fièvre typhoïde, la paratyphoïde, la dysenterie amibienne, les parotides infectieuses nécessitaient un personnel dévoué mais jamais au complet par les vides nombreux qui ne cessaient de se produire [...] C'est sous cette température sénégalienne que nos infirmiers réduits en nombre par un climat meurtrier ont édifié cet immense hôpital qui a rendu tant de services à l'Armée d'Orient[46].

Peaudeleu exprime en outre son admiration pour les Serbes – « l'effort qu'ils avaient fourni sur le front était considérable » –, et décrit de manière très vivante et expressive leur mauvaise situation sanitaire.

Les soldats serbes au nombre d'un millier environ étaient hospitalisés dans des baraquements spéciaux [...] Ces malheureux épuisés par les fatigues et les privations, terrassés par la fièvre, demandaient sans cesse à boire [...] Beaucoup, à peine arrivés dans la baraque de répartition, devenaient subitement glacés avec une température de 35 à 36 degrés et mouraient sans un geste, cloués sur leur brancard par la forme pernicieuse algide du paludisme macédonien. Les blessés serbes, tout aussi sévèrement touchés, présentaient un courage et une résignation auxquels il faut rendre hommage[47].

Comme nous l'avons vu dans le deuxième chapitre, après l'arrivée des Serbes, Corfou traversa effectivement une période de large diffusion des maladies contagieuses. Le diplomate-économiste Spyridon Fokas Cosmetatos, sous le pseudonyme de S. Cosmin, relate dans son livre politique que « la population de Corfou fut décimée par les épidémies qu'avaient apportées les Serbes, et notamment par le typhus exanthématique et le choléra[48] ». Cette image se retrouve dans la description qu'en fait l'amiral Louis Dartige du Fournet, qui joua un rôle

43. Peaudeleu 1921, p. 42, 45, 57-58, 67, 81.
44. Peaudeleu 1921, p. 83.
45. Peaudeleu 1921, p. 83-84, 87.
46. Peaudeleu 1921, p. 103-104, 108.
47. Peaudeleu 1921, p. 105-106.
48. Cosmin 1927, p. 47.

central durant les « Noemvriana ». Dans ses souvenirs, dédiés « à tous ceux qui cherchent la vérité », il raconte :

> Ce sont de tout jeunes gens qu'on a fait partir pour les soustraire à la conscription autrichienne. Vêtus d'affreux haillons, dévorés par la vermine, pareils à des squelettes, ces pauvres enfants offrent un spectacle lamentable. Je ne pouvais croire qu'on tombât sans mourir à ce degré de misère. J'ai parcouru les salles des hôpitaux provisoires installés dans les rares maisons de l'île ; toutes les maladies s'y coudoient. Des gémissements s'élèvent çà et là... Ce sont des mourants qui demandent du pain et à qui on ne peut en donner sans les tuer immédiatement... Nous ferons tout ce que nous pourrons ; ce ne sera jamais assez [...] Pour le moment, sur 5 000 jeunes gens débarqués à Vido, il y a plus de 40 morts par jour et, faute d'un cimetière, l'on est obligé d'aller jeter au large les corps de ces malheureux[49].

Pour sa part, le médecin et biologiste Étienne Burnet, qui se trouvait à Salonique dans le cadre de la mission antipaludique[50], évoque dans son roman *La Tour blanche* l'expérience d'un confrère chargé du traitement des troupes serbes.

> Les malades étaient en nombre énorme. Naturellement, les premiers jours, rien n'était prêt pour les recevoir. Mais il y a de tout sur les bateaux de guerre [...] On a mis les cholériques et les typhiques au lazaret. On a aligné des baraquements et des tentes à Vido. Quel entassement ! Les petits lits de fer se touchaient. Pas moyen de faire une visite médicale [...] Il y avait chaque matin une cinquantaine de cadavres, rien qu'à Vido. Une corvée les descendait à côté de l'estacade, là où, en temps de paix, les promeneurs s'embarquaient sur les yoles. Je les vois encore, ces cadavres, de tout jeunes hommes, et des vieillards, les yeux grands ouverts sur le ciel. Impossible de les enterrer [...] Le choléra, la typhoïde, la dysenterie, toutes les variétés d'entérite, l'épuisement, la famine, les harnais de leurs chevaux et leurs propres bottes qu'ils avaient dû manger en Albanie, et leurs imprudences d'enfants malades[51].

Comme l'écrit sa femme, Lydia Burnet, dans sa biographie *Étienne Burnet : un humaniste français de ce temps* publiée en 1939, l'auteur « réunit sous une forme un peu romancée, ses impressions de l'armée d'Orient, en 1916 et 1917, il a lui-même donné, en la mettant dans la bouche d'un imaginaire Docteur Pereira, une description poignante des premières sensations éprouvées à son débarquement à Corfou – lequel à vrai dire, lui causa, au premier moment, une légère déception[52] ».

Étienne Burnet, comme les deux autres médecins, ne reste pas indifférent à sa première rencontre avec Salonique la cosmopolite :

> Autour de la ville rampaient les vielles murailles crénelées qui la maintenaient entre ces trois masses gardiennes : à droite, la Tour Blanche ; à gauche, les piles des massifs bâtiments du port ; en haut, la citadelle de Yedi-Koulé. Comme cadre, au-delà de la Tour Blanche, le quartier des Campagnes et le promontoire jaunâtre de Kara-Bouroun ; de l'autre côté du port, le delta du Vardar, la mer et le ciel [...] Quelle foule bariolée, sur le Quai ! Caftans, turbans, complets occidentaux de la dernière coupe, longues lévites noires, fez écarlates comme des coquelicots, femmes en tcharchaf, profils accentués sortis de la Bible, prophètes à barbe blanche, juives castillanes en boléro de velours et tabliers de soie [...] Dans le port dormaient les grands vaisseaux de l'Entente, les nourriciers de l'Armée. Au large, les formes grises, géométriques, des cuirassés et des croiseurs posaient sur la rade le signe immobile de la force. Du côté de Kalamaria, les figures plus clémentes des bateaux-hôpitaux, aussi blancs que les minarets de la ville. Entre ces masses, un fourmillement d'embarcations de toutes espèces, cargos,

49. Dartige du Fournet 1920, p. 75-76.
50. Arnoux-Farnoux 2018, p. 12.
51. Burnet 1921, p. 29-30.
52. Burnet 1939, p. 147-148.

gabarres noires, balancelle en flânerie, vedettes pressées [...] La nuit était venue. Le ciel n'était pas notre ciel d'Occident, avec ses étoiles rares et pâles clouées sur une voûte basse [...] Les minarets se dressaient comme de grands cierges, ils étaient d'une blancheur de rêve, aériens, diaphanes, déliés de toute pesanteur de matière, plongeant dans les ténèbres bleues et faits du même éther. C'était la nuit d'Orient[53].

Dans son roman, Burnet traite surtout en détail des voyages qu'il a effectués en tant que médecin. Il mentionne diverses régions de Grèce, mais pas seulement (Vodéna, Cerna, Florina, Larissa, Pharsale) ; il nous livre ses impressions sur les endroits visités, la rencontre avec d'autres peuples, comme les Russes, les difficultés du soldat de l'Armée d'Orient. Il répond en ces termes à la fameuse phrase de Clemenceau sur « les Jardiniers de Salonique » :

Et c'est vous que le patriote sarcastique – ne l'oubliez pas ! – a appelés les jardiniers de Sarrail, parce que vous plantiez quelques fleurs autour des baraques d'hôpitaux, pour que la terre étrangère parût moins brûlée, moins triste, moins étrangère. On ne vous refusait pas seulement les fleurs. Il n'y a pas pour vous plus de misère physique ou morale qu'en France. C'est une misère d'une autre espèce, plus morne, plus atone, plus vide. Vous êtes plus solitaires et plus abandonnés[54].

Si cela n'apparaît pas dans son roman, Burnet, « qui avait, comme par miracle, résisté jusqu'alors aux diverses maladies contagieuses aussi bien en France qu'à Corfou[55] », fut aussi selon les mémoires de sa femme l'une des nombreuses victimes du paludisme. Sérieusement atteint, il dut être évacué en France en novembre 1917.

De même, le médecin Joseph Vassal, qui se trouva d'abord aux Dardanelles, passa par Moudros puis s'installa à Salonique en octobre 1915 avant de gagner le Nord en soutien aux troupes serbes, narre dans son livre son expérience, les difficultés qu'il dut surmonter, mais aussi ses impressions de voyage, puisqu'il fut finalement obligé de retourner à Salonique. Il y décrit l'impossibilité dans laquelle se trouvaient les troupes alliées d'empêcher le recul de l'armée serbe en 1915-1916.

Mon service assure l'évacuation des blessés de Guevguéli. L'ambulance n. 3 s'installe à la place d'un hôpital. Nous devons mettre d'abord tout notre personnel à éteindre les feux que nos prédécesseurs ont allumés ; ayant reçu l'ordre de ne rien abandonner à l'ennemi, ils n'ont pas songé que nous n'étions pas l'ennemi et que nous pouvions aussi bien qu'eux jeter l'allumette incendiaire (11 décembre 1915) [...] Tout de suite on a l'impression que le « repli » se poursuivra très méthodiquement. Les indications et repères des routes sont splendides ; il y a une pyramide tous les cinquante mètres, des écriteaux lisibles. À Macukovo nous sommes en Grèce (12 décembre 1915) [...] D'autres convois ont rejoint ; le sol est noir de troupes à perte de vue... Je descends au village d'Amatovo, qui m'avait d'abord semblé complètement dénué d'intérêt. Un ménage grec vend des mandarines, du tabac, des figues ; plus loin, des femmes et des enfants d'un coloris plus varié [...] Voilà Topsin. De la boue partout, des routes défoncées, des terrains marécageux entre une gare et une série de chalets couverts de briques rouges. C'est la ferme Modiano. Les constructions sont neuves ; la maison principale est fort belle et très confortable (14 décembre 1915) [...] Salonique reste aussi pittoresque et aussi animée. Il y a beaucoup plus d'officiers anglais et français et moins de grecs. La rade est plus amplement fournie de spécimens des arsenaux des Alliés ; nombreux cuirassés à bonne portée. Dans les magasins et les restaurants il y a le même défilé de femmes qu'auparavant (18 décembre 1915) [...] Je pars pour la France sur le croiseur auxiliaire *La Provence*. *La Provence* est mouillée à deux milles du rivage au-delà du vieux port. Je jette un dernier regard sur la terre que nous allons quitter. Le panorama grandiose

53. Burnet 1921, p. 5-6, 8, 13.
54. Burnet 1921, p. 88-89.
55. Burnet 1939, p. 155.

me ravit comme au premier jour. Dans le ciel de gros nuages blancs se déplacent lentement. Le soleil de midi brille dans tout son éclat. Les plus chaudes couleurs ont disparu (4 février 1916)[56].

Outre les hommes politiques, les militaires de carrière, comme Maurice Sarrail et Adolphe Guillaumat, et les médecins, le fonctionnement du Service de santé exigeait la participation d'autres acteurs, attachés à des tâches subalternes mais nécessaires. Le caporal J. Toubin, qui avait été chef du bureau de la police générale et de l'hygiène publique à la préfecture du Doubs, a travaillé pendant la guerre comme chauffeur de four crématoire. Il dactylographie le 25 avril 1917, de Salonique, un mémoire intitulé *Des épidémies sur le front d'Orient*[57]. Sur la couverture, une note signée du 14 juin 1917 porte la mention : « Hommage profondément respectueux de l'auteur Caporal Toubin à Monsieur le Général Sarrail, Commandant en Chef des Armées Alliées ». Il y eut donc des hommes pour croire en Sarrail et en son œuvre. Au-delà de la sympathie éprouvée pour la personne du général, cette narration autobiographique au ton peu officiel, mais plutôt personnel et sentimental, évoque le fléau des maladies contagieuses. On lit dans l'introduction :

> Je l'affectionne particulièrement [Sarrail] parce que son exercice me paraît revêtir une des plus belles formes de l'altruisme, et me permet, sur cette terre d'exil, de donner en toute circonstance le maximum de mon dévouement, la mesure de mon énergie. Enfin, j'ai à cœur d'être en tous points un excellent auxiliaire du Service de santé dans la lutte à outrance qu'il a entreprise contre cet ennemi également redoutable qui met en péril l'existence de nos troupes en campagne : les Épidémies. C'est de cette question intéressante et des mesures de prophylaxie auxquelles elle a donné lieu que je me propose de traiter au cours du présent rapport[58].

Toubin essaie tout d'abord d'expliquer pourquoi « les pays d'Orient sont fréquemment le théâtre de maladies contagieuses telles que la peste, le choléra, le typhus, la dysenterie, etc.[59] ». Il évoque les mouvements de troupes, l'épidémie de choléra pendant les Guerres Balkaniques ainsi que l'insalubrité du climat et la mauvaise situation sanitaire régnant à Salonique et dans ses environs. Il estime se trouver dans une ville arriérée et non dans le pays de la civilisation.

> Au premier coup d'œil, Salonique cosmopolite, centre d'avarie et de prostitution, présente dans ses bas quartiers l'aspect d'une ville infecte, à l'atmosphère empestée, avec pourcentage élevé d'une pègre grouillante au milieu de laquelle s'agite non moins fébrilement une autre population hétéroclite pressée de débardeurs, mercantis et camelots paraissant beaucoup plus se soucier de leur métier et de la fructuosité de leur négoce, que des affaires du bureau municipal d'hygiène [...] On y boit une eau mauvaise. L'hygiène et l'entretien des rues et autres voies de communication sont déplorables [...] Les indigènes ne se font pas davantage scrupule de jeter à l'abandon, au voisinage de leurs demeures, ou même au milieu de la rue, les animaux morts ou autres charognes analogues [...] Le cimetière israélite entre autres, à moitié clôturé, sans allées, se trouve dans un état lamentable et aucun chemin praticable n'en facilite l'accès [...] Au cimetière musulman, les restes humains voisinent avec des cadavres d'animaux comme dans un même ossuaire[60].

Toubin poursuit son raisonnement sur la rapidité d'expansion des maladies contagieuses en faisant référence aux réfugiés turcs et bulgares, obligés de quitter leurs foyers en raison de la guerre et dont les habitations provisoires « sont établies de façon primitive au mépris des

56. Vassal 1916, p. 301-302, 304, 307, 309, 315-316, 338.
57. SHD, GR 5 N 108, Des Épidémies sur le Front d'Orient, p. 1-42.
58. *Ibid.*, p. 1-2.
59. *Ibid.*, p. 2.
60. *Ibid.*, p. 3-4.

règles de l'hygiène la plus élémentaire[61] ». Il mentionne également les habitations situées à proximité des cimetières, choisies par leurs occupants pour les facilités d'accès qu'elles offrent dans l'espace urbain sans tenir compte de l'infection du sol ou de la possible pollution de la nappe souterraine[62]. Toubin se montre critique vis-à-vis des autorités grecques en signalant le manque de médecins dans certaines régions, dû à la déficience des moyens de communication. Il y voit une raison à l'afflux de malades aux abords des ambulances et des postes de secours des Alliés, pour demander une consultation ou un traitement[63].

Quant à la prophylaxie des épidémies, l'organisation défensive, il cite en détail toutes les mesures prévues et appliquées par les armées étrangères : l'aménagement des tentes de campagne, les infirmeries et postes de secours, la surveillance de l'hygiène des cuisines et des écuries, l'hygiène intérieure du cantonnement, la lutte contre les mouches et les insectes parasitaires, les fours crématoires, l'hygiène alimentaire, les travaux d'assainissement et la stérilisation de l'eau, l'hygiène corporelle[64]. Il parle aussi des mesures prises contre la prostitution, parce qu'il y avait « des femmes de mœurs légères susceptibles de propager des maladies d'une virulence mortelle », et contre l'alcoolisme, consistant à « empêcher aux tenanciers la vente clandestine de produits nocifs et l'excès de boissons alcoolisées[65] ». Autrement dit, Toubin fait l'éloge de la capacité du Service de santé français, dont « les efforts ont même été couronnés de succès ». Et, naturellement, il y trouve une occasion d'exprimer de nouveau sa gratitude envers Sarrail :

> En Orient, c'est à la Commission d'Hygiène et d'Épidémiologie dont l'honneur de l'institution revient tout entier à Monsieur le Général Sarrail Commandant en Chef des Armées Alliées, qu'a été confiée la mission importante de livrer le combat aux maladies contagieuses qui pourraient menacer le Corps Expéditionnaire[66].

TÉMOIGNAGES DE MALADES

Tous ne vivent pas de la même façon l'expérience de la maladie, ni l'espoir de la convalescence, ni même les mesures de prévention. Marcelin Delprat, par exemple, se trouvait à Salonique en novembre 1915, affecté au 148e régiment d'infanterie ; il resta dans le camp de Topsin jusqu'en mai 1916. Ensuite, il fut mobilisé vers le nord, passa par Kilkis et arriva jusqu'à Guevguéli. Il rentra en France en 1917[67]. Delprat envoyait assez fréquemment des lettres à sa famille en France, surtout à sa femme qui était enceinte de leur deuxième fille. Il décrit l'évolution de la guerre en Macédoine, sans exaltation ni découragement, avec une distance relative. Pour lui, le plus important est d'avoir des nouvelles de sa famille et d'essayer d'être le plus présent possible dans la vie de sa fille aînée, sans cacher son amertume de la voir grandir sans lui : « inutile que je te parle de la guerre, car je vois que c'est toujours à peu près pareil : toute misère [68]» (27 mars 1916). Il apporte néanmoins sa modeste pierre à l'histoire sociale de la guerre, mettant en lumière des aspects moins connus du front d'Orient. L'histoire des maladies en est un[69].

61. *Ibid.*, p. 5.
62. *Ibid.*, p. 7.
63. *Ibid.*, p. 8.
64. *Ibid.*, p. 10-41.
65. *Ibid.*, p. 24, 29.
66. *Ibid.*, p. 11-12.
67. Delprat 2018, p. 15-18. La correspondance personnelle de Delprat est publiée en grec par les éditions Archeio, avec un petit tirage en français pour la famille de Delprat qui garde l'original de ses archives privées.
68. Delprat 2018, p. 119.
69. Delprat 2018, p. 7-9.

Assurant son épouse qu'il suit les mesures prévues pour se protéger du typhus exanthématique, Delprat ne reste pas indifférent au combat contre les poux, avec lesquels il est contraint de cohabiter : « On se reposerait assez bien si ce n'était ces compagnons de route. D'une fois qu'ils ont chaud ils en font du chemin. Maintenant on est habitué. Il y en a qui en ont plus que moi encore. J'en connais un de la compagnie, il en a des millions sur son corps et pas de la petite espèce[70] » (26 janvier 1916). Delprat ne se montre pas pour autant terriblement inquiet, peut-être parce que, pour lui, la sérénité de sa famille prime. La présence des poux dans la vie quotidienne des soldats est aussi décrite par Myrivilis :

> Plusieurs tuent leurs poux pour tuer le temps. Cette occupation est devenue un jeu avec des paris. Ils en prennent trois ou quatre et les tuent ensemble sur la cartouchière d'un coup d'ongle. Ils les tuent avec une grimace de haine aux lèvres, comme s'ils tuaient l'ennui qui les fait languir. Plus les parasites se multiplient, plus leur chasse devient une vraie passion. On commence par fouiller la vareuse, après on l'enlève, on enlève même la chemise et le gilet de flanelle, la culotte et souvent même le caleçon, et cela dure des heures, les ongles sont tachés de sang, et les yeux irrités et rouges [...] Et quand la douleur diminue, ce sont les poux qui courent sur mon corps sale, m'obligeant à me gratter de mes ongles noirs et à me griffer avec volupté, avec acharnement, les larmes aux yeux, jusqu'à ce que ma main se fatigue ; je la retire alors et je vois mes ongles ensanglantés. Plusieurs camarades ont été amenés à l'hôpital pour des plaies de ce genre, infectées et purulentes. Ces plaies s'étendent longues et fines sur les jambes au-dessus de la cheville, sur la poitrine et dans le dos. Celles du dos sont dues à l'usage de la baguette du fusil ou du bout de la baïonnette, parce que les ongles n'arrivent pas entre les épaules [...] Quel bonheur de se sentir dans un linge propre qui embaume la lessive, de ne plus avoir des poux et d'être rasé de frais ! [...] La plupart de ses malades ont la gale. Cette maladie était complètement inconnue des insulaires, et maintenant elle est devenue la plus commune à la division. Nos poilus l'ont contractée dans les abris qu'avaient remplis de leurs microbes les Français et leurs troupes africaines[71].

Delprat mentionne aussi la vaccination anticholérique, ne pouvant cacher qu'un assez grand nombre de soldats essayaient de l'éviter, en raison des probables effets secondaires du sérum. Comme l'indique Viet, cette résistance à une mesure de prophylaxie collective, comme la vaccination obligatoire, pouvait être considéré par les autorités responsables comme un refus d'obéissance[72].

> Aujourd'hui (20 janvier 1916) on nous a vaccinés contre le choléra derrière une épaule, même je commence à la sentir. Mon bras commence à devenir raide. Bien probable que cela aura pris [...] Au commencement de la semaine on nous a fait une piqûre contre le choléra. Je n'ai pas souffert cette fois. J'aurais pu m'échapper mais peut-être cela sera pour plus tard (21 janvier 1916) [...] Hier on nous a vaccinés pour la 2ème fois contre le choléra mais cette fois ça m'avait rendu mal de tête. Aujourd'hui ça va beaucoup mieux (26 janvier 1916)[73].

Éprouvé au jour le jour, comme ses camarades, aussi bien par la peur de l'expansion du paludisme que par celle d'une contamination et de ses conséquences, le soldat Delprat décrit aussi la fatigue de vivre dans une région où les conditions climatologiques ne lui sont pas familières :

> Nous avons toujours de fortes chaleurs. Hier il y avait 60 degrés, bien plus chaud qu'au pays, aussi il y a assez de malades, des fièvres, beaucoup sont évacués à Salonique. Jusqu'à maintenant je tiens

70. Delprat 2018, p. 94.
71. Myrivilis 1953, p. 110-111, 177-178, 220, 261.
72. Viet 2012, p. 103.
73. Delprat 2018, p. 90-94.

> toujours (12 juillet 1916) [...] Nous avons eu plusieurs jours jusqu'à 60 degrés passés de chaleur, aussi il y a eu un grand nombre de malades pour les fièvres. Les pilules de quinine marchent toujours. Pour quant [*sic*] à ma santé, elle va très bien pour le moment ce qui vaut mieux ainsi car les fièvres ce n'est rien de fameux (20 juillet 1916) [...] Pour quant [*sic*] à ma santé elle va très bien. Je tiens toujours bon jusqu'à maintenant. De ces jours il y a eu des masses qui ont été évacués pour les fièvres mais ce n'est pas trop bon. Espérons que je ne l'aurai pas tout de même (25 juillet 1916) [...] On souffre plus du climat, il fait toujours assez chaud. S'il fait pareil au pays la fenaison sera vite faite. Il y a toujours un assez grand nombre qui tombe malade de fièvres [...] le temps commence bien à me durer dans les Balkans et je ne suis pas le seul (28 juillet 1916) [...] Jusqu'à maintenant nous n'avons pas eu grandes pertes en tué. Les fièvres ont fait les plus grands ravages. Encore en ce moment il y assez de malades surtout du paludisme. Pour cela je n'ai pas trop souffert jusqu'à présent (27 septembre 1916)[74].

Incontestablement, la question du paludisme occupe, plus ou moins, tous les soldats et officiers de l'Armée française d'Orient. En revanche, pour les Grecs, il s'agit d'une maladie connue et répandue. C'est la raison pour laquelle Costoulas, le héros de Myrivilis, s'étonne du contenu d'un petit placard situé dans son abri : « j'ai trouvé, oubliés là-dedans, deux cigares, encore de la quinine – combien de quinine les Français peuvent-ils avaler ! – et un petit livre français[75] ». Néanmoins, si le paludisme constitue une préoccupation majeure pour les troupes étrangères, tous ne l'abordent pas de la même façon. La majorité des hommes, au moins au début, sont méfiants face à la quininisation préventive, ce qui explique, comme nous l'avons vu dans le troisième chapitre, que les autorités mobilisent divers moyens pour les convaincre. Il n'est donc pas surprenant qu'un soldat affirme que « pour résister au climat, on nous drogue tous les jours[76] », tandis qu'un autre prétend que la quinine ne sert à rien : « Le service de santé nous obligeait à prendre des comprimés de quinine. Cela ne faisait pas beaucoup d'effet, car ceux qui en prenaient tous les jours étaient quand même atteints. Moi qui n'en ai jamais pris, je n'ai jamais été touché par le paludisme[77]. » Un troisième exprime un avis contraire :

> En Macédoine, nous étions assaillis par les moustiques qui propageaient le paludisme. On nous obligeait à prendre de la quinine, et malgré cela, il y a eu de nombreux morts et beaucoup d'évacués en France [...] Beaucoup de soldats refusaient ou négligeaient de prendre la quinine. Quand on nous mettait en rang pour nous la faire avaler, quelques-uns la mettaient dans la bouche sans l'avaler puis la recrachaient dès qu'ils le pouvaient. Personnellement, j'ai toujours pris ma quinine, sans défaillance et sans y être contraint. C'est sans doute ce qui m'a épargné du paludisme[78].

Le lieutenant Mourgues, pour sa part, témoigne de l'efficacité du traitement et des mesures de contrôle qui lui étaient attachées :

> Le paludisme a fait ainsi beaucoup de ravages mais l'emploi massif de quinine a diminué les accès de paludisme. Des médecins militaires arrêtaient au hasard des soldats ou gradés français, les faisaient uriner dans un flacon pour vérifier s'il y avait trace de la quinine dans l'urine. Dans la négative, le fautif était l'objet d'une sanction. Par exemple, un militaire qui occupait une bonne place en était privé. Un cuisinier, un muletier, un cycliste perdaient leur emploi[79].

74. Delprat 2018, p. 164, 169, 172, 174, 193.
75. Myrivilis 2016, p. 150.
76. Facon 1978, p. 224.
77. M. Patrigeon, soldat au 227e R. I., cité dans Facon 1978, p. 655.
78. M. Roux, soldat au 175e R. I., cité dans Facon 1978, p. 653-654.
79. M. Mourgues, lieutenant au 61e R. I., cité dans Facon 1978, p. 648.

Dans une lettre à ses parents, le 16 octobre 1916, alors que la crise paludéenne n'est pas encore terminée, le sergent Jean Leymonnerie raconte, assez déçu :

> La mauvaise saison n'a pas encore commencé. C'est vraiment étonnant. L'an passé, il pleuvait déjà depuis trois semaines à pareille époque. La chaleur, cette année, à Salonique, est comme en plein mois de juillet. Les puces, les rats, et surtout les moustiques sont innombrables. Les moustiques m'ont piqué partout, surtout sur le nez et sur les joues. Nous sommes dans les marais et, avec ces moustiques, je crains d'attraper les fièvres. D'ailleurs, c'est un tribut qu'il faut payer, paraît-il, à la région. Voilà trois jours que je prends de la quinine comme préventif, car je ne tiens pas à hériter de cette affaire-là (16 octobre 1916)[80].

Jusqu'à la fin de la guerre, les maladies, en particulier contagieuses, constituèrent une grande menace pour tous. Ennemi mortel, quelquefois bien pire que l'ennemi militaire, elles jouèrent aussi selon Costoulas un rôle croissant dans l'état moral des soldats : « Les désertions, les pertes incessantes et cette dysenterie qu'ont produite, dans les organismes non accoutumés de nos hommes, le beurre végétal et les viandes de conserve, tout cela a mis dans un état lamentable le moral de la division[81]. » Jean-Louis Beaufils, du 176e régiment d'infanterie, qui a participé aux derniers combats de septembre 1918, souligne également dans les extraits de son journal :

> Le paludisme et la dysenterie se propagent au bataillon. Jamais il n'y a eu autant de malades. Nuit et jour, je cours d'un poste à l'autre porter des soins, faire prendre des remèdes. Chaque matin, c'est une procession de ces malades sur les pistes qui conduisent vers le Poste de Commandement du bataillon près duquel se trouve le Poste de Secours. Il y en a de si atteints qu'il faut le brancard pour les emporter[82].

Les maladies furent une raison sérieuse d'évacuer un grand nombre de personnes tout au long de la guerre. Certaines n'arrivèrent jamais à leur destination finale car « la mer devient le tombeau d'un grand nombre de combattants, soit à la suite de torpillages, soit recevant les blessés et les malades évacués, morts au cours du voyage de retour », comme l'a signalé Francine Saint-Ramond Roussanne[83]. La procédure d'évacuation était elle-même rendue complexe par le fait qu'il était difficile de faire accéder les bateaux-hôpitaux directement aux quais. Par conséquent, les malades et les blessés étaient obligés de subir deux transferts successifs : « On embarque une nouvelle cargaison de grands blessés, de moribonds et de convalescents. Des brancards, des brancards et des brancards encore descendent des autos sanitaires et viennent se ranger par files sur le pont du remorqueur. Quand son chargement sera complet, il ira le déverser dans les flancs du navire-hôpital qui est là-bas dans la rade[84]. » L'évacuation terrestre des premières lignes du front jusqu'à Salonique n'était pas aisée non plus. Le voyage vers l'arrière se faisait avec des mulets, les routes n'étaient pas toujours sécurisées et il fallait parfois plusieurs jours pour gagner Salonique[85].

La procédure d'évacuation des personnes blessées sur le front de Macédoine ne devait pas être très différente, les moyens maritimes et terrestres pour le transport des blessés et des malades étant les mêmes. Leymonnerie par exemple, qui prenait de la quinine pour se protéger du paludisme, n'évita pas une blessure dans la région d'Ostrovo (actuellement Arnissa) en novembre 1916 et fut transporté à Salonique pour être ensuite soigné à l'hôpital américain

80. Leymonnerie 2003, p. 189-190.
81. Myrivilis 2016, p. 200.
82. *Dardanelles-Orient-Levant* 2005, p. 193.
83. Saint-Ramond Roussanne 2000, p. 121.
84. G. de Lacoste, lieutenant d'artillerie, cité dans Saint-Ramond Roussanne 2000, p. 120.
85. Saint-Ramond Roussanne 2000, p. 317-319.

de Nice, en France. Il quitta la Grèce en décembre 1916 à bord du *Sphinx* qui, durant toute cette période, transportait surtout des malades (voir *supra*, **tabl. 8**), dont la grande majorité était victime du paludisme.

> Je vais te causer de la peine quand tu apprendras la nouvelle que je te communique. Je suis amputé de la jambe gauche, à hauteur de la rotule du genou. J'ai été blessé le 14 novembre, à deux heures de l'après-midi, après être sorti une première fois à travers les balles (20 novembre 1916) [...] Ce que je sais, c'est que j'ai fait un gracieux vol plané de cinq à six mètres, et que je me suis retrouvé quelques minutes après à côté d'un trou de marmite où je me suis précipité. Là, comme je perdais le sang en abondance, je me suis déculotté, et je me suis rendu compte que l'artère fémorale devait être atteinte. Je me suis fait un pansement de façon à arrêter l'hémorragie. Heureusement, j'y ai réussi. Il était temps, car je me sentais bien affaibli. Je suis resté dans mon trou trente-huit heures [...] J'ai été soigné avec un dévouement sans pareil par un docteur, le docteur Escudier. Je ne l'oublierai pas, et il ne faudra pas l'oublier vous non plus (26 novembre 1916) [...] Je vais de mieux en mieux. Toujours pas de fièvre. Je dors assez bien et ne puis rien demander de mieux. Il est probable que je vais descendre à Salonique un de ces jours-ci, et je n'y moisirai pas. Le bateau m'amènera en France où ma guérison achèvera de s'opérer dans quelque ville de la Côte d'Azur [...] La guerre est finie pour moi [...] Les Bulgares ne m'ont rien laissé. Ma blessure est toute une histoire, et, croyez-moi, je reviens de bien loin (28 novembre 1916)[86].

Gaston-Louis Gigeul, sapeur du 1er régiment du génie, rejoignit l'Armée d'Orient en février 1916. Au début du mois de novembre de la même année, il fut atteint du paludisme et se trouva dans l'ambulance 8/3 de Vertekop.

> Le 2 au soir j'avais 39° de fièvre, et une très forte courbature causée par le paludisme. Depuis que je suis à l'ambulance, et à mon grand regret, la fièvre est entièrement tombée (4 novembre 1916) [...] Je suis sorti cet après-midi pour la première fois, et je suis allé à l'arrivée du train sanitaire qui passe ici tous les jours. Il arrivait à Vertekop pour y laisser sa cargaison de blessés serbes (6 novembre 1916) [...] Tous les matins, passent devant notre ambulance trois à quatre *arabas* recouvertes de drapeaux serbes. Ce sont quelques soldats de cette petite armée qui s'en vont « au jardin » comme disent les Anglais, c'est à dire au cimetière. Ce cimetière, qui fut inauguré le 20 septembre dernier, contient déjà plus de quatre cents tombes. D'autre part, les grands blessés, qui se trouvent dans les trains sanitaires journaliers, et ne peuvent supporter le voyage de Salonique, sont amenés à notre ambulance, où on les opère tout de suite : trépanations, ou autres graves opérations (12 novembre 1916)[87].

Finalement, à la fin du mois de novembre, Gigeul quitta Vertekop avec le train sanitaire, arriva à Salonique et fut débarqué à l'hôpital temporaire nº 5. Après la visite du médecin-major, le 2 décembre, il fut décidé de l'évacuer, car sa température avait encore monté au cours de la nuit. Selon le médecin, le sapeur « ne serait plus bon à rien ici » et il devait rentrer en France. La joie qu'il manifeste en quittant Salonique est éloquente (**fig. 13**) :

> Les autos sont venues à 1 heure nous chercher à l'hôpital et nous ont de là conduits au port, où nous nous sommes embarqués sur un ponton qui nous a menés en rade. À 5 heures, j'étais installé dans une cabine confortable possédant un cachet des plus sympathiques. Quelle différence ce confort présent avec celui de mes précédents voyages! Le bateau-hôpital sur lequel nous nous sommes embarqués, et qui doit nous ramener en France, est la « Bretagne », ancien paquebot de la compagnie générale transatlantique. Nous sommes 600 blessés et malades, et nous devons partir de Salonique demain matin (7 décembre 1916). À bord de la « Bretagne » – Je suis monté ce matin sur le pont, pour contempler une dernière fois Salonique et son horizon montagneux. Il bruissait [*sic*], mais malgré

86. Leymonnerie 2003, p. 228-231.

87. *Dardanelles-Orient-Levant* 2005, p. 134.

l'absence de soleil, la Tour Blanche et les minarets se découpaient sur le ciel d'une façon pittoresque. J'ai jeté un dernier regard du côté du Vardar, sale et charriant toujours ses eaux boueuses. Au loin, de ce côté, le ciel était d'un noir de deuil.

1 heure – Nous levons l'ancre, et je monte sur le pont pour contempler la côte pour la dernière fois.

Adieu Macédoine ! Adieu à tes montagnes, à tes routes, à tes ravins, où j'ai laissé ma santé ! Adieu à mes pauvres camarades qui y resteront pour toujours ! (8 décembre 1916)[88].

88. *Dardanelles-Orient-Levant* 2005, p. 135.

CHAPITRE VI

APRÈS LA GUERRE : RÉNOVATION INSTITUTIONNELLE ET SCIENTIFIQUE

La guerre a de rudes nécessités et apporte avec elle de terribles fléaux.
Mais entre les mains de certains peuples, cette arme peut être créatrice d'avenir,
agent puissant de rénovation. Alors les misères et les deuils trouvent une certaine compensation
dans les activités que la guerre surexcite, les routines qu'elle extirpe à jamais,
toutes les œuvres de civilisation qu'elle fait fleurir, là où stagnaient l'incurie et l'ignorance,
là où le poids d'un long, lourd et tragique passé empêchait la libre éclosion de la vie.

E. Thomas, *L'œuvre civilisatrice de l'Armée française en Macédoine*, 1918, p. 3

L'INSTITUT PASTEUR HELLÉNIQUE, FONDATION ZAHAROFF

En avril 1919, le docteur Georges Portman rédigea un rapport de 47 pages sur la propagande universitaire et médicale en Grèce. Le projet d'action médicale qu'il évaluait avait été présenté fin juin 1917, quelques jours après l'entrée en guerre officielle de la Grèce aux côtés de l'Entente. Il « envisageait les moyens à appliquer pour lutter contre l'emprise scientifique allemande dans la Faculté et dans les Hôpitaux, et aussi les procédés de propagande [à] disposition pour répandre en Orient la science et les découvertes françaises[1] ». La fin du texte résume ses recommandations en matière d'enseignement et de propagande[2] :

Pour l'enseignement

1. L'épuration de l'Université.
2. Le remplacement des professeurs révoqués par des élèves francophiles de nos facultés.

Pour la propagande

1. La diffusion des publications médicales françaises.
2. La création d'un journal édité en grec.

1. ADN, 48/PO/A/279, Georges Portman, Rapport sur la Propagande universitaire et médicale en Grèce, p. 3.
2. *Ibid.*, p. 46.

3. Le groupement des médecins ayant fait leurs études en France.
4. La création de sociétés scientifiques filiales de sociétés françaises.
5. Les fondations françaises proprement dites (Institut Pasteur, Hôpital français, Bibliothèque).

Comme le souligne Portman, la mise en œuvre de ce programme après la fin de la guerre produisit des résultats dépassant ses attentes. Sa plus grande récompense fut ainsi « de voir l'œuvre accomplie et les bienfaits qu'en retire notre influence en Orient[3] ». De manière plus générale, et comme l'a montré Nicolas Manitakis, « l'entre-deux-guerres fut marqué par la floraison, tant à Paris qu'à Athènes, d'une série d'établissements scientifiques, culturels et universitaires, fruits, pour la plupart, de la coopération franco-grecque qui s'était développée entre milieux politiques, diplomatiques, scientifiques et universitaires dès les dernières années de la Première Guerre mondiale[4] ». C'est dans ce contexte que s'inscrivent, entre autres, la fondation de l'« Hôpital français » d'Athènes en 1919[5] et l'ouverture de l'Institut Pasteur d'Athènes en 1920.

> Un Institut Pasteur est le meilleur instrument d'influence car il touche à tout ce qui intéresse au premier chef le développement d'une nation – l'hygiène et la santé publique – le commerce – l'industrie – l'agriculture. C'est à lui qu'on a recours pour toutes les recherches bactériologiques délicates que nécessite la Médecine moderne : l'étude des maladies humaines et leur traitement par la sérothérapie. C'est lui qui présente pour les pays étrangers la garantie scientifique permettant de réduire au strict minimum les quarantaines exigées par les maladies contagieuses si fréquentes en Orient [...] Aucun Institut de ce genre n'existait encore en Grèce et même dans la plus grande partie de l'Orient[6].

Comme nous l'avons évoqué dans le premier chapitre, l'idée de la création d'un Institut Pasteur à Athènes avait émergé dès le début des années 1910, mais les efforts du général médecin-chef Odilon Arnaud ne portèrent leurs fruits qu'à partir de 1919. À l'issue de la Grande Guerre, les autorités françaises proposèrent la création à Salonique d'un Institut Pasteur qui pourrait être installé dans les bâtiments utilisés pour l'hospitalisation des blessés et des malades de l'Armée d'Orient[7]. Le ministre de France en Serbie, Pichon, voyait dans la création d'un Institut Pasteur à Salonique un excellent moyen de propagande intellectuelle française :

> La ville qui, par sa situation, me semble réunir tous les avantages, serait Salonique. En effet, de là l'Institut Pasteur pourrait rayonner jusqu'en Égypte et en Asie Mineure d'un côté, jusqu'à Constantinople, son action s'étendrait vers le Nord jusqu'en Danube Bucarest, Belgrade Sarajevo etc. Cette gloire scientifique de la France que l'Étranger nous envie, se place en première ligne parmi les moyens de propagande dont nous pouvons disposer en dehors. Son action serait particulièrement bienfaisante dans les Balkans où sévissent les épidémies, où l'élevage est la base de richesse de la population. Notre armée a construit à Salonique des quantités de maisons en briques destinées à hospitaliser nos blessés et nos malades ; de vastes terrains les entourent, l'eau y a été amenée de la Montagne, d'excellentes routes ont été construites, il semble tout indiqué que ces constructions, qui font honneur à notre armée, ne restent pas utilisées par nous : l'Institut Pasteur y trouverait une facile installation[8].

3. *Ibid.*, p. 47.
4. Manitakis 2018, p. 17.
5. Pour l'histoire de l'« Hôpital français » d'Athènes, voir Manitakis 2018, p. 17-21.
6. ADN, 48/PO/A/279, Georges Portman, Rapport sur la Propagande universitaire et médicale en Grèce, p. 7-8.
7. ADN, 48/PO/A/279, Le ministre des Affaires étrangères à Monsieur de Billy, Ministre de France à Athènes. A. S. Création d'un établissement de l'Institut Pasteur à Salonique. Paris, 5/12/1918, n. 332.
8. ADN, 48/PO/A/279, Ministre de France en Serbie, A M. Pichon, ministre des Affaires étrangères. Propagande intellectuelle française. Paris, 23/11/1918.

Pour Pichon, les œuvres et l'héritage de l'Armée d'Orient devaient être utilisés pour le progrès de la science et la protection des populations contre les épidémies, mais, à la fin de 1918, des négociations pour une installation rapide de cet Institut à Athènes se trouvaient en bonne voie et la proposition fut finalement déclinée[9].

C'est dans ce contexte qu'en 1919, une personnalité controversée de l'époque[10], Basil Zaharoff, convaincue par des médecins militaires et des diplomates français, fit une donation de 500 000 francs[11] qui fut utilisée pour l'achat d'une propriété sise dans le quartier d'Ambelokipi, comprenant un terrain de près de deux hectares et une maison d'habitation. Le décret royal du 26 avril 1919 définit les statuts du nouvel Institut Pasteur d'Athènes, celui du 27 février 1920 les modifia légèrement[12]. Le gouvernement hellénique devait verser à la Banque nationale de Grèce une somme annuelle nécessaire à l'entretien de l'Institut (250 000 drachmes, le 1er avril de chaque année), et allouer à l'Institut une somme de 500 000 drachmes pour la construction des bâtiments neufs[13]. Selon N. Manitakis, la participation financière de la France elle-même était modeste :

> [Elle] se limitait à une subvention annuelle allouée par le ministère français des Affaires étrangères qui pouvait aller jusqu'à 20 000 francs – ce qui correspondait à 60 000 drachmes –, l'État grec, de son côté, participant à concurrence de 500 000 à 1 200 000 drachmes par an. La France parvint ainsi à mettre en place en Grèce un organe de diffusion de ses pratiques médicales et de ses produits de laboratoire à un coût vraiment minime, puisque les frais de construction avaient été pris en charge par un bienfaiteur et que les frais de fonctionnement incombaient essentiellement à l'État grec[14].

L'article 1 des statuts de l'Institut Pasteur hellénique, personne morale de droit privé, publiés au Journal officiel en mars 1920, mentionnait qu'« en exécution de la donation faite par Monsieur Zaharoff, il est créé à Athènes, sous la dénomination "Institut Pasteur hellénique, (Fondation Zaharoff)" une œuvre constituant une personne morale et qui est régie par les présents statuts ». D'après l'article 2, les objectifs principaux de sa création se définissaient comme suit :

> 1. L'étude des maladies virulentes ou parasitaires de l'homme et des animaux domestiques sévissant sur le territoire de la Grèce et des mesures à prendre pour empêcher leur développement ou leur dissémination.
>
> 2. La direction scientifique de la lutte contre le paludisme et la tuberculose.
>
> 3. L'application des méthodes pasteuriennes à l'agriculture et aux industries de fermentation (vinification, laiterie, etc.) dont le développement était particulièrement important pour l'avenir économique de la Grèce.
>
> 4. Éventuellement, la préparation et la délivrance, à titre gratuit ou onéreux, des virus-vaccins, produits biologiques ou thérapeutiques n'entrant pas dans les attributions de laboratoires spéciaux déjà existants[15].

9. ADN, 48/PO/A/279, Athènes, 19/12/1919, n. 527.
10. Basil Zaharoff, Grec d'Asie Mineure, était un marchand d'armes et un financier possédant plusieurs nationalités. Pendant la Grande Guerre, il était directeur et président de la société Maxim-Vickers-Armstrong. Voir à titre indicatif Levinson 1930.
11. Manitakis 2018, p. 21.
12. *Institut Pasteur d'Athènes* 1923, p. 4-13.
13. Institut Pasteur de Paris, IPH, Dossiers de la création, 1887-1940. Ministère des Affaires étrangères. Convention entre le Gouvernement hellénique et l'Institut Pasteur de Paris, 4/17-3-1920.
14. Manitakis 2018, p. 22.
15. *Statuts de l'Institut Pasteur hellénique* 1923, p. 115.

Le personnel de l'Institut se composait d'un directeur de nationalité française, désigné par l'Institut Pasteur de Paris puis nommé par le conseil, d'un sous-directeur, également français, et d'autres scientifiques recrutés selon les besoins de la fondation. Le directeur avait la responsabilité technique de l'établissement et en assurait également la gestion financière. Il faisait partie du conseil d'administration, qui comptait 9 autres membres nommés. Un comité consultatif, composé de 12 membres, devait offrir son expertise administrative ou technique lorsque des questions en matière de biologie exigeaient des recherches particulières. Pour l'aboutissement de l'œuvre de l'Institut, furent prévues : a) la création à Athènes d'un centre de recherche, b) l'organisation provisoire ou définitive, dans d'autres localités de Grèce, de laboratoires-annexes, mobiles ou fixes, ainsi que de missions temporaires pour les études spéciales, c) la publication annuelle de rapports ou de mémoires sur les travaux effectués[16], d) l'attribution de bourses d'études annuelles ou de prix destinés à encourager, soit en Grèce, soit à l'étranger, l'intérêt pour la protection de la santé publique ou le développement économique de la Grèce[17].

La contribution d'Edmond Sergent fut à nouveau décisive. Le directeur de l'Institut Pasteur d'Alger arriva à Athènes en février 1919 afin de poser les bases du futur Institut. Celui d'Alger était perçu comme un modèle pouvant inspirer sa conception et il avait été jugé éminemment souhaitable que l'un des frères Sergent revînt en Grèce, ne serait-ce que provisoirement[18]. Au sujet de ce détachement, Odilon Arnaud avait indiqué au docteur Émile Roux, directeur de l'Institut Pasteur de Paris, que la solution la plus simple serait d'affecter le docteur Sergent, toujours mobilisé dans la mission militaire française en Grèce, à l'organisation de l'institution[19].

De son côté, Roux trouvait cette solution très avantageuse d'un point de vue financier. Il pensait en effet que, pour fonder avec succès un institut bactériologique « sur un terrain d'intrigue », il fallait procéder sans la collaboration du gouvernement grec[20]. Selon lui, il devait en outre appartenir aux Français de choisir leurs collaborateurs, en fonction de leur mérite. Il reconnaissait ouvertement que le gouvernement grec n'exprimait que peu de sympathie à l'égard de la nouvelle fondation[21]. Comme nous le verrons plus loin, la création de l'Institut Pasteur d'Athènes rencontra bien des obstacles et provoqua d'importantes tensions entre les deux pays. Edmond Sergent se rendit finalement en Grèce pour étudier le terrain et s'entendre avec les autorités, toutes les dépenses de son déplacement étant prises en charge par Paris.

Envoyé à Athènes par Roux et Zaharoff, Sergent examina donc le site où l'Institut devait être construit, en compagnie d'Arnaud. Ils vérifièrent des paramètres importants tels que les dimensions du terrain, sa situation dans un quartier d'hôpitaux et à proximité d'une ligne de tramway électrique, son orientation nord-sud, les dispositions intérieures (dénivellation de 3 m, rideaux d'arbres), l'alimentation en eau, etc. Malgré la visite de Sergent à Athènes, les autorités françaises considérèrent finalement que, ne constituant qu'une dépendance de l'Institut Pasteur de Paris, l'Institut Pasteur d'Alger ne pouvait servir de modèle à celui d'Athènes, lequel devrait être dirigé par un comité, conformément à des statuts analogues à ceux de l'Institut Pasteur de

16. Les missions et travaux réalisés dans diverses régions de Grèce s'intéressaient surtout, soit à la protection de la santé publique et à la lutte contre les épizooties du bétail, soit à l'étude des maladies parasitaires des végétaux et aux industries de fermentation. Voir à titre indicatif Langeron 1926, p. 272-292 ; Blanc, Caminopétros 1928, p. 14-35.

17. *Statuts de l'Institut Pasteur hellénique* 1923, p. 115-124.

18. ADN, 48/PO/A/279, Athènes, 18/11/1918, n. 467.

19. Institut Pasteur de Paris, IPH, Dossiers de la création, 1887-1940. Ministère des Affaires étrangères. Direction des Affaires politiques et commerciales. Europe. Arnaud à Docteur Roux, Directeur de l'Institut Pasteur à Paris, Paris, 31/1/1919, n. 29.

20. Institut Pasteur de Paris, IPH, Dossiers de la création, 1887-1940. Roux à Arnaud, Paris, 3/2/1919.

21. *Ibid.*

Paris[22]. Pour Roux, il semblait évident qu'un tel institut bactériologique devait être absolument indépendant du gouvernement grec et n'obéir qu'à des considérations d'ordre scientifique et humanitaire. Or, selon lui, les instituts d'Alger, de Tunis et de Tanger « qui reçoivent des subventions gouvernementales, échappent aussi à la politique en ce qu'un traité a confié leur administration financière et leur direction scientifique à l'Institut Pasteur de Paris, la subvention est votée pour une période de 15 ans. Aussi longue que le traité. Tout cela diffère beaucoup du projet grec où le gouvernement a trop d'action[23] ». Autrement dit, Roux affirmait, clairement et très tôt, que le succès de la Fondation Zaharoff dépendrait de son indépendance[24].

L'expérience de Sergent contribua sans doute de manière décisive à la création de cette nouvelle succursale. En février 1919, après un examen exhaustif, il envoya en France une lettre approuvant, du point de vue technique, l'édification de « l'établissement de microbiologie dont la Grèce, au lendemain de ses victoires qui lui ont rendu de belles provinces, a besoin pour la protection de la Santé publique et pour le développement de toutes ses forces productives, appelées à un magnifique avenir[25] ». De retour à son poste à Alger, il continua de s'occuper du nouvel Institut. Dans sa correspondance, il insistait sur le fait que toutes les constructions et les aménagements devaient être étudiés et décidés sur place par celui même qui aurait à s'en servir, à savoir le futur directeur de l'Institut Pasteur, en étroite collaboration avec l'architecte[26].

Il fallut attendre la fin de février 1920 et l'arrivée à Athènes du professeur Albert Calmette pour que les statuts définitifs soient discutés et adoptés, les membres du conseil réunis et un premier plan du futur bâtiment dressé. Calmette, sous-directeur de l'Institut Pasteur de Paris et responsable de l'organisation du réseau international des Instituts Pasteur, procéda à l'inauguration de la section grecque le 1er mars de la même année. Il fut accompagné et aidé dans cette mission par le docteur Georges Abt, ancien élève de l'École normale supérieure, et par le docteur Georges Blanc, chef des services de bactériologie et de parasitologie à l'Institut Pasteur de Tunis. Une convention entre le gouvernement hellénique, représenté par le ministre des Affaires étrangères, Nicolaos Politis, et Calmette fut signée en mars 1920, établissant que l'Institut Pasteur de Paris acceptait d'assurer la direction scientifique de l'Institut Pasteur hellénique, conformément aux statuts de cet établissement : « L'Institut Pasteur de Paris fournira à ce personnel par son mandataire dûment qualifié, toutes les directives scientifiques en vue d'assurer son meilleur rendement dans l'étude des questions d'ordre biologique qui intéressent la protection de la santé publique et le développement économique de la Grèce[27]. »

Notons qu'en 1919, le poste de directeur de l'Institut Pasteur d'Athènes avait été proposé à Étienne Burnet, un bactériologiste qui, comme nous l'avons vu, connaissait déjà la Grèce pour avoir servi dans l'Armée d'Orient durant la Grande Guerre. Après la fin de la guerre, il reçut de nombreuses propositions de poste (chaire de bactériologie en Angleterre, professeur adjoint à l'Institut d'hygiène de Strasbourg, directeur général de l'Enseignement en Martinique) mais, selon les mémoires de sa femme, la direction de l'Institut Pasteur d'Athènes l'intéressait particulièrement :

22. Institut Pasteur de Paris, IPH, Dossiers de la création, 1887-1940. Légation royale de Grèce à Paris, A. Romanos, Paris, 29/1/1919, n. 263.

23. Institut Pasteur de Paris, IPH, Dossiers de la création, 1887-1940. Roux à Arnaud, Paris, 3/2/1919.

24. *Ibid.*

25. Institut Pasteur de Paris, IPH, Dossiers de la création, 1887-1940. Athènes, 24/2/1919.

26. Institut Pasteur de Paris, IPH, Dossiers de la création, 1887-1940. Institut Pasteur d'Algérie. Mustapha-Alger. Alger, 28/10/1919, n. 970.

27. Institut Pasteur de Paris, IPH, Dossiers de la création, 1887-1940. Ministère des Affaires étrangères. Convention entre le Gouvernement hellénique et l'Institut Pasteur de Paris, 4/17-3-1920.

> Il ne restait, donc, finalement, en suspens, que le poste d'Athènes, en faveur duquel les Docteurs Roux et Calmette exerçaient sur lui une pression très grande. D'ailleurs Athènes le tenta peut-être, à un moment donné, encore plus que Strasbourg, à cause de son passé glorieux et de son ciel lumineux. Étienne Burnet demanda donc un peu plus de temps pour se décider et promit de donner sa réponse définitive à la fin de novembre [...] Un événement intervint alors, qui semble prouver, une fois de plus, comment dans cette vie tout paraît être réglé par des forces mystérieuses qui ne dépendent souvent guère des propres décisions d'Étienne Burnet et mènent toujours, finalement, à des acquisitions plus larges et plus surprenantes [...] Car ayant, après quelques tâtonnements, recommencé ses travaux sur la tuberculose et les expériences engagées avant 1914 sur la sensibilité à la tuberculine, il eut brusquement dans la nuit du 16 au 17 octobre 1919 une très grave hémoptysie. Cet accident, dû à des expériences qu'il avait faites sur lui-même, bouleversa subitement tous les plans d'avenir [...] Finalement les Docteurs Roux et Calmette persuadèrent Étienne Burnet de passer l'hiver dans le Midi pour se remettre complètement de cette grave atteinte à sa santé [...] Il débarqua à Bizerte et partit par le premier train pour Tunis où il arriva vers dix heures du matin, par un temps gris, froid et pluvieux (en tant que Directeur de l'Hygiène à Tunis). Il ne se doutait pas qu'il devrait y rester neuf ans[28].

Abt fut donc le premier directeur et Blanc le premier sous-directeur de l'Institut. Pour eux et leurs familles, des logements particuliers avaient été réservés. De manière générale, et comme le prévoyait la convention qu'ils avaient signée, ces habitations, aménagées ou construites sur les terrains appartenant à l'Institut Pasteur, étaient convenablement meublées. Les dépenses liées au logement provisoire d'Abt et de Blanc, soit à l'hôtel soit en meublé, devaient être mises sur le compte de l'Institut Pasteur hellénique. Il en allait de même pour les frais de leur transfert de Paris à Athènes. La convention déterminait aussi en détail leur salaire, le remboursement des déplacements faits en Grèce pour enquêtes ou recherches relatives aux travaux de l'Institut, leurs jours de congés et les frais de leur retour en France (du Pirée à Marseille, en première classe), etc. Le gouvernement hellénique accepta de garantir, à partir du 1er mars 1920, un traitement mensuel minimum de 3 000 drachmes pour Abt et 2 000 pour Blanc. La convention indiquait également que les deux docteurs étaient autorisés à verser 5 % de leur traitement à la caisse de retraite de l'Institut Pasteur de Paris. Cette convention fut établie pour une période de 20 ans, renouvelable par tacite reconduction par période de 5 ans si aucune des parties ne l'avait dénoncée un an avant la fin de chaque période[29].

La correspondance échangée entre la Grèce et la France afin de préciser le cadre administratif et économique du fonctionnement de l'Institut témoigne du fait que les autorités françaises cherchèrent à prendre en compte toutes les éventualités, toutes les difficultés inattendues qui risquaient de se présenter en Grèce, y compris la mort ou la maladie d'une personne détachée. Les deux parties représentées avaient donc convenu qu'en cas de mort accidentelle ou des suites d'une maladie contractée en cours de mission, l'Institut Pasteur hellénique assurerait aux veuves des docteurs Abt et Blanc ou à leurs successeurs français le versement d'une somme unique représentant six mois de leur traitement respectif et les frais de leur rapatriement jusqu'à Paris[30]. En avril 1920, dans une lettre envoyée de Paris, Zaharoff confirmait la signature, entre le gouvernement grec et Calmette, d'une convention assurant le bon fonctionnement et

28. Burnet 1939, p. 179-181.

29. Institut Pasteur de Paris, IPH, Dossiers de la création, 1887-1940. Ministère des Affaires étrangères. Convention entre le Gouvernement hellénique et l'Institut Pasteur de Paris, 4/17-3-1920.

30. Institut Pasteur de Paris, IPH, Dossiers de la création, 1887-1940. Ministre des Affaires étrangères. Athènes, 4/17-3/1920.

l'indépendance de cet établissement[31]. S'il ne put assister à l'inauguration, Zaharoff ne manqua cependant pas d'exprimer sa satisfaction : « les statuts ont été modifiés conformément à nos désirs et [...] les plans des constructions indispensables sont établis. Leur exécution est confiée à M. Balanos, architecte de l'Acropole[32] ».

Notons également qu'il figurait, sur la liste des membres du premier Conseil d'administration, des personnalités nommées sur décision du ministre de l'Intérieur et qui occupaient une place particulière dans la société grecque, notamment le directeur de la Banque d'Athènes, Ioannis Eliascos, l'ancien ministre Ioannis Athanassakis, l'ancien ministre de Grèce à Belgrade Ioannis Coundouriotis et le député Georges Averoff[33]. On y trouve aussi le nom du directeur de l'École française d'Athènes, Charles Picard[34], qui, enrôlé dans l'Armée d'Orient durant la Grande Guerre, joua un rôle important non seulement dans la propagande française, mais aussi dans l'engagement de la Grèce aux côtés de l'Entente. Nous constatons une fois de plus que l'héritage de cette armée est visible et bien vivant. En mars 1921, après le remplacement du docteur Georges Abt pour des raisons de santé, le personnel et le service de l'Institut étaient composés du docteur Georges Blanc, nommé directeur, du docteur Constantin Mélanidis, chef du laboratoire vétérinaire et élève des Instituts Pasteur de Paris et d'Alger, du docteur Jean Caminopétros, chargé du service de bactériologie et élève de la faculté d'Athènes, et de deux femmes, Pascaly, comptable, et Patrikiou, chargée du secrétariat et de la dactylographie[35].

L'INSTITUT PASTEUR D'ATHÈNES : UN ENJEU POLITIQUE ET DIPLOMATIQUE

L'idée de la création de l'Institut Pasteur d'Athènes, qui avait germé au début des années 1910 avec une proposition faite par Odilon Arnaud à Venizélos, se concrétisa donc finalement au début des années 1920, grâce à la donation de Zaharoff. Le processus de création dura ainsi près de dix ans et cette lenteur est incontestablement liée au contexte politique, économique et social de cette période agitée. La biographie d'Albert Calmette fait brièvement référence à sa mission à Athènes dans un passage qui illustre assez bien la situation : « À Athènes, où il se rend, il coordonne les initiatives du médecin général Arnaud, détaché en Grèce comme réorganisateur, au lendemain de la guerre de 1914-1918, du Service de santé militaire de ce pays, de l'homme d'État Venizélos, grand ami de la France et du mécène Zaharoff désireux d'offrir son concours financier[36]. » La fondation de l'Institut Pasteur constitua non seulement un enjeu entre les deux partis politiques grecs, mais aussi un moyen, pour les puissances, de déterminer et de renforcer leur rôle et leur influence dans un pays sortant à peine de la guerre aux côtés des vainqueurs. La communication entre Paris et l'ambassade de France à Athènes, quelques mois seulement avant le début officiel de ce processus, montre combien cette fondation et, par conséquent, la question de la santé pouvaient devenir un enjeu politique et diplomatique de premier plan.

31. Institut Pasteur de Paris, IPH, Dossiers de la création, 1887-1940. Paris, 19/4/1920.
32. *Ibid.* Nicolaos Balanos, ingénieur civil (1860-1942), était le maître d'œuvre de la restauration des monuments de l'Acropole.
33. Institut Pasteur de Paris, IPH, Dossiers de la création, 1887-1940. Liste des Membres du premier Conseil d'administration de l'Institut Pasteur hellénique nommé par décision du ministre de l'Intérieur le 2/14-3-1920 conformément aux statuts.
34. La relation particulière de l'Institut Pasteur d'Athènes avec l'École française d'Athènes apparaît aussi par le fait que le centenaire de la naissance de Louis Pasteur fut célébré dans les jardins de l'École le 1er/14 mars 1922 et que Blanc y donna une conférence intitulée « L'esprit scientifique de Pasteur et l'esprit scientifique en biologie ». Sur cette question, voir les archives : Pasteur/EFA/5 ACE 6.
35. *Institut Pasteur d'Athènes* 1923, p. 6.
36. Bernard 1961, p. 177.

Dès la fin de 1918, les autorités parisiennes s'étaient inquiétées de la « puissance étrangère » à qui il incomberait d'organiser en Grèce une institution bactériologique et d'en prendre la responsabilité. Dans un télégramme adressé à leur ambassade à Athènes, les Français soulignent notamment :

le publiciste bien connu, croit savoir que le roi Constantin ayant donné 500 000 frs pour créer un institut bactériologique du type allemand, le professeur Savas, germanophile notoire, proposerait de réunir ce don à celui de M. Zaharoff [...] Je vous serais obligé de me renseigner à ce sujet. Au cas où le projet du professeur Savas serait susceptible d'exécution, il conviendrait de le faire échouer en priant M. Zaharoff de rappeler à M. Venizélos ses intentions d'après lesquelles l'Institut d'Athènes devait relever directement de l'Institut Pasteur de Paris[37].

Animée du même esprit polémique, la réponse de l'ambassade fut immédiate et confirmait l'intention du médecin inspecteur Odilon Arnaud d'écrire à Roux et à Zaharoff « pour les mettre au courant de l'intrigue du professeur Savas tendant à accaparer pour l'Université, où la Faculté de Médecine continue à compter une majorité de professeurs germanophiles, l'Institut Pasteur que fonde M. Zaharoff[38] ». S'il est vrai que, durant les Guerres Balkaniques, Savas et Arnaud collaborèrent de manière systématique à la fabrication du vaccin anticholérique – tout en revendiquant chacun la paternité de ce traitement –, la rupture entre les deux partis était désormais franche. Les autorités françaises semblèrent éprouver un certain soulagement lorsqu'elles comprirent que, contrairement à ce qui avait été affirmé, la somme dont disposait l'université d'Athènes ne venait pas du roi Constantin mais d'un donateur[39]. Arnaud continua de jouer un rôle décisif dans le processus de fondation de l'Institut, notamment en convainquant Basil Zaharoff de l'esprit particulier qui devait animer l'Institut Pasteur d'Athènes.

Les Français jugèrent alors nécessaire « d'agir énergiquement contre le docteur Savas, le principal bactériologue grec, détracteur de Pasteur et personnalité importante du parti germanophile. Le docteur Savas a tout fait pour empêcher la fondation de l'Institut Pasteur[40] ». Dès 1917, Savas rédigeait des articles sur la nécessité pour la Grèce de se doter d'un institut microbiologique conçu sur le modèle de l'Institut de Berlin et de celui de Berne, dépendant de l'université et placé sous sa direction. L'arrivée de Sergent en Grèce, à la mi-février 1919, fut en réalité la réponse qu'apportèrent les Français à ce qu'ils percevaient comme une menace : « voyant la tournure que prenaient les événements, nous avons jugé qu'il fallait agir vite. La présence à la tête de l'Institut d'un homme d'une valeur indiscutable était nécessaire[41] ». Début février 1919, ils rendirent visite à Zaharoff, qui se trouvait à Monte-Carlo, afin de lui exposer en détail la nécessité de la création d'un Institut Pasteur en Grèce et de lui faire part des intrigues qui se développaient autour de cette formation et des raisons pour lesquelles son indépendance devait être absolue vis-à-vis de l'université et du gouvernement.

Nous lui montrâmes que c'était la plus belle œuvre à laquelle il puisse attacher son nom, puisque les bienfaits qu'elle procurerait se feraient sentir dans les coins les plus reculés ; enfin qu'il fallait assurer son existence, soit 200 000 francs par an c'est à dire un capital de 5 millions. M. Zaharoff voulut bien nous écouter avec une grande attention et termina cette première visite par ces mots : « Maintenant je suis au courant, il m'est inutile de lire tous ces papiers de l'Université ; allez à Athènes, voyez sur place ce qu'il faut faire, tenez-moi au courant, je compte sur vous[42]. »

37. ADN, 48/PO/A/279, Paris, 29/12/ 1918, n. 649.
38. ADN, 48/PO/A/279, Athènes, 30/12/1918, n. 541.
39. *Ibid.*
40. ADN, 48/PO/A/279, Athènes, 17/4/1919, n. 146.
41. ADN, 48/PO/A/279, Georges Portman, Rapport sur la Propagande universitaire et médicale en Grèce, p. 30.
42. *Ibid.*, p. 33-34.

L'Institut Pasteur d'Athènes était en cours de création, mais les difficultés et les obstacles persistaient. En mars 1919, Edmond Sergent informait Paris que Basil Zaharoff était prêt à accorder à l'Institut Pasteur de Paris les millions nécessaires à la création d'un Institut à Athènes, qu'il était contre toute intervention gouvernementale ou universitaire et qu'il désirait que l'acte d'achat de la propriété soit établi au nom de l'Institut Pasteur de Paris[43]. Pourtant, le terrain fut finalement acheté au nom de l'Institut Pasteur hellénique[44]. En mai 1919, les autorités françaises apprirent que Venizélos voulait transmettre le règlement de l'Institut au roi pour signature et, une fois encore, les réactions ne manquèrent pas : « il y a là un malentendu qu'il faut immédiatement éclaircir et pour ma part je crois y voir [...] une manœuvre [...] un nouvel épisode de la lutte du professeur Savas contre la fondation en Grèce d'un Institut scientifique indépendant de la politique[45] ». La situation entre les deux parties s'envenima lorsque les Français signalèrent qu'il circulait à Athènes un tract de propagande reproduisant le texte du décret portant approbation des « statuts de l'Institut Pasteur hellénique », ainsi que ce qui avait paru dans le Journal officiel du Royaume le 15 mai 1918. Les intentions de Savas leur parurent désormais évidentes : il souhaitait « prouver que la Grèce n'a rien à apprendre de l'Institut Pasteur de Paris, [et c'est pour cette raison qu'il] se livre depuis quelque temps dans son laboratoire à la fabrication de sérum antidiphtérique[46] ».

Les accusations des Français concernant Savas, qu'ils considéraient comme opposé au développement de l'influence française dans les milieux scientifiques grecs[47], étaient aussi directement liées à l'avenir des autres médecins professeurs de l'université qui, après des études en France, souhaitaient exercer la médecine en Grèce. Les Français établirent donc une liste de quelques noms et décidèrent finalement que la direction de l'université devait être confiée au docteur Gerasimos Phocas. Celui-ci possédait la double nationalité, était agrégé de la faculté de Lille et professeur à la faculté d'Athènes. Selon eux, « le professeur Phocas venant reprendre à l'université son poste de professeur de clinique chirurgicale, devait montrer et enseigner au corps médical grec la chirurgie de guerre française aux progrès de laquelle il avait contribué et dont il avait une expérience de trois ans[48] ». Phocas était vraisemblablement le membre distingué d'un groupe francophile de scientifiques opposés à Savas. Autrement dit et comme l'a souligné Nicolas Manitakis, pour l'hôpital français d'Athènes, « recruter à l'hôpital français les médecins grecs qui avaient rallié le camp français était, aux yeux des diplomates, une manière de les dédommager de l'ostracisme dont les avait frappés la frange germanophile des universitaires grecs pendant toute la durée du Schisme national[49] ».

Néanmoins, la création de l'Institut Pasteur d'Athènes en 1919 ne s'inscrivait pas seulement dans le cadre de la « propagande française médicale » ni dans celui de la « coopération franco-grecque » développée après la fin de la Grande Guerre. Elle était également liée au renouvellement de l'intérêt international pour la santé après la guerre. Selon Claire Salomon-Bayet, à partir de la fin du XIXe siècle, les travaux de Pasteur suscitèrent « la médicalisation d'une société dont la législation de santé publique, appuyée sur les enseignements de l'école et de la caserne, est la traduction sur le plan politique et social[50] ». Les progrès scientifiques et les réussites pratiques

43. *Ibid.*, p. 34.
44. ADN, 48/PO/A/279, Athènes, 14/3/1919, n. 101.
45. ADN, 48/PO/A/279, Athènes, 6/5/1919, n. 185.
46. ADN, 48/PO/A/279, Diplomatie, Paris, 14/5/1919, n. 286.
47. ADN, 48/PO/A/279, Paris, 15/4/1919, n. 158.
48. ADN, 48/PO/A/279, Georges Portman, Rapport sur la Propagande universitaire et médicale en Grèce, p. 20-21.
49. Manitakis 2018, p. 19.
50. Salomon-Bayet 1986, p. 11.

obtenus avant et pendant la guerre transformèrent les modalités de la collaboration dans le domaine de la santé. On voyait désormais se développer l'idée selon laquelle une organisation plus internationale de la recherche scientifique et des mesures préventives devrait permettre le contrôle voire l'éradication de nombreuses maladies, avec leurs conséquences sociales et économiques[51]. Un nouveau système d'organismes internationaux et d'institutions de santé émergea donc, visant à améliorer tant l'assistance prodiguée aux populations que leur état de santé général. De nouveaux moyens de comptage statistique de la morbidité, de la fréquence des maladies et de la manière de les contrôler furent employés. La fondation Rockefeller finança des recherches médicales et la création d'écoles d'hygiène en Europe centrale et en Europe de l'Est[52]. Nombre d'États, dont la Grèce, s'adressèrent à l'Organisation de la santé de la Société des Nations pour des questions sanitaires et d'hygiène[53].

En d'autres mots, la fondation de l'Institut Pasteur d'Athènes participait de la conception, prévalant après la Grande Guerre, selon laquelle la santé publique était un élément essentiel de la civilisation et une condition indispensable au maintien de la paix[54]. Dans l'entre-deux-guerres, d'autres sections de l'Institut Pasteur furent fondées partout dans le monde. Comme Anne-Marie Moulin l'a montré, ces instituts pourraient être vus comme des organes de l'Organisation de la Santé et ils contribuèrent non seulement à ce que la santé publique soit considérée comme un métier à part entière, mais aussi à ce que l'accent soit mis sur l'épidémiologie et la médecine préventive[55]. Les Instituts Pasteur constituèrent ainsi un réseau protégeant la santé publique sur les cinq continents. Ainsi, même si le début de l'entre-deux-guerres en Grèce fut particulier en raison du conflit en Asie Mineure en 1922, la création de l'Institut Pasteur d'Athènes ne peut être examinée indépendamment de la conception, de la création, de l'organisation et du fonctionnement des autres Instituts Pasteur fondés partout dans le monde après la fin de la Grande Guerre.

ÉTUDES ET RAPPORTS SCIENTIFIQUES SUR L'ORIGINE DES MALADIES, D'APRÈS L'EXPÉRIENCE DE L'ARMÉE D'ORIENT

Comme nous l'avons montré, outre leurs ennemis militaires, les soldats de l'Armée d'Orient durent affronter sans relâche un grand nombre de maladies nées des conditions particulières de la guerre ou de l'environnement. Il n'est donc pas paradoxal que, dans l'un de ses rapports, Henri Fournial souligne que « la balle est mille fois moins meurtrière que le microbe et certains épisodes de l'histoire militaire illustrent douloureusement cette indiscutable vérité[56] ». Cette expérience est à l'origine de débats et de rapports scientifiques qui profitèrent à l'évolution de la médecine et, en ce sens, le front d'Orient contribua de manière décisive au combat mené par le monde médical pour vaincre le paludisme. Ce n'est d'ailleurs pas un hasard si, durant cette période, les questions relatives à la lutte contre le paludisme ont suscité la rédaction d'un certain nombre de thèses et d'études scientifiques[57].

51. Dubin 1995, p. 56-80.
52. Weindling 2008, p. 53-75.
53. Pour le cas de la Grèce, voir : Theodorou, Karakatsani 2008, p. 53-75.
54. Moulin 1995, p. 244.
55. Moulin 1995, p. 244-265.
56. SHD, GR 9 NN 7/1389, Commandement supérieur des A.A. en Orient. Service de santé. Rapport du Médecin Inspecteur Fournial, Chef Supérieur du Service de santé des Armées alliées sur la défense sanitaire de l'Armée d'Orient en 1919, p. 1.
57. Voir à titre indicatif : Institut Pasteur de Paris, Fonds Émile Brumpt, BPT.DOC.77, Bel 1916 ; Sergent 1918, p. 641-648 ; Chatenoud 1918 ; Gaskell, Millar 1920, p. 381-426.

Les responsables sanitaires de cette armée exploitèrent systématiquement leur expérience des maladies pour étudier les raisons de leur apparition à un moment donné et tenter de développer des solutions de traitement. Nombre de ces missions et études se déroulèrent alors que l'issue de la guerre était encore inconnue; elles constituaient donc une nouvelle arme scientifique pour affronter cet ennemi mortel. Les rapports rédigés par les médecins entre 1916 et 1918 ne décrivaient pas seulement l'œuvre accomplie pour le traitement des diverses maladies, mais faisaient aussi état des recherches effectuées, à chaque fois qu'elles pouvaient s'avérer utiles pour l'avenir, ainsi que de leurs nouvelles découvertes.

C'est dans ce contexte que s'inscrit par exemple le rapport du médecin aide-major Louis Lemaire, adjoint au laboratoire de bactériologie de l'Armée d'Orient, contraint de se rendre à Lesbos au début de décembre 1916 pour étudier les cas de méningite cérébro-spinale et de diphtérie apparus dans le détachement français[58]. Il procéda à des examens bactériologiques sur place en prélevant du liquide céphalo-rachidien aux malades soignés à l'hôpital. Il est intéressant de noter que ces cas s'étaient manifestés dans un bataillon d'Indochinois et qu'un cas avait été observé dans la population civile de Loutra, village situé à 800 mètres du camp de ce bataillon. Des examens effectués chez les autres tirailleurs du bataillon révélèrent que cinq d'entre eux étaient porteurs du germe méningocoque. Les cinq hommes furent isolés dans un hôpital temporaire, durent y rester au moins quinze jours et se soumettre à des soins de désinfection du nez et de la gorge. L'ensemble du bataillon dut également être désinfecté et suivre les mesures préconisées par le médecin inspecteur Vincent. Les tirailleurs indochinois ne purent avoir de contact ni avec d'autres troupes, ni avec les habitants de l'île pendant un certain temps[59]. Mais cet événement était-il fortuit ou reflétait-il la faiblesse immunitaire et, par conséquent, la plus grande sensibilité génétique d'un groupe ethno-racial ?

Les observations faites sur le scorbut dans les troupes italiennes en Macédoine sont également intéressantes. Cette maladie apparut en novembre 1917 et 180 cas furent dénombrés à la fin du mois de juin 1918. Les autorités italiennes s'alarmèrent : c'était la première fois que des formes classiques de scorbut apparaissaient dans leur armée, tandis qu'à l'exception de l'armée anglaise, les autres armées alliées avaient souvent été frappées par cette maladie, parfois dans de plus grandes proportions. Afin de disposer d'une vue d'ensemble de la situation, les Italiens tentèrent d'établir des statistiques pour comparer leur cas à ceux des autres armées. La période de l'année à laquelle le scorbut était apparu parmi leurs troupes ne correspondait pas à l'expérience de ces dernières (au printemps, en été), ce qui engendra une certaine confusion. Ignorant tout de l'étiologie de cette maladie, ils comprirent qu'il leur fallait d'abord étudier dans leur complexité les facteurs de morbidité liés à l'historique des malades, la manière dont la maladie était apparue, les conditions de vie des soldats, notamment en matière d'alimentation, ainsi que le contexte spatio-temporel[60] : « de ce qu'on dira plus tard, on verra l'influence éventuelle que peut avoir eu le climat seul au [*sic*] joint à d'autres causes à déterminer la fréquence des manifestations du scorbut en Macédoine[61] ».

Il s'avéra que, contrairement à une idée alors largement répandue, l'émergence du scorbut n'était pas directement liée au facteur alimentaire. Les symptômes apparaissaient parmi des

58. SHD, GR 20 N 945, Commandant militaire français de Mytilène. Rapport de Mission, Mytilène, 12/1/2/1916, p. 1.

59. SHD, GR 20 N 945, Commandant militaire français de Mytilène. Rapport de Mission, Mytilène, 12/1/2/1916, p. 2-3.

60. SHD, GR 9 NN 7/1389, Dr. C. Vallardi (Cap.-Lib. Doc-Chef du Service Bactériologique), Observations sur le scorbut chez les troupes italiennes en Macédoine, p. 1-2.

61. *Ibid.*, p. 2.

soldats de formations différentes, y compris à l'arrière où l'alimentation pouvait être plus variée et plus riche. On observa en revanche une relation entre le scorbut, le paludisme et les dysenteries sévissant en Macédoine. Selon C. Vallardi, 46 % des cas de scorbut étudiés concernaient des malades précédemment impaludés[62]. Il pensait que le scorbut pouvait constituer un élément aggravant chez les paludéens anémiques et faibles. Pour confirmer son hypothèse, il pratiqua des examens et certifia que « les rechutes de paludisme augmentaient et que les formes de première invasion commençaient à apparaître » tandis que « le scorbut diminuait progressivement, pour disparaître au commencement de l'été[63] ». Les Italiens ne sous-estimèrent toutefois pas l'importance du facteur alimentaire qui jouait un rôle de premier ordre. De fait, dans les tranchées, la principale différence existant entre les conditions de vie des soldats et celles des officiers résidait dans l'alimentation. C'est pour cette raison qu'après l'éclatement de l'épidémie, ils décidèrent d'enrichir la nourriture des premiers en légumes et surtout en légumes verts[64].

De nombreuses informations furent également compilées dans le rapport détaillé que le médecin principal E. Job, médecin-chef de la Mission d'étude des états dysentériques, rédigea à partir des observations faites au sein de l'Armée d'Orient au cours de l'année 1918. En collaboration avec le médecin aide-major André Dumas, Job était chargé d'étudier les affections dysentériques et notamment de déterminer la fréquence de la dysenterie amibienne. Ces études furent menées dans les deux centres les plus importants de l'Armée d'Orient : à Salonique, durant l'hiver et le printemps 1918, et à Florina, l'été de la même année, c'est-à-dire de la fin du mois de mai au 1er octobre. Les opérations militaires qui se déroulèrent dans la région au cours de cette période nécessitèrent des évacuations rapides ne permettant pas le suivi des malades, ce qui explique que les observations de la mission ne se poursuivirent pas au-delà du 1er octobre[65].

Une analyse approfondie fut ainsi rédigée à partir des documents statistiques et étiologiques relatifs à la dysenterie amibienne à Florina en 1918, traitant de la symptomatologie, de l'anatomie pathologique, de l'amibiase hépatique, de l'épidémiologie et de la prophylaxie. Une recherche comparable fut également menée sur la dysenterie bacillaire dans la même région. Les responsables de cette enquête entreprirent de formuler quelques remarques plus générales sur la nature des dysenteries observées dans l'Armée d'Orient, pas exclusivement à Florina, et sur les signes cliniques présentés par les malades, les taux de morbidité et les facteurs environnementaux spécifiques à ces régions[66].

Si les missions semblables à celles qui étudièrent la méningite cérébro-spinale à Lesbos ou la dysenterie amibienne à Florina ne prirent en aucun cas l'ampleur et l'importance de la mission antipaludique de 1916, elles témoignent néanmoins de la mobilisation du corps scientifique en temps de guerre. Le cas du Polonais Ludwik Hirszfeld, l'un des sérologistes les plus importants du XXe siècle, est représentatif d'un autre type de mobilisation scientifique : ses travaux ne présentaient en effet aucun caractère d'urgence, mais bénéficièrent de l'aubaine que représentait une armée composée d'hommes de nationalités diverses. Il découvrit l'hérédité et établit la nomenclature des groupes sanguins, ouvrant ainsi le champ de la génétique humaine.

62. *Ibid.*, p. 3.

63. *Ibid.*, p. 4.

64. *Ibid.*, p. 12.

65. SHD, GR 9NN 7/1389, Armée d'Orient. Rapport du Médecin Principal de 2e Cl. JOB, Médecin-Chef de la Mission d'étude des états dysentériques sur les observations faites par la Mission à l'Armée d'Orient de l'année 1918, Florina, 21/10/1918, p. 1.

66. *Ibid.*, p. 22-24.

Durant la Grande Guerre, il se trouvait à Salonique avec sa femme, en tant que volontaire. Il testa plus de 800 individus provenant de seize groupes ethniques différents et découvrit un modèle de variation dans la distribution du système ABO : le type A était présent en plus grande proportion dans les populations de l'Europe du Nord et de l'Ouest et le type B dans les populations du sud et de l'est, en particulier celles qui venaient d'Inde[67]. Il raconte dans son autobiographie les circonstances de cette campagne de prélèvements :

> La visite, vers seize heures, au café Floca de Salonique nous a offert une vue de kaléidoscope sur les races et les nations [...] Nous voilà au milieu d'un singulier mélange de races et de nations, ce qui nous permettrait de mener à bon terme au bout de quelques mois un projet pour lequel il nous aurait fallu de nombreuses années d'étude ainsi que des déplacements. Nous demandâmes au quartier général de nous autoriser à opérer cette étude auprès des soldats, à les scruter ; notre demande fut accordée. [...] Et on devait utiliser un langage différent pour chaque nation [...] Aux anglais, on se contentait de dire que nos objectifs étaient purement scientifiques. On s'est laissé plaisanter avec nos amis français : on leur a dit que nous allions découvrir avec qui ils pourraient pêcher impunément. On dit aux nègres que, s'ils consentaient à la prise de sang, ils auraient droit à une permission ; tout d'un coup, ils tendirent leurs bras noirs vers nous [...][68].

Si les maladies contagieuses et leurs conséquences devinrent rapidement l'ennemi principal des troupes engagées sur le front balkanique, les blessures de guerre, bien que moins nombreuses que sur le front occidental, n'en restaient pas moins une douloureuse réalité. Le médecin inspecteur Charles Péchin adressa ainsi un rapport précis au directeur du Service de santé de l'Armée d'Orient, pour lui faire part de ses considérations générales sur la chirurgie de la guerre et le besoin de disposer d'un groupe électrogène transportable. Il jugeait qu'un blessé devait être opéré dans les six heures suivant sa blessure, surtout dans le cas de fractures comminutives ou de plaies articulaires[69]. Afin d'argumenter sa demande, il fournit de nombreux détails sur les plaies des tissus mous, les plaies articulaires, ses réflexions et ses propres expériences relatives aux modalités d'opérations et aux délais à respecter. Aux propositions de Péchin répondit Henry Billet, le chirurgien consultant de l'Armée française d'Orient, qui fit part de son avis sur les modalités opératoires en fonction des blessures et insista, lui aussi, sur l'utilité de la radioscopie en chirurgie de la guerre[70] (**fig. 14**).

Cette correspondance témoigne du rôle joué par la guerre dans les progrès de la chirurgie et dans la confirmation des spécialités, comme nous l'avons vu en introduction. De manière plus générale, les maladies contagieuses, les maladies vénériennes, les blessures, l'alcoolisme étaient des réalités nées des conditions particulières de la guerre et que la société devait prendre en charge pour protéger la population. Il n'est donc pas surprenant qu'une circulaire ministérielle du 7 avril 1920, une fois la guerre terminée, traite de la protection des soldats contre les maladies vénériennes et l'alcoolisme, des « fléaux qui compromettent l'avenir de la race et doivent être énergiquement combattus par tous les moyens[71] ». L'expérience de la guerre en général et dans l'Armée d'Orient plus particulièrement joua sans doute un rôle déterminant

67. Balińska, Scheider 2013, Introduction, p. xxii.

68. Hirszfeld 2013, p. 51, 58.

69. SHD, GR 9 NN 7/1389, Le Médecin Principal de 2e Cl. Péchin, Directeur du Sce de Sté du 3e Groupement de D.I. à Monsieur le Médecin Principal de 1re Cl., Directeur du Service de Sté de l'AFO, 11/8/1918.

70. SHD, GR 9 NN 7/1389, Note de Monsieur le Médecin-Major de 1re Classe H. Billet Chirurgien consultant de l'AFO au sujet du Rapport de Mr. le Médecin Principal de 2e Cl. Péchin, 15/8/1918.

71. SHD, GR 20 N 909, Cabinet du Ministre. 4e Bureau. Œuvres Militaires. Circulaire aux Généraux Commandants de Régions, relative à la protection du soldat contre les maladies vénériennes et l'alcoolisme, Paris, 7/8/1920.

dans la formation de la conception sanitaire de tous les scientifiques et hygiénistes qui en furent des protagonistes.

Durant l'année 1916, sur l'île de Corfou – où fut recueillie l'armée serbe après sa retraite d'Albanie, apportant avec elle le typhus exanthématique, le choléra et tout un cortège d'infections intestinales comme on n'en rencontre guère en temps normal –, Étienne Burnet et ses collègues Vaudremer, Lisbonne et Clunet, formant l'équipe française, étaient chargés de circonscrire et d'arrêter les épidémies dans l'armée serbe et de préserver la population civile. L'année suivante, en Macédoine, ce fut dans la mission antipaludique de l'Armée d'Orient, organisée par Edmond et Étienne Sergent et dirigée par le colonel Visbecq, que Burnet participa à la campagne de prophylaxie par l'assainissement et la quinisation. La guerre a donc été, pour lui comme pour bien d'autres savants et hygiénistes, une grande expérience pratique d'hygiène et de médecine préventive[72].

LA MODERNISATION INCOMPLÈTE DES SERVICES SANITAIRES DE L'ÉTAT GREC : EN MARCHE VERS 1922

La fin officielle de la Grande Guerre ne signa pas, naturellement, la disparition automatique et définitive des maladies. En Ukraine, en Russie, en Pologne, en Galicie, en Yougoslavie et en Hongrie, par exemple, le typhus exanthématique demeurait très dangereux et risquait de provoquer des ravages si des mesures drastiques n'étaient pas prises pour empêcher la propagation de l'épidémie[73]. En Serbie, le typhus exanthématique ne revêtait pas le caractère d'une épidémie car les difficultés de communication isolant littéralement les diverses régions faisaient obstacle à sa diffusion. Des cas furent constatés parmi les prisonniers et travailleurs hongrois, tandis qu'ils étaient assez rares au sein de l'armée serbe. La réapparition sporadique de la maladie montre qu'il était resté à l'état latent dans ce pays depuis la grande épidémie de 1914-1915[74].

Malgré les découvertes de Charles Nicolle et de ses collaborateurs, qui avaient montré que la contamination n'était pas causée par des morsures de poux mais par des micro-organismes présents dans leurs excréments, le typhus prit des proportions considérables durant la Grande Guerre. Les très mauvaises conditions de vie jouèrent un rôle déterminant dans sa rapide expansion en Europe. Afin d'éviter la transmission, il était indispensable, non seulement d'exterminer les poux, mais aussi de traiter tous les éléments susceptibles de les héberger. Les vêtements étaient passés au pétrole, les hommes épouillés avec des savons spéciaux et des bains chauds, des quarantaines appliquées systématiquement. Les maisons souillées faisaient l'objet de missions militaires chargées de brûler et de désinfecter chaque foyer de poux. Toute personne malade du typhus était isolée, ne pouvant reprendre le cours de sa vie quotidienne qu'une fois complètement rétablie. Les campagnes d'affichage alertant des dangers du typhus se multipliaient en Europe[75]. Comme nous l'avons vu, le cas de la Grèce illustre bien cette situation.

En 1920, la Réunion de Londres pour la santé, organisée en réaction à l'épidémie de typhus en Pologne, aboutit à la création de la commission des épidémies – initialement

72. Burnet 1939, p. 287.

73. ADN, 79/PO/A/174, Consulat puis Légation de France à Belgrade, Ministre de France, Pichon, Paris, 2/5/1919, n. 178.

74. ADN, 79/PO/A/174, Consulat puis Légation de France à Belgrade, Direction des Affaires politiques et commerciales. Le Ministre de la République française auprès du Gouvernement serbe à son excellence Monsieur Pichon ministre des Affaires étrangères, Paris. Belgrade, 5/3/1919, n. 95.

75. Weindling 2004, p. 257-259.

appelée commission du typhus – de l'Organisation de santé de la Société des Nations dans les années 1920-1923 (*Epidemic Commission of the League of Nations, LNEC*)[76]. De manière générale, le typhus constitue un bon exemple pour comprendre comment les maladies apparues durant la Grande Guerre menèrent les États à reconsidérer et à modifier de manière critique les politiques de santé mises en œuvre pour traiter les maladies contagieuses au XIXe siècle. Peu avant la guerre, les taux de décès dus au typhus étaient très faibles, mais, pendant et après la guerre, la maladie prit des proportions épidémiques[77].

En Grèce, la Macédoine orientale connut ainsi une recrudescence de l'épidémie durant la guerre pendant l'occupation bulgare, malgré les mesures prises par le service sanitaire bulgare. À Cavalla, par exemple, de nouveaux cas de typhus furent constatés au mois de novembre 1918 chez des personnes rentrées de Bulgarie et chez des habitants de la ville. Les autorités ordonnèrent l'arrestation et la désinfection de tous les déportés arrivant de Bulgarie à Okdjilar (actuellement la région de Toxotes à Xanthi), tous les voyageurs devant être épouillés. Les médecins militaires et civils de Cavalla visitèrent toutes les maisons de la ville, procédèrent à l'examen des malades et prescrivirent des mesures d'hygiène[78]. Après la retraite des armées bulgares, de nombreux cas furent constatés parmi les habitants, tandis que bien des prisonniers rentrant en Grèce étaient porteurs de la maladie. La création de lazarets aux frontières ne put empêcher l'introduction du typhus dans les régions grecques de la Macédoine orientale[79].

On estime qu'entre décembre 1918 et le milieu de l'année 1919, un total de 1 328 civils et soldats furent atteints du typhus exanthématique et 198 d'entre eux en moururent[80] (**tabl. 21**). Les taux de morbidité apparaissent beaucoup plus élevés chez les civils et les prisonniers que

Décembre	1918	46 cas
Janvier	1919	175 cas
Février	1919	556 cas
Mars	1919	420 cas
Avril	1919	100 cas
Mai	1919	31 cas
Juin	1919	0 cas
Total	**1 328** **Soldats : 108** **Civils : 539** **Prisonniers : 681**	
Morts	**198**	

Tableau 21. Le cours de l'épidémie de typhus exanthématique à Jannina après la récupération de la Macédoine orientale par la Grèce, 1918-1919. Kuriazidis 1920, p. 3.

76. Balińska 1995, p. 81-86.
77. Weindling 2004, p. 258-259.
78. ADN, 48/PO/A/279, Agence-Consulaire de France à Cavalla. L'Agent-Consulaire de France à Cavalla à Monsieur M. Graillet, Consul de France à Salonique, Cavalla, 3/11/1918, no 3 ; 8/11/1918, n. 4.
79. Kuriazidis 1920, p. 2.
80. Kuriazidis 1920, p. 3.

chez les soldats, probablement parce qu'ils n'étaient pas habitués aux conditions de la guerre. En ce qui concerne les prisonniers, il faut aussi tenir compte des souffrances endurées en Bulgarie durant leur déportation. Selon l'agence consulaire de France à Cavalla, leur nourriture quotidienne consistait en un morceau de mauvais pain et ils avaient l'obligation de travailler entre douze et quatorze heures par jour, effectuant des travaux très pénibles, comme le percement de tunnels, la réfection de routes et la construction de ponts en bois. La faim, la maladie et les mauvais traitements aggravaient leur vulnérabilité[81].

La menace épidémique étant réelle, la direction du service sanitaire de Salonique décida de créer dans chaque ville de Macédoine un hôpital d'isolement, une salle de désinfection et un service sanitaire urbain. Le manque de médecins civils, dû à leur mobilisation et à leur mise à l'écart pendant les conflits avec les Bulgares, impliqua la participation des médecins militaires. Cependant, les militaires ne purent à eux seuls contrôler l'épidémie dans les villes et les villages, en raison de problèmes de gestion : un certain nombre d'officiers étaient placés sous les ordres des médecins-majors mais la plupart d'entre eux n'étaient pas dispensés des obligations militaires de leurs divisions. Ils ne pouvaient par conséquent pas se consacrer exclusivement à la lutte contre la maladie. De plus, le renouvellement continuel de ces officiers, dû à la grande mobilité des corps d'armée, engendrait de nombreux dysfonctionnements au sein des services. C'est ainsi que 20 prisonniers furent épouillés par trois fois, à Cavalla, à Drama et à Serres, car il n'existait pas de communication ni de concertation entre les services sanitaires des différentes divisions[82].

En mars 1919, cet échec mena à la création d'un service d'hygiène indépendant placé sous la direction de Kuriakos Kuriazidis[83], sur décision spéciale du ministère de l'Intérieur et du ministère de l'Armée. La contribution de la Croix-Rouge américaine fut également déterminante[84], à Cavalla en particulier. Dès février 1919, la mission américaine, composée d'une équipe de quatre médecins et placée sous la responsabilité du médecin-major commandant Samuel J. Walker, y procéda à une enquête préliminaire. Elle constata que tous les réfugiés arrivés en ville étaient effectivement épouillés, isolés pendant 20 jours dans des baraques « propres » et qu'un certificat de santé leur était ensuite délivré et leur permettait de s'installer dans les régions avoisinantes. En réalité, l'épouillage était incomplet et la surveillance sanitaire de ceux qui étaient installés dans les baraques insuffisante. Bien des réfugiés porteurs du certificat étaient en réalité atteints du typhus exanthématique et pouvaient le propager facilement[85].

Comme nous l'avons déjà indiqué, le typhus exanthématique était également présent à Jannina (**tabl. 22**) et à Lesbos après la fin de la guerre. En janvier 1919, une épidémie éclata dans les prisons de la ville de Jannina et se diffusa très vite au sein de l'armée, dans la ville et dans les autres agglomérations et villages de la région. À l'hôpital militaire, où les malades n'étaient pas immédiatement épouillés, 15 cas de contamination furent constatés parmi le personnel (médecins et infirmiers). En revanche, dans les trois autres hôpitaux de la ville, où était traité le typhus exanthématique, le personnel ne fut pas touché, car toutes les mesures

81. ADN, 48/PO/A/279, Agence-Consulaire de France à Cavalla. L'Agent-Consulaire de France à Cavalla à Monsieur M. Graillet, Consul de France à Salonique, Cavalla, 29/10/1918, n. 2.

82. Kuriazidis 1920, p. 9-10.

83. Kuriazidis 1920, p. 9-11.

84. Après la fin de la guerre, la Croix-Rouge américaine joua un rôle important dans le rapatriement d'un grand nombre de réfugiés grecs persécutés par les Bulgares. Sur sa contribution, voir à titre indicatif : *Reports of the American Red Cross* 1919 ; Barry 1920, p. 1-23. Plus généralement, sur l'ensemble de l'œuvre de la mission spéciale de la Croix-Rouge américaine en Grèce dans les années 1918-1919, voir Capps 1919.

85. Walker 1920, p. 59-62.

prévues étaient appliquées de manière systématique. Quant à l'île de Lesbos, durant la même période, 776 nouveaux cas y furent enregistrés, avec un taux de mortalité de 18 %[86].

Janvier	220 cas
Février	102 cas
Mars	83 cas
Avril	48 cas
Total	**453**
Morts	**43 (18 %)**

Tableau 22. L'épidémie de typhus exanthématique à Jannina, janvier-avril 1919. Kuriazidis 1919, p. 4.

Également porteurs du typhus exanthématique, les Grecs du Caucase et de Russie du Sud, forcés d'abandonner définitivement leur terre natale, constituèrent une nouvelle menace pour Salonique et les régions du nord de la Grèce, de 1919 à 1921[87]. La présence des réfugiés du Caucase permit une meilleure compréhension des conséquences que pouvaient avoir dans le domaine de la santé publique l'installation de personnes déplacées et se trouvant en situation de grande vulnérabilité[88]. À Salonique, les réfugiés étaient par exemple transportés directement des bateaux au lazaret de Petit-Karabournou, où ils étaient épouillés et désinfectés avant d'être isolés à l'extérieur de la ville, notamment dans les anciens hôpitaux anglais qui avaient fonctionné durant la guerre. Les autorités souhaitaient les voir s'installer à l'intérieur de la Macédoine, après leur convalescence. En février 1921, il fut interdit aux réfugiés de sortir de leurs quartiers d'habitation et aux personnes venant de l'extérieur d'y pénétrer. Les mesures préventives n'apportaient pas toujours les résultats escomptés et les tensions entre les représentants des réfugiés et les autorités sanitaires ne manquaient pas.

Le typhus exanthématique n'était naturellement pas la seule maladie à menacer la Grèce après la guerre, mais il constitue un exemple assez représentatif. La *diaspora des maladies* demeurait pour l'État grec un problème majeur qu'aggravait encore l'arrivée continue des diverses vagues de population. Une mobilité forcée qui, comme nous l'avons dit dans le premier chapitre, débuta avec les Guerres Balkaniques et se poursuivit durant toute la décennie 1919-1922. Une fois encore, l'État grec ne parvint pas à mettre en œuvre une réelle politique de santé publique permettant la prise en charge sanitaire de tous les réfugiés présents sur le territoire national après la fin de la guerre.

Après l'arrivée des Grecs de Russie, un nouveau décret royal daté d'avril 1919 élargit les pouvoirs du ministère de l'Assistance « aux autres catégories de réfugiés et de personnes qui ont souffert injustement » (και εις άλλας κατηγορίας προσφύγων και αναξιοπαθούντων). Plus précisément, l'article 1 du décret royal déclare que « l'assistance apportée, de quelque nature qu'elle soit, est élargie à la diaspora pauvre qui arrive en Grèce, en raison des guerres en Russie, aux ouvriers Grecs rapatriés de l'étranger et à leurs familles, s'ils n'ont pas de travail, et plus généralement aux pauvres et aux personnes qui ont souffert injustement, indépendamment de

86. Kuriazidis 1919, p. 4-5.

87. Pour une courte présentation du typhus exanthématique en Grèce après la Grande Guerre, voir Korma 2013, p. 89-99.

88. Katsapis 2003, p. 43.

leur lieu d'origine ou d'habitation ou de leur nationalité[89] ». La loi 2037 valide ce décret[90]. Les pouvoirs du ministère demeuraient cependant restreints et ne concernaient que des groupes précis de population. En outre, rappelons que la Direction de l'hygiène du ministère de l'Intérieur continua de fonctionner normalement jusqu'en 1921.

Au début des années 1920, les conditions de l'organisation systématique des services de santé et d'assistance avaient évolué, comme l'ont montré Vasiliki Theodorou et Despoina Karakatsani. En septembre 1920, l'Assemblé nationale commença à débattre d'une loi pour la fondation du « ministère de la Santé et de Prévoyance sociale » (Υπουργείο Υγείας και Κοινωνικής Προνοίας). C'était la première fois que l'on tentait l'unification des divers services sanitaires[91]. Cette décision, pas plus que celle de la fondation de l'Institut Pasteur d'Athènes, ne peut être considérée indépendamment de ce qui se passait en Europe à la même époque. De nombreux pays créèrent des ministères de la Santé publique et de la Prévoyance sociale (Autriche, Pologne, Prusse, Allemagne, Grande-Bretagne, Union soviétique), franchissant, selon Paul Weindling, un pas important sur le chemin de l'État-providence moderne (« an important step on the path of the modern welfare state »)[92].

En Grèce, la procédure d'adoption de cette loi s'éternisa, conséquence probable de la proclamation des élections de novembre 1920. Le parti des libéraux de Venizélos perdit les élections et le roi Constantin rentra en Grèce. La discussion reprit, à l'initiative de la reine Sophia, avec une nouvelle commission composée de Konstantinos Savas, Emmanuel Lambadarios et Charalambos Roïlos. La commission déposa un nouveau décret législatif à l'Assemblé nationale en mai 1921[93]. Le nouveau ministère poursuivait trois objectifs principaux : le renforcement démographique de la Grèce, la lutte contre la pauvreté et l'allocation de subsides aux victimes de la guerre et à leurs familles. Le texte prévoyait la création des directions suivantes : a) la Direction de l'hygiène publique (Διεύθυνσις Δημοσίας Υγιεινής), qui avait pour mission la gestion des maladies infectieuses et vénériennes, l'hygiène des zones rurales et des villes et la statistique médicale; b) la Direction de l'hygiène sociale (Διεύθυνσις Κοινωνικής Υγιεινής), chargée de l'hygiène scolaire, de l'hygiène du travail, du contrôle de la consommation d'alcool et de la qualité des aliments, et de la protection de l'enfance (accouchements, naissances, hôpitaux pour enfants, etc.) ; c) la Direction des assurances sociales (Διεύθυνσις Κοινωνικών Ασφαλίσεων), pour fonder des caisses d'assurances sociales et de retraite, et fournir du travail et des habitations populaires, d) la Direction de l'assistance publique (Διεύθυνσις Δημοσίας Αντιλήψεως), pour les soins aux réfugiés, aux orphelinats publics et aux fondations philanthropiques en général, et e) la Direction des victimes de guerre (Διεύθυνσις Θυμάτων Πολέμου), pour la prestation de soins aux victimes de la guerre et à leurs familles[94].

Autrement dit, et pour reprendre les mots d'un protagoniste de l'époque, ce ministère était le « Ministère du Sauvetage social, Sanatorium des Âmes et des Corps » (Υπουργείο Κοινωνικής Σωτηρίας, Σανατόριο Ψυχών και Σωμάτων)[95]. Sa création provoqua la réaction négative de quelques députés-médecins. Le chef du service de la Direction de l'hygiène du ministère de l'Intérieur ainsi que d'autres membres des services correspondants jouèrent en coulisses un rôle déterminant. Malgré toutes ces réactions, la loi 2882/1922 fut votée le 27 août 1922 mais ne

89. Ministère de l'Assistance 1920, p. 52.
90. Katsapis 2011, p. 133.
91. Theodorou, Karakatsani 2010, p. 270-271.
92. Weindling 2004, p. 259.
93. Macridès 1933, p. 29-31.
94. Ailianos 1921, p. 74-78.
95. Ailianos 1921, p. 77.

put être appliquée en raison de la Catastrophe d'Asie Mineure. La fondation d'un ministère de la Santé et de la Prévoyance rencontra ainsi, au cours de la période 1917-1922, trois obstacles majeurs : les mutations politiques que connut le pays ; les conflits qui survinrent au sein des divers services sanitaires ; les évolutions géopolitiques et les déplacements de populations. En décembre 1922, un décret législatif du Comité insurrectionnel[96] fonda enfin le « ministère de l'Hygiène, de la Prévoyance et de l'Assistance » (Υπουργείο Υγιεινής, Προνοίας και Αντιλήψεως) avec, à sa tête, le ministre Apostolos Doxiadis[97]. Dans le domaine de la santé aussi, un nouveau chapitre s'ouvrait pour la Grèce de l'entre-deux-guerres.

96. Après la chute du front d'Asie Mineure, les colonels Nikolaos Plastiras, Stylianos Gonatas et le capitaine du navire *Lemnos*, Dimitrios Fokas, partisans de Venizélos, au départ de Mytilène et de Chios, constituent un Comité insurrectionnel. Le comité demande l'abdication du roi Constantin, la démission du gouvernement, la dissolution de la Chambre, la formation d'un nouveau gouvernement jouissant de la confiance de l'Entente et le renforcement du front de Thrace.

97. Macridès 1933 ; Dardavesis 2008.

ÉPILOGUE

L'objectif principal de cette étude était de comprendre l'évolution du système sanitaire grec entre 1912 et 1922, une période tourmentée qui débute avec les Guerres Balkaniques, se poursuit avec la Grande Guerre puis l'expédition en Ukraine, pour se terminer avec la défaite de l'armée grecque en Asie Mineure. Une décennie de guerres successives qui donne au cas grec toute sa singularité. Entre la fin des Guerres Balkaniques et l'entrée officielle du pays dans la Première Guerre mondiale en juin 1917, la Grèce avait en réalité déjà subi tous les impacts et conséquences de ces conflits dans le domaine de l'hygiène et de la santé publique. Notre étude s'est concentrée sur le rôle joué par la mission militaire française durant les Guerres Balkaniques et, surtout, par l'Armée française d'Orient pendant la Première Guerre mondiale. Incontestablement, il ne s'agit là que d'un aspect spécifique de la formation de l'organisation sanitaire. D'autres sujets, également importants, comme l'organisation des hôpitaux civils, la protection de l'enfance et la morbidité infantile[1], la formation scientifique des médecins et le fonctionnement des institutions philanthropiques, ne sont pas traités ici.

Le comportement de la Grèce durant la Grande Guerre fut assez particulier. Elle conserva d'abord sa neutralité, puis connut une période de profonde division, due au désaccord des deux partis politiques quant à une éventuelle entrée en guerre du pays, et rejoignit finalement le conflit, assez tard, aux côtés de l'Entente. De plus, de « Nouveaux Territoires » venaient d'être annexés au pays et l'administration grecque n'était pas encore suffisamment solide et efficace. Tout cela influença sans doute la présence et l'action de l'Armée d'Orient qui joua un rôle double et ambigu. En effet, si cette armée était officiellement considérée comme une puissance alliée, une partie du système politique et de la société grecque voyait en elle une puissance hostile et impérialiste, ce qui rendit l'œuvre de ces troupes étrangères particulièrement difficile.

La Première Guerre mondiale est considérée comme une guerre sanitaire, *a medical war*, et la contribution de la médecine fut effectivement primordiale : assistance aux blessés, diminution des décès par infections et autres situations pathologiques, convalescence plus rapide des soldats, qui se trouvaient moins longtemps à l'écart du champ des opérations, amélioration « scientifique » de l'alimentation et des conditions de vie permettant d'affermir l'état de santé des troupes, amélioration du moral des soldats et propagande faite par les officiers sanitaires.

1. Theodorou, Karakatsani 2010.

En ce sens, le front de Macédoine ne constitue pas une exception et participe d'un phénomène complexe plus général appelé militarisation de la médecine et médicalisation de la guerre. Cependant, contrairement à ce qui se passa sur le front de l'Ouest, où les décès par maladies furent moins nombreux que les décès dus aux blessures, les maladies infectieuses et contagieuses y jouèrent un rôle de tout premier plan[2].

La Grèce accueillit des réfugiés par centaines de milliers, de manière continue, tout au long de cette période. Les réfugiés provenaient de régions diverses, aussi bien de la péninsule balkanique (Thrace, Serbie, Albanie, Bulgarie, Roumanie) que d'Asie Mineure, du Pont et de Russie du Sud. Ces vagues hétéroclites d'immigration précipitèrent le processus de réorganisation du système sanitaire et lui imposèrent de relever des défis inattendus.

Une partie des populations étrangères n'avait pas de défenses immunitaires et était très sensible aux infections contagieuses ou à d'autres maladies, telles que le paludisme et le scorbut. De ce fait, leur arrivée en Grèce était souvent rapidement suivie d'une contamination, par le paludisme par exemple, qui circulait assez activement dans le pays d'après les données existantes. D'autre part, des armées étrangères en déroute et des populations en fuite, comme les Serbes, introduisirent d'autres épidémies, notamment celle du typhus exanthématique. Tous ces mouvements de population provoquèrent évidemment une recrudescence des maladies contagieuses, comme les dysenteries et le choléra, en raison d'une trop grande promiscuité, de très mauvaises conditions de vie et de la faiblesse du fonctionnement des structures sanitaires grecques. Par ailleurs, les sévères problèmes d'infrastructures – insuffisance des réseaux routiers, d'adduction d'eau et d'égouts – que connaissait le pays, en particulier le Nord, favorisaient encore davantage la transmission des maladies et rendaient plus difficile le transfert des blessés et des malades vers les hôpitaux.

La concentration et la cohabitation des troupes étrangères avec les réfugiés d'Asie Mineure dans le camp de Zeitenlik constitue un exemple criant de cette situation. La santé de la population de la ville de Salonique et de ses environs fut dangereusement menacée. La même situation se rencontra à Florina, à Corfou, à Lesbos et à Syros. Plus généralement, certaines maladies, infectieuses ou non, étaient liées aux conditions spéciales de la guerre, au non-respect des règles d'hygiène, à la grande mobilité de troupes décimées, révélant la fragilité et la perméabilité des frontières nationales. D'autres affections étaient imputables à la géographie et au climat de la Grèce. Une mosaïque de maladies de dangerosité variable vint ainsi se superposer à la mosaïque d'une population mêlant autochtones, réfugiés et armées alliées. Et les autorités militaires et civiles, grecques et étrangères, furent appelées à gérer ensemble ces situations complexes.

La guerre totale, au XXe siècle, impliquait non seulement la mobilisation de tous les moyens militaires disponibles, mais également la participation directe de l'arrière à l'effort de guerre, ce qui eut pour effet de rendre les frontières entre autorités civiles et autorités militaires plus mouvantes et ambiguës qu'elles ne l'étaient déjà. En effet, cette fragilisation ne concernait pas seulement les frontières nationales, l'intégrité des États-nations et la souveraineté nationale, mais aussi la distinction qui existait avant la guerre entre sphère militaire et sphère civile. Dans ce contexte, l'armée et l'Église continuèrent de jouer un rôle de premier plan dans le traitement des questions sanitaires concernant l'ensemble de la société civile. Ainsi, si la campagne de vaccination préventive contre le choléra fut d'abord accompagnée de pressions et de menaces, le fait que les populations civile et militaire en acceptèrent progressivement l'idée n'est probablement pas sans rapport avec l'influence exercée par l'armée et la religion.

2. Harrison 2010, p. 1-15 ; Harrison 2004, p. 4-5, 18-19.

Au cours des années 1912-1922, nous observons donc une première tentative de réorganisation du système sanitaire grec et d'amélioration du niveau de santé. Il s'agissait à la fois d'une nécessité et d'une exigence de la société grecque elle-même et d'une préoccupation du monde politique. Cette réorganisation était endogène, mais une décennie de conflits internationaux et la présence d'une grande puissance expéditionnaire servirent de catalyseur à cette transformation. La présence des Français joua effectivement un rôle primordial qui ne peut être réduit à leur contribution à la fabrication du vaccin anticholérique, aux études menées dans le cadre de la lutte contre le paludisme ou à la fondation de l'Institut Pasteur d'Athènes. Il faut également souligner l'importance de leur collaboration quotidienne avec les autorités grecques et les médecins grecs : ces rapports continus engendrèrent naturellement des tensions, des désaccords et des frictions, mais occasionnèrent aussi des échanges d'expériences et de connaissances scientifiques, et l'implication des autorités compétentes. Il s'agit en réalité d'une osmose entre le système sanitaire français et le système grec, qui se forme pendant cette période, surtout durant la Grande Guerre, et dans un espace géographique déterminé. Néanmoins, si ces conditions particulières précipitèrent l'évolution du système sanitaire grec, elles firent aussi émerger des obstacles et des difficultés.

En 1922, l'État grec possédait dans le domaine de la gestion des populations une grande expérience qui, depuis dix ans, couvrait aussi l'aspect sanitaire. Il se trouva toutefois dans l'impossibilité de valoriser convenablement cette expérience, contrarié par des confrontations politiques et des obstacles bureaucratiques. Malgré les initiatives successives, législatives et politiques en général, la Grèce ne parvint pas à se doter d'institutions sanitaires efficaces et cohérentes avant 1922. La catastrophe politique, militaire et humanitaire sans précédent qui frappait le pays conduisit alors nécessairement à la création du « ministère de l'Hygiène, de la Prévoyance et de la Conception » en décembre 1922 et à la réorganisation urgente des infrastructures, des institutions et des organismes.

De plus, suite aux événements d'Asie Mineure de 1922, la Grèce sollicita l'aide de l'Organisation de la Santé de la Société des Nations et d'organisations philanthropiques internationales, telles que le Near East Relief (devenu la Near East Foundation en 1929) et la Rockefeller Foundation. Une fois encore, de la même manière que pour la création d'un ministère de la Santé, l'État grec suivit la tendance des évolutions à l'œuvre dans le domaine sanitaire et de l'hygiène en Europe, en les adaptant naturellement à ses propres particularités et difficultés. Face à l'urgence de la mise en place de mesures d'hygiène, après l'arrivée des réfugiés, et à la menace de nouvelles épidémies, une petite équipe de médecins travaillant en Europe de l'Est et ayant joué un rôle dans l'Organisation de la Santé de la Société des Nations arriva en Grèce en 1923. Comme le souligne Katerina Gardikas, en plus d'avoir fait appliquer les mesures d'hygiène nécessaires, ces médecins furent aussi des « fournisseurs d'informations sur les développements actuels en matière de santé publique internationale[3] ».

Ils servirent en outre d'intermédiaire entre le gouvernement grec et la Rockefeller Foundation, dès 1923. L'activité de cette fondation prit cependant du retard en raison de l'instabilité politique de l'État grec ainsi que de son incapacité à organiser et à financer lui-même ses services et à recruter du personnel déjà spécialisé. En raison de son statut, la Rockefeller Foundation ne pouvait assurer ni la responsabilité ni la charge financière de la politique de santé de tout un pays. La Grèce dut attendre juillet 1928 et la présence d'un gouvernement stable pour solliciter de nouveau l'aide de la Rockefeller Foundation, cette fois avec succès[4].

3. Gardikas 2008, p. 178.
4. Gardikas 2008, p. 178-181.

À l'occasion de l'épidémie de dengue qui sévit dans le pays d'octobre 1927 à juillet 1928, le gouvernement de Venizélos, fraîchement élu, demanda de nouveau l'aide de l'Organisation de la Santé de la Société des Nations pour réorganiser ses services sanitaires. Dans la mise en œuvre de la proposition finale de Genève (déposée en avril 1929), correspondant à celle que d'autres pays avaient déjà adoptée (Espagne, Hongrie, Pologne), la contribution des représentants de la Rockefeller Foundation fut décisive. Dans ce contexte et jusqu'à l'arrivée de ces représentants en Grèce au printemps 1930, une série de décrets furent votés pour l'application du programme, actant notamment la création de l'École d'hygiène et du Centre d'hygiène d'Athènes et la fondation d'un ministère de l'Hygiène indépendant[5].

Toutes ces évolutions attestent une continuité dans le processus long et pénible de l'organisation des services sanitaires grecs, qui commença au début du XXe siècle. L'implication de la Grèce dans les guerres, les déplacements de frontières et les changements géopolitiques qui s'ensuivirent, les mouvements de populations, forcés ou non, ainsi que la présence du facteur étranger contribuèrent, *bon gré mal gré*, à la modernisation de la santé en Grèce.

5. THEODOROU 2017, p. 239-250.

ARCHIVES

GRÈCE

Direction de l'Histoire de l'Armée :

371/13/4
1810/A/IM9
1622/ΣΤ/1

Service des Archives diplomatiques et historiques du ministère des Affaires étrangères de Grèce :

1911, 10/5/1
1912, 20/1/3
1913, 11/5/3
1913, 23/3/3
1915, Δ/128
1916, Α. Α. Κ. 3
1916, Α/4/Χ (η)
1916, Δ/128
1917, Δ/128

Archives nationales de Grèce/Archives historiques de Macédoine :

31.3

École française d'Athènes :

Pasteur/EFA/5 ACE 6

FRANCE

Service historique de la Défense :

GR 5 N 108
GR 6 N 2
GR 6 N 209
GR 6 N 295
GR 6 N 297
GR 7 N 2059
GR 9 NN 7/1388
GR 9 NN 7/1389
GR 9 NN 7/1395
GR 9 NN 7/1397
GR 16 N 2904
GR 20 N 69
GR 20 N 127
GR 20 N 295
GR 20 N 623
GR 20 N 909
GR 20 N 945
GR 46 N 2904

Archives diplomatiques de Nantes :

48/PO/A/279
79/PO/A/174
604/PO/B/97
604/PO/B/140

Institut Pasteur de Paris :

Fonds Albert Vaudremer, VAD.C5
Fonds Emile Brumpt, BPT.DOC.77
Fonds André Dumas, DUM
IPH, Dossiers de la création, 1887-1940

Ministère de l'Europe et des Affaires étrangères :

Gr. 28, Services sanitaires français
Gr 30, Institut Pasteur

BIBLIOGRAPHIE

LIVRES ET TEXTES IMPRIMÉS AVANT 1939

Abadie 1924
Lieutenant-colonel Abadie, *Étude sur les opérations de guerre en montagne*, Paris, Charles Lavauzelle, 1924.

Ailianos 1921
Michail Chr. Ailianos, *Το έργον της ελληνικής περιθάλψεως* [*L'œuvre de la protection sanitaire grecque*], Athènes, Publication du bureau de presse du ministère des Affaires étrangères, 1921.

Altam 1918
C. Altam, *Un Parisien à Salonique*, Paris, F. Rouff, 1918.

Ancel 1921
Jacques Ancel, *Les Travaux et les Jours de l'Armée d'Orient, 1915-1918*, Paris, Bossard, 1921.

Antelme 1916
Jeanne Antelme, *Avec l'armée d'Orient : notes d'une infirmière à Moudros*, Paris, Émile-Paul frères, 1916.

Athanasakis 1927
Ioannis Athanasakis, « Η πεντηκονταετηρίς του Ελληνικού Ερυθρού Σταυρού [Les cinquante-cinq ans de la Croix-Rouge hellénique, 1877-1927] », *Ygeia* 5, 1927, p. 97-129.

Baïras 1922
Général Baïras, *Le Fort d'arrêt « Roupel ». Tous les documents officiels. Une réponse au Général Sarrail*, Paris, Albrighi, Segati et C., 1922.

Barbusse 1916
Henri Barbusse, *Le Feu*, Paris, Flammarion, 1916.

Barry 1920
Grosvenor C. Barry, « Το έργον της περιθάλψεως εις τα χωριά του Παγγαίου υπό του Αμερικανικού Ερυθρού Σταυρού [L'œuvre d'assistance de la Croix-Rouge américaine dans les villages du Pangée] », *Υγειονομικόν Δελτίον Ιατροσυνεδρίου* [*Revue d'hygiène du Conseil royal médical*], 1920, p. 1-23.

Bel 1916
Victor Bel, *Étude épidémiologique du paludisme de première invasion observé à l'Armée d'Orient*, Paris, Jouve & Cie, 1916.

Bernard 1929
Léon Bernard, *La défense de la santé publique pendant la Guerre*, Paris, PUF, 1929.

Blanc, Caminopétros 1928
Georges Blanc, Jean Caminopétros, « Nouvelle enquête sur la répartition du bouton d'Orient en Grèce : un foyer continental en Laconie-Péloponnèse », *Archives de l'Institut Pasteur hellénique*, 1928, 1, p. 14-35.

Bonnenfant 1919
M. Bonnenfant, *Le paludisme secondaire macédonien chez les rapatriés de l'armée d'Orient systématiquement quininés jusqu'à récupération fonctionnelle, juin 1917-octobre 1918*, Le Mans, Monnoyer, 1919.

Bujac 1926
Colonel Bujac, *La Grèce aux côtés des Alliés, 1916-1918*, Paris, s.n., 1926.

Burnet 1921
Étienne Burnet, *La Tour Blanche. Armée d'Orient 1916-1917*, Paris, Flammarion, 1921.

Burnet 1939
Lydia Burnet, *Étienne Burnet : un humaniste français de ce temps*, Paris, Denoël, 1939.

Cantacuzène 1920
Jean Cantacuzène, « La pathogénie du choléra et la vaccination anticholérique », *Annales de l'Institut Pasteur* 34, 1920, p. 56-87.

Canudo 1917
Capitaine Canudo, *Combats d'Orient : Dardanelles-Salonique (1915-1916). Mémoires et récits de guerre*, Paris, s.n., 1917.

Capps 1919
Edward Capps, *The American Red Cross in Greece*, Athènes, P. D. Sakellarios, 1919.

Chatenoud 1918
Pierre Chatenoud, *L'importation du paludisme macédonien en France du fait de la guerre*, Paris, Imprimerie de la faculté de médecine, 1918.

Coblentz 1930
Paul Coblentz, *Le silence de Sarrail*, Paris, Louis Querelle, 1930.

Cofer 1915
L. E. Cofer, « The Quarantine Situation: A General Review of the Subject as Affected by the World. Prevalence of Cholera, Yellow Fever, Plague and Typhus Fever », *Public Health Reports (1986-1970)* 30.3, 1915, p. 2613-2618.

Cordier 1936
Louis Cordier, *Ceux du premier armistice (souvenirs d'un marsouin de la division pruneau Armée d'Orient), 1918*, Paris, Limagne, 1936.

Cordonnier 1930
Général Louis-Victor Émilien Cordonnier, *Ai-je trahi Sarrail ?*, Paris, Les Étincelles, 1930.

Cosmin 1927
S. Cosmin, *L'Entente et la Grèce pendant la Grande Guerre (1916-1917)*, t. II, Paris, Société mutuelle de l'Édition, 1927.

Dartige du Fournet 1920
Vice-amiral Dartige du Fournet, *Souvenirs de guerre d'un amiral, 1914-1916*, Paris, Plon, 1920.

David 1927
Robert David, *Le drame ignoré de l'Armée d'Orient : Dardanelles, Serbie, Salonique*, Paris, Plon, 1927.

Deygas 1932
Capitaine Ferdinand-Joseph Deygas, *L'Armée d'Orient dans la Guerre mondiale (1915-1919)*, Paris, Payot, 1932.

Driault, Lhéritier 1926
Édouard Driault, Michel Lhéritier, *Histoire diplomatique de la Grèce de 1821 à nos jours. La Grèce et la Grande Guerre. De la Révolution turque au traité de Lausanne (1908-1923)*, t. V, Paris, PUF, 1926.

Dufour de La Thuillerie 1922
René Dufour de La Thuillerie, *De Salonique à Constantinople : souvenirs de la Division navale d'Orient, 1916-1919*, Paris, J. de Gigard, 1922.

Frapié 1931
Henri Frapié, *Jours d'Orient*, Paris, Baudinière, 1931.

Frappa 1917
Jean-José Frappa, *À Salonique sous l'œil des dieux!*, Paris, Ernest Flammarion, 1917.

Gaskell, Millar 1920
J. F. Gaskell, W. L. Millar, « Studies on Malignant Malaria in Macedonia », *Quarterly Journal of Medicine* 52.13, 1920, p. 381-426.

Geroulanos 1914
Marinos Geroulanos, *Η δράσις του Γ΄ Νοσοκομείου του Ελληνικού Ερυθρού Σταυρού «Ιδαδιέ» εν Θεσσαλονίκη, κατά τον ελληνοβουλγαρικόν πόλεμον* [*Le fonctionnement de l'hôpital de la Croix-Rouge hellénique « Idadié » à Salonique pendant la guerre entre la Grèce et la Bulgarie*], Athènes, 1914.

Hemingway 1938
Ernest Hemingway, *L'Adieu aux armes*, trad. Maurice-Edgar Coindreau, Paris, Gallimard, 1938.

Hurst 1918
Arthur F. Hurst, *Medical Diseases of the War*, Londres, Edward Arnold, 1918.

Institut Pasteur d'Athènes 1923
« L'Institut Pasteur d'Athènes », *Archives de l'Institut Pasteur hellénique*, 1923, 1, p. 5-11.

Jünger 1930
Ernst Jünger, *Orages d'acier : souvenirs du Front de France (1914-1918)*, trad. Fernand Grenier, Paris, Payot, 1930.

KARDAMATIS 1914
Ioannis Kardamatis, « Τα πεπραγμένα επί την εν Μακεδονία χολέρας κατά τον Ελληνοβουλγαρικόν πόλεμον [Les actions engagées contre le choléra en Macédoine pendant les guerres gréco-bulgares] », *Iatriki Proodos*, 1914, p. 91-98.

KOUMARIS 1914
Ioannis G. Koumaris, *Ιατρικαί σημειώσεις εκ του νοσοκομείου πολέμου της Α.Μ. Βασιλίσσης Σοφίας εν Αθήναις, Ιούλιος-Νοέμβριος 1913* [*Notes sanitaires de l'hôpital de guerre de Sa Majesté la Reine Sophia à Athènes, juin-juillet 1913*], Athènes, 1914.

KURIAZIDIS 1915
Kuriakos N. Kuriazidis, *Ο εξανθηματικός τύφος εν Ελλάδι κατά τον Βαλκανοτουρκικόν πόλεμον* [*Le typhus exanthématique en Grèce pendant la guerre balkano-turque*], Athènes, Éditions frères V. Frantzeskaki, 1915.

KURIAZIDIS 1919
Kuriakos Kuriazidis, *Περί εξανθηματικού τύφου εν Ελλάδι: ιστορία και επιδημιολογία-κλινική εικών-διάγνωσις-θεραπεία-εφαρμοζόμενα μέτρα* [*Sur le typhus exanthématique en Grèce : histoire et épidémiologie, image clinique, diagnostic, traitement, mesures appliquées*], Athènes, Imprimerie Dimitrios M. Delis, 1919.

KURIAZIDIS 1920
Kuriakos Kuriazidis, « Περί του εξανθηματικού τύφου εν τη Ανατολική Μακεδονία [Sur le typhus exanthématique en Macédoine orientale] », *Υγειονομικόν Δελτίον Ιατροσυνεδρίου* [*Revue d'hygiène du Conseil royal médical*], 1920, p. 1-88.

KURIAZIDIS 1929
Kuriakos Kuriazidis, *Τα πεπραγμένα της Υγειονομικής Υπηρεσίας του Υπουργείου των Εσωτερικών κατά την δεκαετίαν 1911-1921: ανακοίνωσις εις την Ιατρικήν Εταιρείαν Αθηνών* [*Les réalisations du Service d'hygiène du ministère de l'Intérieur pendant la décennie 1911-1921 : communication à la Société médicale d'Athènes*], Athènes, Estia, 1929.

LACOSTE 1923
Georges de Lacoste, *Scènes et images de la campagne d'Orient*, Paris, Payot, 1923.

LAGOUDAKIS 1922
Minos Lagoudakis, *Ο κύριος Παρλεβού Φρανσέ και η κυρία Ιτσελόγκουε* [*M. Parlévous Français et M*[me] *Itselongway*], Thessalonique, imprimerie I. Koumenos, 1922

LA MAZIÈRE 1919
Pierre La Mazière, *L'H.C.F. L'hôpital chirurgical flottant. Dardanelles-Moudros-Athènes-Salonique*, Paris, Albin Michel, 1919.

LANGERON 1926
Maurice Langeron, « Mission crétoise de l'Institut Pasteur hellénique. Août-septembre 1922 », *Archives de l'Institut Pasteur hellénique*, 1926, 3-4, p. 272-292.

LAVERAN 1917
Alphonse Laveran « Sur le traitement du paludisme à propos des fièvres de Salonique », *Bulletin de la Société de pathologie exotique* 10, Paris, 1917, p. 208-216.

Lawrence 1936
Thomas Edward Lawrence, *Les Sept Piliers de la sagesse*, trad. Charles Mauron, Paris, Payot, 1936.

Legroix 1919
R. Legroix, « Η προς προφύλαξιν από της ελονοσίας εν τω Στρατώ της Ανατολής Γαλλική Αποστολή [La protection contre le paludisme dans l'Armée d'Orient par la Mission française] », *Υγειονομικόν Δελτίον Ιατροσυνεδρίου* [*Revue d'hygiène du Conseil royal médical*], 1919, p. 202-206.

Le Hur 1917
Paul Victor Anatole Le Hur, *Dysenteries gangréneuses, Armée d'Orient*, Paris, Y. Cadoret, 1917.

Levinson 1930
Richard Levinson, *Η περιπετειώδης ζωή του μυστηριώδους ανθρώπου της Ευρώπης Σερ Μπαζίλ Ζαχάρωφ* [*La vie aventureuse du mystérieux Sir Basil Zaharoff, homme de l'Europe*], Athènes, Aube, 1930.

Mackenzie 1920
Donald A. Mackenzie, *The Story of the Great War*, Londres, Blackie and Son, 1920.

Macridès 1933
Nicolaos G. Macridès, *Les services d'hygiène en Grèce depuis l'Indépendance hellénique jusqu'à nos jours (1933)*, Athènes, Imprimerie frères Gerarda, 1933.

Makkas 1919
Georgios N. Makkas, *Περί οργανώσεως της προστασίας και περιθάλψεως των απόρων οικογενειών των εν πολέμω πεσόντων και των καταστάντων ανίκανων* [*Sur l'organisation de la protection et de l'assistance des familles pauvres de ceux qui sont tombés à la guerre et des handicapés*], Athènes, Éditions Jean Vartsou, 1919.

Mann 1920
Arthur J. Mann, *The Salonika Front*, Londres, A & C. Black, 1920.

Marceau 1918
Francis Marceau, *Le paludisme chez les rapatriés de l'armée d'Orient*, Besançon, Imprimerie du Service de santé de la VIIe région, 1918.

Maridort 1918
Pierre Maridort, *En Macédoine, 1915-1917. Salonique, Vatiluk, Kirec, Banitza, Urbeni, Sakulevo, Zélova, Rouen. Le paludisme. Quelques plantes trouvées en Macédoine*, Paris, Librairie Fischbacher, 1918

Ministère de la Guerre 1923-1934
Ministère de la Guerre, *Les Armées françaises dans la Grande Guerre : la Campagne d'Orient (Dardanelles et Salonique)*, 1923-1934.

Ministère de l'Assistance 1920
Ministère de l'Assistance, *Η περίθαλψις των προσφύγων 1917-1920. Δυτική και Ανατολική Θράκη. Μικρά Ασία. Βόρειος Ήπειρος. Ανατολική Μακεδονία. Νότιος Ρωσία. Ρουμανία.*

Δωδεκάνησσα [*L'assistance aux réfugiés, 1917-1920. Thrace occidentale et orientale. Asie Mineure. Épire du Nord. Macédoine orientale. Russie du Sud. Pont. Roumanie. Dodécanèse*], Athènes, 1920.

Ministère de l'Intérieur 1911
Ministère de l'Intérieur, Service de l'hygiène, *Βασιλικόν Διάταγμα της 18 Μαΐου 1911 περί υγειονομικών μέτρων προς περιστολήν της ασιατικής χολέρας εν τω Κράτει και προς παρακώλησιν της δια θαλάσσης και ξηράς μεταδόσεως αυτής* [*Décret royal du 18 mai 1911 sur les mesures sanitaires pour la réduction du choléra asiatique dans l'État et pour empêcher sa diffusion par mer et par terre*], Athènes, 1911.

Ministère de l'Intérieur 1913
Ministère de l'Intérieur, Conseil royal médical, *Η πανώλης υπό νοσολογικήν και επιδημιολογικήν έποψιν δι' ιατρούς* [*La peste : aspect nosologique et épidémiologique à l'intention des médecins*], Athènes, 1913.

Mission militaire française 1912
Mission militaire française, *Έκθεσις συνοπτική επί της ιατρικής στατιστικής του ελληνικού στρατού κατά τα έτη 1906-1910* [*Rapport sur les statistiques médicales de l'Armée de terre grecque pendant la période 1906-1910*], Athènes, 1912.

Munthe 1934
Axel Munthe, *Le livre de San Michele*, trad. Paul Rodocanachi, Paris, Albin Michel, 1934.

Oudanc 1916
Capitaine Oudanc, *Notre retraite de Serbie : feuillets d'un officier des Zouaves*, Salonique, s.n., 1916.

Peaudeleu 1921
Docteur Léon Aimé Peaudeleu, *Aux Dardanelles, à Lemnos, sur les bords du Vardar : souvenirs de guerre 1915-1916-1917. Notes extraites d'un carnet de route*, s.l., s.n., 1921.

Pernot 1936
Roger Pernot, *Hajde Prilep. Journal d'un Poilu d'Orient*, Paris, La Croix Blanche, 1989 (1re éd. 1936).

Petropoulos 1917
A. Petropoulos, « Η Πανώλης εν Πειραιεί κατά το έτος 1916 και τα προς καταπολέμησιν αυτής εφαρμοσθέντα μέτρα: έκθεσις υποβληθείσα εις το επί των Εσωτερικών Υπουργείον υπό Α. Πετρόπουλου, Υγειονομικού Επιθεωρητού [La peste au Pirée pendant l'année 1916 et les mesures appliquées pour son combat : rapport déposé au ministère de l'Intérieur par A. Petropoulos, inspecteur d'hygiène] », *Υγειονομικόν Δελτίον Ιατροσυνεδρίου* [*Revue d'hygiène du Conseil royal médical*], 1917, 4, p. 419-421.

Prinzing 1916
Friedrich Prinzing, *Epidemics Resulting from Wars*, Oxford, Clarendon Press, 1916.

Recouly 1918
Raymond Recouly, *M. Jonnart en Grèce et l'abdication de Constantin*, Paris, Plon, 1918.

Regnault 1919
Général Regnault, *La conquête d'Athènes (juin-juillet 1917)*, Paris, L. Fournier, 1919.

Remarque 1932
Erich Maria Remarque, *À l'ouest, rien de nouveau*, trad. Alzir Hella et Olivier Bournac, Paris, Flammarion, 1932.

Reports of the American Red Cross 1919
Reports of the American Red Cross Commissions upon Their Activities in Macedonia, Thrace, Bulgaria, The Aegean Islands and Greece, New York, Oxford University Press American Branch, 1919.

Rodocanachi 1929
Auguste Rodocanachi, *Minerve en bas de soie*, Paris, Les Éditions de France, 1929.

Savas 1918
Konstantinos Savas, « Περί των εν Ελλάδι επιδημιών χολέρας, πανώλους και εξανθηματικού τύφου κατά τα τελευταία έτη (μέχρι της 1 Ιανουαρίου 1917) [Sur les épidémies de choléra, de peste et de typhus exanthématique en Grèce pendant les dernières années (jusqu'au 1er janvier 1917)] », *Υγειονομικόν Δελτίον Ιατροσυνεδρίου* [*Revue d'hygiène du Conseil royal médical*], 1918, p. 7-36.

Savas, Manousos 1914
Konstantinos Savas, Panagiotis Manousos, *Έκθεσις περί της κατά το θέρος του 1913 εις Μακεδονίαν ενσκηψάσης χολέρας και του αντιχολερικού εμβολιασμού υποβληθείσα εις το Υπουργείον των Εσωτερικών* [*Rapport sur le choléra apparu pendant l'été 1913 en Macédoine et la vaccination anticholérique, déposé au ministère de l'Intérieur*], Athènes, 1914.

Semnos 1919
Henri Semnos, *Armée d'Orient*, Paris, E. Figuière, 1919.

Sergent 1918
Edmond et Étienne Sergent, « La prophylaxie antipaludique d'une armée en campagne (Armée d'Orient 1917) », *Bulletin de la société de pathologie exotique* 11.7, 1918, p. 641-648.

Sergent 1932
Edmond et Étienne Sergent, *L'armée d'Orient délivrée du paludisme*, Paris, Masson, 1932.

Sergent 1934
Edmond et Étienne Sergent, « Paludisme et Armée d'Orient 1917 », *Mercure de France* 784.42, 1934, p. 48-81.

Statuts de l'Institut Pasteur hellénique 1923
« Statuts de l'Institut Pasteur hellénique (Fondation B. Zaharoff) », *Archives de l'Institut Pasteur hellénique*, 1923, 1, p. 115-124.

Thomas 1918
E. Thomas, *L'œuvre civilisatrice de l'Armée française en Macédoine (Étude publiée par « l'Indépendant », septembre-octobre 1918)*, Salonique, 1918.

Tsakalotos 1917
Athanasios E. Tsakalotos, « Περί της εν Κέρκυρα χολερικής επιδημίας (Φεβρουάριος-Μάρτιος 1916) [Sur l'épidémie de choléra à Corfou (février-mars 1916] », *Υγειονομικόν Δελτίον Ιατροσυνεδρίου* [*Revue d'hygiène du Conseil royal médical*], 1917, 2, p. 191-215.

Vassal 1916
Joseph Vassal, *Dardanelles, Serbie, Salonique : impressions et souvenirs de guerre (avril 1915-février 1916)*, Paris, Librairie Plon, 1916.

Ventiris 1931
Georgios Ventiris, *Η Ελλάδα του 1910-1920* [*La Grèce de 1910-1920*], Athènes, Pursos, 1931.

Vercel 1934
Roger Vercel, *Capitaine Conan*, Paris, Albin Michel, 1934.

Vercel 1936
Roger Vercel, *Léna*, Paris, Albin Michel, 1936.

Verdun 1918
M. Verdun, *Les paludéens en France et le paludisme pendant la guerre : extraits des Études du 5 mai 1918*, Paris, Bureaux des Études, 1918.

Walker 1920
Samuel J. Walker, « Η επιδημία του εξανθηματικού Τύφου εν τη Ανατολική Μακεδονία [L'épidémie de typhus exanthématique en Macédoine orientale] », cité *in* Kuriazidis 1920.

LIVRES ET TEXTES IMPRIMÉS APRÈS 1939

Agamben 2003
Giorgio Agamben, *État d'exception*, trad. Joël Gayraud, Paris, Seuil, 2003.

Anastasiadis, Korma 2017
Tassos Anastasiadis, Léna Korma (éd.), *Athènes 1917 : le regard de l'Armée d'Orient*, Athènes, EFA-Melissa, 2017 (publié en grec, français et anglais).

Andreou, Eukleidou 2018
Stelios Andreou, Kalliopi Eukleidou, *Η Αρχαιολογία στη γραμμή του πυρός: αρχαιότητες και αρχαιολογική έρευνα στη Μακεδονία του Α΄ Παγκοσμίου Πολέμου* [*L'archéologie sur la ligne de feu : antiquités et recherche archéologique dans la Macédoine de la Première Guerre mondiale*], Thessalonique, University Studio Press, 2018.

Antonakopoulos 2012
Georgios N. Antonakopoulos, « The Royal Medical Council of Greece, 1834–1922 », *Deltos: Private and Public Medical Traditions in Greece and the Balkans*, 2012, p. 33-36.

Antonaras, Motsianos 2012
Anastasios Ch. Antonaras, Motsianos Ioannis (éd.), *L'Armée d'Orient dans les Balkans : témoignages archéologiques d'un hôpital à Thermi/Sédès*, Thessalonique, Musée de la Civilisation byzantine, 2012.

Arnoux-Farnoux 2018
Lucile Arnoux-Farnoux, « Expériences de l'altérité : Salonique dans les fictions romanesques françaises et grecques », in Michèle Finck *et al.* (éd.), *Littérature et expériences croisées de la guerre, apports comparatistes*, actes du XXXIXe congrès de la SFLGC, en ligne, http://sflgc.org/acte/lucile-arnoux-farnoux-experiences-de-lalterite-salonique-dans-les-fictions-romanesques-francaises-et-grecques, consulté le 27 octobre 2018.

Audoin-Rouzeau 2004
Stéphane Audoin-Rouzeau, *La Guerre des enfants (1914-1918)*, Paris, Armand Colin, 2004.

Audoin-Rouzeau, Becker 2000
Stéphane Audoin-Rouzeau, Annette Becker, *14-18, retrouver la Guerre*, Paris, Gallimard, 2000.

Audoin-Rouzeau, Becker 2004
Stéphane Audoin-Rouzeau, Jean-Jacques Becker (éd.), *Encyclopédie de la Grande Guerre, 1914-1918*, Paris, Bayard, 2004.

Azan 1949
Paul Azan, *Franchet d'Espèrey*, Paris, Flammarion, 1949.

Baldwin 2005
Peter Baldwin, *Contagion and the State in Europe, 1830–1930*, Cambridge, UP, 2005.

Balińska 1995
Marta Aleksandra Balińska, « Assistance and not Mere Relief: The Epidemic Commission of the League of Nations, 1920–1923 », in Paul Weindling (éd.), *International Health Organizations and Movements, 1918–1939*, Cambridge, UP, 1995, p. 81-108.

Balińska, Scheider 2013
Marta Aleksandra Balińska, William H. Scheider, « Introduction », in Hirszfeld 2013, p. xxii.

Barlagiannis 2007
Athanasios Barlagiannis, *L'Étrangère de 1854, étude d'une épidémie de choléra au Pirée de juillet à septembre,* mémoire de Master 2, Paris, EHESS, 2007.

Barlagiannis 2017
Athanasios Barlagiannis, *Hygiène publique et construction de l'État grec, 1833-1845 : la police sanitaire et l'ordre public de la santé*, thèse de doctorat, Paris, EHESS, 2017.

Barlagiannis 2018
Thanasis Barlagiannis, *Η υγειονομική συγκρότηση του ελληνικού κράτους (1833-1845)* [*La formation sanitaire de l'État grec (1833-1845)*], Athènes, Estia, 2018.

Barlagiannis 2019
Thanasis Barlagiannis, « Μία πόλη σε κρίση: η επιδημία χολέρας στον Πειραιά το 1854 [Une ville en crise : l'épidémie de choléra au Pirée en 1854] », *Ta Historica* 69, 2019, p. 37-58.

BARMPOUTI 2019
Alexandra Barmpouti, *Post-War Eygenics, Reproductive Choices and Population Policies in Greece, 1950s–1980s*, Basingstoke, Palgrave Macmillan, 2019.

BARRY 2005
John M. Barry, *The Great Influenza: The Story of the Deadliest Pandemic in History*, Londres, Penguin Books, 2005.

BECKER 2005
Jean-Jacques Becker (éd.), *Histoire culturelle de la Grande Guerre*, Paris, Armand Colin, 2005.

BECKER 2012
Annette Becker, *Oubliés de la Grande Guerre : humanitaire et culture de la guerre*, Paris, Fayard, 2012 (1re éd. 1998).

BERNARD 1961
Noël Bernard, *La vie et l'œuvre de Albert Calmette, 1863-1933*, Paris, Albin Michel, 1961.

BOUDOURIS 1983
Jean Boudouris, *Stratis Myrivilis : l'écrivain et l'homme à travers les remaniements et les variantes des sept premières éditions de son roman « Η Ζωή εν Τάφω »*, Athènes, Collection de l'Institut français d'Athènes, 1983.

BOURDELAIS 2001
Patrice Bourdelais, « Les logiques du développement de l'hygiène publique », in Patrice Bourdelais (éd.), *Les hygiénistes : enjeux, modèles et pratiques*, Paris, Belin, 2001, p. 5-26.

CARCOPINO 1970
Jérôme Carcopino, *Souvenirs de la guerre en Orient, 1915-1917*, Paris, Hachette, 1970.

CARDEN-COYNE 2014
Ana Carden-Coyne, *The Politics of Wounds: Military Patients and Medical Power in the First World War*, Oxford, OUP, 2014.

CLARK 2012
Christopher Clark, *The Sleepwalkers: How Europe Went to War in 1914*, Londres, Allen Lane, 2012.

CLARKE, HORNE 2018
Joseph Clarke, John Horne (éd.), *Militarized Cultural Encounters in the Long Nineteenth Century: Making War, Mapping Europe*, Londres, Palgrave Macmillan, 2018.

COMPAGNON, PEURSEIGLE 2016
Olivier Compagnon, Pierre Peurseigle, « Géographies de la mobilisation et territoires de la belligérance durant la Première Guerre mondiale », *Annales. Histoire, Sciences Sociales* 71, 2016, p. 39-63.

Cooter 1990
Roger Cooter, « Medicine and the Goodness of War », *Canadian Bulletin of Medical History* 7, 1990, p. 147-159.

Cooter 1993
Roger Cooter, *Surgery and Society in Peace and War: Orthopedics and the Organization of Modern Medicine, 1880–1940*, Basingstoke, Palgrave Macmillan, 1993.

Cooter 2003
Roger Cooter, « Of War and Epidemics: Unnatural Couplings, Problematic Conceptions », *The Journal of the Society for the Social History of Medicine* 16, 2003, p. 283-302.

Cooter 2004
Roger Cooter, « Medicine in War », in Deborah Brunton (éd.), *Medicine Transformed: Health, Disease and Society in Europe, 1800–1930*, Manchester, New York, Manchester University Press, 2004, p. 331-369.

Cooter, Sturdy 1998
Roger Cooter, Steve Sturdy, « Of War, Medicine and Modernity: Introduction », in Roger Cooter, Mark Harrison, Steve Sturdy (éd.), *War, Medicine and Modernity*, Somerset, Sutton Publishing, 1998, p. 1-21.

Cooter, Harrison, Sturdy 2004
Roger Cooter, Mark Harrison, Steve Sturdy (éd.), *Medicine and Modern Warfare*, Amsterdam, Atlanta, Rodopi, 2004 (1re éd. 1999).

Coroban 2012
Costel Coroban, « From the Fringe of the North to the Balkans: The Balkans viewed by Scottish Medical Women during World War I », *Revista Română de Studii Batice şi Nordice* 4, 2012, p. 53-82.

Couderc 2003
Anne Couderc, « La formation du territoire hellénique », in Michel Sivignon *et al.* (éd.), *Atlas de la Grèce*, Montpellier, CNRS-GDR Libergéo et La Documentation française, 2003, p. 20-21.

Cronier 2013
Emmanuelle Cronier, *Permissionnaires dans la Grande Guerre*, Paris, Belin, 2013.

Dardanelles-Orient-Levant 2005
Dardanelles-Orient-Levant, 1915-1921 : ce que les combattants ont écrit, éd. Association nationale pour le souvenir des Dardanelles et Fronts d'Orient, Paris, L'Harmatan, 2005.

Dardavesis 2008
Theodoros I. Dardavesis, « Η ιστορική πορεία του Υπουργείου Υγείας στην Ελλάδα (1833-1981) [Le cours historique du ministère de la Santé en Grèce (1833-1981)] », *Iatriko Vima*, 10-11, 2008, p. 50-61.

DELAPORTE 1999
Sophie Delaporte, *Le discours médical sur les blessures et les maladies pendant la Première Guerre mondiale*, thèse de doctorat, université de Picardie, 1999.

DELAPORTE 2003
Sophie Delaporte, *Les médecins dans la Grande Guerre, 1914-1918*, Paris, Bayard, 2003.

DELAPORTE 2010
Sophie Delaporte, « Military Medicine », in HORNE 2010, p. 295-306.

DELPRAT 2018
Marcelin Delprat, *Lettres du Front macédonien, 1915-1917*, Athènes, Archeio Books, 2018.

Dictionnaire de médecine 1982
Dictionnaire de médecine Flammarion, Paris, Flammarion, 1982.

DERTILIS 2016
Georges B. Dertilis, *Επτά πόλεμοι, τέσσερις εμφύλιοι, επτά πτωχεύσεις, 1821-2016* [*Sept guerres, quatre guerres civiles, sept faillites, 1821-2016*], Athènes, Polis, 2016.

DORLHIAC 2018
Renaud Dorlhiac, « De l'Adriatique à l'Égée : l'intégration de la Serbie dans l'armée d'Orient (décembre 1915-mai 1916) », in Ioannis Mourelos *et al.* (éd.), *The Salonica Front in World War I: International Conference*, Thessalonique, University Studio Press, 2018, p. 123-143.

DUBIN 1995
Martin David Dubin, « The League of Nations Health Organisation », in Paul Weindling (éd.), *International Health Organizations and Movements, 1918–1939*, Cambridge, UP, 1995, p. 56-80.

FACON 1978
Patrick Facon, *Soldats français de l'Armée d'Orient (1915-1919) : recherche sur le moral et approche des mentalités*, thèse de doctorat, 1978.

FACON 2005
Patrick Facon, « Le soldat français d'Orient face à la maladie », in *The Salonika Theatre of Operations and the Outcome of the Great War*, Thessalonique, Institute for Balkan Studies, 2005, p. 223-235.

FALLS 1996a
Captain Cyril Falls, *Military Operations Macedonia from the Outbreak of War to the Spring of 1917*, vol. 1, Londres, The Naval & Military Press – The Imperial War Museum, 1996 (1re éd. 1933).

FALLS 1996b
Captain Cyril Falls, *Military Operations Macedonia from the Spring of 1917 to the End of the War*, vol. 2, Londres, The Naval & Military Press – The Imperial War Museum, 1996 (1re éd. 1935).

Fantauzzo 2018
Justin Fantauzzo, « Rise Phoenix-Like: British Soldiers, Civilization and the First World War in Greek Macedonia, 1915–1916 », in Clarke, Horne 2018, p. 125-147.

Farnoux 2012
Alexandre Farnoux, « Archaeology and the *Armée d'Orient* », in Polyxeni Adam-Veleni, Angeliki Koukouvou (éd.), *Archaeology behind Battle Lines: In Thessaloniki of the Turbulent Years*, Thessalonique, Musée archéologique, 2012, p. 87-90.

Fassy 2003
Gérard Fassy, *Le Commandement français en Orient (octobre 1915-novembre 1918*), Paris, Economica, 2003.

Ferro 1969
Marc Ferro, *La Grande Guerre, 1914-1918*, Paris, Gallimard, 1969.

Fogarty 2012
Richard S. Fogarty, *Race and War in France: Colonial Subjects in the French Army, 1914–1918,* Baltimore, Johns Hopkins University, 2012.

Foster 2013
Samuel Foster, « British Medical Volunteers and the Balkan Front, 1914–1918: The Case of Dr. Katherine Stuart MacPhail », *University of Sussex Journal of Contemporary History* 14, 2013, p. 4-16.

Foucault *et al.* 1979
Michel Foucault, Blandine Kriegel Barret, Anne Thalamy, François Béguin, Bruno Fortier, *Les machines à guérir (aux origines de l'hôpital moderne)*, Bruxelles, Pierre Mardaga, 1979 (1re éd. 1976).

Gaillard 1944
Robert Gaillard, *Stenia ou l'aventure macédonienne*, Paris, S.P.L.E., 1944.

Gardikas 2008
Katerina Gardikas, « Η διεθνής βοήθεια στη δημόσια υγεία: ανθρωπιστική κρίση, διακίνηση ιδεών και κοινωνική πολιτική [L'aide internationale dans la santé publique : crise humanitaire, circulation des idées et politique sociale »], in Giannis Kuriopoulos (éd.), *Δημόσια Υγεία και κοινωνική πολιτική: ο Ελευθέριος Βενιζέλος και η εποχή του* [*Santé publique et politique sociale : Eleuthérios Venizélos et son époque*], actes du colloque, Athènes, Papazisis, 2008, p. 173-184.

Gardikas 2018
Katerina Gardikas, *Landscapes of Disease: Malaria in Modern Greece*, Budapest, New York, Central European University Press, 2018.

Garufallos, Savvaides, Xristodoulou 2015
Alexandros Garufallos, Paraskeuas Savvaides, Dimitrios Xristodoulou, *Οι υγειονομικές υπηρεσίες στο Μακεδονικό Μέτωπο* [*Les services sanitaires sur le front de Macédoine*], Thessalonique, University Studio Press, 2015.

Gazi 2017
Effi Gazi, « Άγγλοι, Γάλλοι και Σενεγαλέζοι: αντιλήψεις για το ελληνικός έθνος, τη φυλή και τις αυτοκρατορίες στην Ελλάδα κατά τον Α΄ Παγκόσμιο Πόλεμο [Anglais, Français et Sénégalais : perceptions de la nation grecque, de la race et des empires en Grèce pendant la Première Guerre mondiale] », in Efi Avdela *et al.* (éd.), *Φυλετικές θεωρίες στην Ελλάδα: προσλήψεις και χρήσεις στις επιστήμες, την πολιτική, τη λογοτεχνία και την ιστορία της τέχνης κατά τον 19° και 20° αιώνα* [*Théories raciales en Grèce: préventions et usages dans les sciences, la politique, la littérature et l'histoire de l'art aux XIXe et XXe siècles*], Héraklion, Éditions universitaires de Crète – Faculté des lettres de l'université de Crète, 2017, p. 245-271.

Gerwarth 2016
Robert Gerwarth, *The Vanquished: Why the First World War Failed to End, 1917–1923*, New York, Penguin Random House, 2016.

Golia, Kassidou 2011
Paraskevi Golia, Stella Kassidou (éd.), *Une caresse de Florina. Campagne d'Orient : 1916-1918*, Florina, 5e École primaire de Florina, 2011.

Grand Quartier général de l'Armée 1968
Grand Quartier général de l'Armée, direction de l'Histoire de l'armée de terre grecque, *Η γειονομική Υπηρεσία του Στρατού κατά την Μικρασιατικήν Εκστρατείαν* [*Le Service sanitaire de l'Armée pendant la campagne en Asie Mineure*], Athènes, 1968.

Grand Quartier général de l'Armée 1983
Grand Quartier général de l'Armée, direction de l'Histoire de l'armée de terre grecque, *Η Υγειονομική Υπηρεσία του Στρατού κατά τον πόλεμο 1940-1941* [*Le Service sanitaire de l'Armée pendant la guerre de 1940-1941*], Athènes, 1983.

Grand Quartier général de l'Armée 2001
Grand Quartier général de l'Armée, direction de l'Histoire de l'armée de terre grecque, *Η Υγειονομική Υπηρεσία του Στρατού κατά τους Βαλκανικούς πολέμους 1912-1913* [*Le Service sanitaire de l'Armée pendant les Guerres Balkaniques, 1912-1913*], Athènes, 2001.

Graves 1965
Robert Graves, *Adieu à tout cela*, trad. Robert M. Pépin, Paris, Stock, 1965.

Guelton 2021
Frédéric Guelton, « L'armée française en Grèce, 1915-1920 », in Maximilien Girard (éd.), *La France et la Grèce au XXe siècle : des archives à l'histoire*, Athènes, EFA, 2021, p. 31-38.

Guillaumat 2006
Général Guillaumat, *Correspondance de guerre du Général Guillaumat*, Paul Guillaumat (éd.), Paris, L'Harmatan, 2006.

Hallett 2009
Christine E. Hallett, *Containing Trauma: Nursing Work in the First World War*, Manchester, UP, 2009.

HANSEN 2011
Arlen J. Hansen, *Gentleman Volunteers: The Story of the American Ambulance Drivers in the First World War*, New York, Arcade Publishing, 2011.

HARDY 2016
Anne Hardy, « Lives, Laboratories, and the Translation of War: British Medical Scientists, 1914 and beyond », *Social History of Medicine* 30.2, 2016, p. 346-366.

HARRISON 1996
Mark Harrison, « The Medicalisation of War – The Militarisation of Medicine », *Social History of Medicine* 9, 1996, p. 267-276.

HARRISON 2004
Mark Harrison, « Medicine and the Management of Modern Warfare: An Introduction », in COOTER, HARRISON, STURDY 2004, p. 1-27.

HARRISON 2010
Mark Harrison, *The Medical War: British Military Medicine in the First World War*, Oxford, OUP, 2010.

HIRSZFELD 2013
Ludwik Hirszfeld, *The Story of One Life*, in Marta A. Balińska (éd. et trad.), William H. Scheider (éd.), *The Story of One Life*, Rochester, UP, 2013.

HORNE 2010
John Horne (éd.), *A Companion to World War I*, Chichester, Wiley-Blackwell, 2010.

HORNE 2018
John Horne, « A "Civilizing Work"?: The French Army in Macedonia, 1915–1918 », in CLARKE, HORNE 2018, p. 319-341.

HOWELL 1998
Joel D. Howell, « "Soldier's Heart": The Redefinition of Heart Disease and Speciality Formation in Early Twentieth-Century Great Britain », in Roger Cooter, Mark Harrison, Steve Sturdy (éd.), *War, Medicine and Modernity*, Somerset, Sutton Publishing, 1998, p. 85-105.

HUBER 2006
Valeska Huber, « The Unification of the Globe by Disease? The International Sanitary Conferences on Cholera, 1851–1894 », *The Historical Journal* 49.2, 2006, p. 453-476.

KAMBOURI-VAMVOUKOU 2016
Maria Kambouri-Vamvoukou, *Η τέχνη στα χρόνια του «πολέμου των χαρακωμάτων»: στρατιώτης-ζωγράφοι της Στρατιάς της Ανατολής στη Θεσσαλονίκη* [*L'art au temps de la « guerre des tranchées » : soldats-peintres de l'Armée d'Orient à Thessalonique*], Thessalonique, University Studio Press, 2016.

KANDULAKIS 2015
Manolis Kandulakis, *Ο τύπος της Θεσσαλονίκης στον Α΄ Παγκόσμιο Πόλεμο* [*La presse de Thessalonique durant la Première Guerre mondiale*], Thessalonique, University Studio Press, 2015.

Karadimou-Gerolumbou 2016
Aleka Karadimou-Gerolumbou, *Οχυρωμένο στρατόπεδο, ανοχύρωτη πόλη: καταστροφή και αναμόρφωση της Θεσσαλονίκης μετά την πυρκαγιά του 1917* [*Camp fortifié, ville ouverte : destruction et réaménagement de Thessalonique après l'incendie de 1917*], Thessalonique, University Studio Press, 2016.

Katsapis 2003
Kostas Katsapis, « Δημόσια Υγεία, Πρόσφυγες και κρατική παρέμβαση στην Ελλάδα του Μεσοπολέμου [Santé publique, réfugiés et intervention étatique dans la Grèce de l'entre-deux-guerres] », in Georges Tzedopoulos (éd.), *Πέρα από την Καταστροφή: μικρασιάτες Πρόσφυγες στην Ελλάδα του Μεσοπολέμου* [*Au-delà de la Catastrophe: réfugiés d'Asie Mineure dans la Grèce de l'entre-deux-guerres*], Athènes, Foundation of the Hellenic World, 2003, p. 41-73.

Katsapis 2011
Kostas Katsapis, « Το προσφυγικό ζήτημα [La question des réfugiés] », in Antonis Liakos (éd.), *Το 1922 και οι πρόσφυγες: μια νέα ματιά* [*1922 et les réfugiés : un nouveau regard*], Athènes, Nefeli, 2011, p. 125-169.

Kolonas 2018
Vassilis Kolonas, *Η Θεσσαλονίκη στη σκιά του Μεγάλου Πολέμου, 1915-1918* [*Thessalonique à l'ombre de la Grande Guerre, 1915-1918*], Thessalonique, University Studio Press, 2018.

Komis 2005
Kostas Komis, *Χολέρα και Λοιμοκαθαρτήρια (19ος-20ος αιώνας): το παράδειγμα της Σαμιοπούλας* [*Choléra et lazarets (XIXe-XXe siècles): l'exemple de Samiopoula*], Ioannina, PU, 2005.

Kontogiorgi 2006
Elisabeth Kontogiorgi, *Population Exchange in Greek Macedonia: The Rural Settlement of Refugees, 1922–1930*, New York, Oxford University Press, 2006.

Korasidou 2002
Maria Korasidou, *Όταν η αρρώστια απειλεί: επιτήρηση και έλεγχος της υγείας του πληθυσμού στην Ελλάδα του 19ου αιώνα* [*Lorsque la maladie est une menace : surveillance et contrôle de la santé de la population dans la Grèce du XIXe siècle*], Athènes, Tupothito-Giorgos Dardanos, 2002.

Korma 2013
Léna Korma, « Εχθρός προ των πυλών. Καυκάσιοι πρόσφυγες στη Θεσσαλονίκη: το υγειονομικό ζήτημα, 1919-1921 [L'ennemi aux portes. Réfugiés du Caucase à Thessalonique : le problème sanitaire, 1919-1921] », in *Θεσσαλονίκη, πρωτεύσουσα των προσφύγων: οι πρόσφυγες στην πόλη από το 1912 μέχρι σήμερα* [*Thessalonique, capitale des réfugiés : les réfugiés de la ville de 1912 à aujourd'hui*], actes du colloque, Kalamaria, Archives historiques, 2013, p. 89-99.

Kostis 1995
Kostas Kostis, *Στον καιρό της πανώλης: εικόνες από τις κοινωνίες της ελληνικής χερσονήσου, 14ος-19ος αιώνας* [*Au temps de la peste : images des sociétés de la péninsule grecque, XIVe-XIXe siècles*], Héraklion, Éditions universitaires de Crète, 1995.

Kostis 2008
Kostas Kostis, « La paix introuvable : le cas grec », in Stéphane Audouin-Rouzeau, Christophe Prochasson (éd.), *Sortir de la Grande Guerre : le monde et l'après 1918*, Paris, Tallandier, 2008, p. 349-366.

Kostis 2013
Kostas Kostis, *«Τα κακομαθημένα παιδιά της Ιστορίας»: η διαμόρφωση του νεοελληνικού κράτους, 18ος-21ος αιώνας* [*« Les enfants gâtés de l'Histoire » : la formation de l'État grec néohellénique, XVIIIe-XXIe siècles*], Athènes, Polis, 2013.

Kostis 2019
Kostas Kostis, *Ο Πλούτος της Ελλάδας: η ελληνική οικονομία από τους Βαλκανικούς πολέμους μέχρι σήμερα* [*La richesse de la Grèce : l'économie grecque des Guerres Balkaniques à nos jours*], Athènes, Patakis, 2019.

Kuriopoulos 2008
Giannis Kuriopoulos (éd.), *Δημόσια υγεία και κοινωνική πολιτική: ο Ελευθέριος Βενιζέλος και η εποχή του* [*Santé publique et politique sociale : Eleuthérios Venizélos et son époque*], actes du colloque, Athènes, Papazisis, 2008.

Kuriopoulos, Karela 2011
Giannis Kuriopoulos, Agapi Karela, *Από την Υγειονομική Σχολή στην Εθνική Σχολή Δημόσιας Υγείας: σύντομη ιστορική αναδρομή (1929-1994)* [*De l'École d'hygiène à l'École nationale de la Santé publique : une courte périodisation historique (1929-1994)*], Athènes, Kastaniotis, 2011.

L'Armée d'Orient peint Thessalonique 2018
L'Armée d'Orient peint Thessalonique, catalogue de l'exposition, Thessalonique, Fondation Teloglion, université Aristote, 2018 (publié en grec et en français).

La France et la Grèce dans la Grande Guerre 1992
La France et la Grèce dans la Grande Guerre : actes du colloque tenu en novembre 1989 à Thessalonique, Thessalonique, UP, 1992.

Lazaridis 2016
Spuros Lazaridis, *Εκείθεν της Αγίας Παρασκευής: το τοπίο της δυτικής υπαίθρου της Θεσσαλονίκης (1914-1918)* [*Au-delà de Aghia Paraskeui : le paysage de la campagne occidentale de Thessalonique (1914-1918)*], Thessalonique, University Studio Press, 2016.

Lekka 2012
Vasia Lekka, *Ιστορία και θεωρία της ψυχιατρικής: από τον Ιπποκράτη μέχρι το κίνημα της αντιψυχιατρικής και τον Michel Foucault* [*Histoire et théorie de la psychiatrie : d'Hippocrate au mouvement de l'antipsychiatrie et à Michel Foucault*], Athènes, Futura, 2012.

Lemonidou 2015
Elli Lemonidou, « Τυπολογία και συνέπειες της ξένης στρατιωτικής παρουσίας στην Ελλάδα του Α΄ Παγκοσμίου Πολέμου [Typologie et conséquences de la présence étrangère alliée dans la Grèce de la Première Guerre mondiale] », *Arxeiotaksio* 17, 2015, p. 8-18.

Lemonidou 2017
Elli Lemonidou, « L'armée d'Orient en Grèce », in Jean-Yves Le Naour (éd.), *Front d'Orient 1914-1919 : les soldats oubliés*, Marseille, Gaussen, 2017, p. 49-62.

Lemonidou 2018
Elli Lemonidou, « La Première Guerre mondiale des Grecs : une guerre oubliée », in Elli Lemonidou (éd.), *Cent ans après : la mémoire de la Première Guerre mondiale*, Athènes, EFA, 2018, p. 187-199.

Lemonidou 2019
Elli Lemonidou, *Ιστορίας και μνήμη του Α΄ Παγκοσμίου Πολέμου στην Ευρώπη* [*Histoire et mémoire de la Première Guerre mondiale en Europe*], Athènes, Papazisis, 2019.

Leneman 1994
Leah Leneman, *In the Service of Life: The Story of Elsie Inglis and the Scottish Women's Hospitals*, Édimbourg, Mercat Press, 1994.

Leneman 1998
Leah Leneman, *Elsie Inglis: Founder of Battlefield Hospitals Run Entirely by Women*, Édimbourg, Nati Museums of Scotland, 1998.

Leon 1974
George B. Leon, *Greece and the Great Powers, 1914–1917*, Thessalonique, Institute for Balkan Studies, 1974.

Leontaritis 2000
George B. Leontaritis, *Η Ελλάδα στον Πρώτο Παγκόσμιο Πόλεμο, 1917-1918* [*La Grèce dans la Première Guerre mondiale, 1917-1918*], Athènes, MIET, 2000.

Leymonnerie 2003
Jean Leymonnerie, *Journal d'un poilu sur le front d'Orient*, éd. Yves Pourcher, Paris, Flammarion, 2003.

Liakos 1993
Antonis Liakos, *Εργασία και πολιτική στην Ελλάδα του Μεσοπολέμου: το Διεθνές Γραφείο Εργασίας και η ανάδυση των κοινωνικών θεσμών* [*Travail et politique dans la Grèce de l'entre-deux-guerres : le Bureau international du Travail et l'émergence des institutions sociales*], Athènes, Fondation pour la recherche et l'éducation de la Banque commerciale de Grèce, 1993.

Loukos 1992
Christos Loukos, « Επιδημία και Κοινωνία: η χολέρα στην Ερμούπολη της Σύρου (1854) [Épidémie et société : le choléra à Ermoupolis de Syra (1854)] », *Mnimon* 14, 1992, p. 49-69.

Manitakis 2018
Nicolas Manitakis, « Le développement institutionnel des relations culturelles franco-grecques durant l'entre-deux-guerres », in Lucile Arnoux-Farnoux, Polina Kosmadaki (éd.), *Le double voyage : Paris-Athènes (1919-1939)*, Athènes, EFA, 2018, p. 17-31.

Maufrais 2008
Louis Maufrais, *J'étais médecin dans les tranchées : 2 août 1914-14 juillet 1919*, éd. Martine Veillet, Paris, Robert Laffont, 2008.

Maurogordatos 1983
Giorgos Th. Maurogordatos, *Stillborn Republic: Social Coalitions and Party Strategies in Greece, 1922–1936*, Berkeley, University of California Press, 1983.

Maurogordatos 1996
Giorgos Th. Maurogordatos, *Εθνικός Διχασμός και μαζική οργάνωση*, 1: *Οι Επίστρατοι του 1916* [*Schisme national et organisation de masse*, 1 : *Les réservistes de 1916*], Athènes, Alexandreia, 1996.

Maurogordatos 2015
Giorgos Th. Maurogordatos, *1915: ο Εθνικός Διχασμός* [*1915 : le Schisme national*], Athènes, Patakis, 2015.

Maurogordatos 2017
Giorgos Th. Maurogordatos, *Μετά το 1922: η παράταση του Διχασμού* [*Après 1922 : la prolongation du Schisme*], Athènes, Patakis, 2017.

Mazower 2004
Mark Mazower, *Salonica, City of Ghosts: Christians, Muslims and Jews, 1430–1950*, Londres, HarperCollins, 2004.

Megas 2015a
Giannis Megas, *Η κατάρριψη του Ζέπελιν Μάϊος 1916* [*La descente en flammes du Zeppelin, mai 1916*], Thessalonique, University Studio Press, 2015.

Megas 2015b
Giannis Megas, *Τα συμμαχικά στρατεύματα: η Βαβέλ των φυλών* [*Les armées alliées : une Babel des races*], Thessalonique, University Studio Press, 2015.

Michailidis 2015
Iakovos D. Michailidis, *Το κίνημα της Εθνικής Άμυνας* [*Le mouvement de la Défense nationale*], Thessalonique, University Studio Press, 2015.

Miquel 1998
Pierre Miquel, *Les poilus d'Orient*, Paris, Fayard, 1998.

Montant 1992
Jean-Claude Montant, « Aspects de la propagande française en Grèce pendant la Première Guerre mondiale », in *La France et la Grèce dans la Grande Guerre* 1992, p. 61-87.

Moschonas 1973
Antonios Moschonas, *Ιστορία της οργανώσεως της Ανωτάτης Στρατού Υγειονομικής Υπηρεσίας* [*Histoire de l'organisation du Service sanitaire supérieur de l'Armée*], Athènes, s.n., 1973.

MOULIN 1995
Anne-Marie Moulin, « The Pasteur Institutes between the Word Wars », in Paul Weindling (éd.), *International Health Organizations and Movements, 1918–1939*, Cambridge, UP, 1995, p. 244-265.

MOULIN 1996
Anne-Marie Moulin (éd.), *L'aventure de la vaccination*, Paris, Fayard, 1996.

MOURELOS 1983
Yannis G. Mourelos, *L'intervention de la Grèce dans la Grande Guerre (1916-1917)*, Athènes, Institut français d'Athènes, 1983.

MOURELOS 1985
Yannis G. Mourelos, « The 1914 Persecutions and the first Attempt at an Exchange of Minorities between Greece and Turkey », *Balkan Studies* 26, 1985, p. 389-413.

MOURELOS 2007
Yannis Mourelos, *Τα «Νοεμβριανά» του 1916: από το αρχείο της Μεικτής Επιτροπής Αποζημιώσεων των θυμάτων* [*Les « Noemvriana » de 1916 : des archives de la Commission mixte des compensations aux victimes*], Athènes, Patakis, 2007.

MOURELOS *et al.* 2018
Ioannis Mourelos *et al.* (éd.), *The Salonica Front in World War I: International Conference*, Thessalonique, University Studio Press, 2018.

MYRIVILIS 1953
Stratis Myrivilis, *Το λουλούδι της φωτιάς* [*La fleur de feu*], *Το κόκκινο βιβλίο: διηγήματα* [*Le livre rouge: nouvelles*], Athènes, Estia, 1953.

MYRIVILIS 2016
Stratis Myrivilis, *La vie dans la tombe : le livre de la guerre*, trad. Louis-Carle Bonnard et André Protopazzi, éd. Dominique Goust, Paris, Les Belles Lettres, 2016.

NONNIS-VIGILANTE 2001
Serenella Nonnis-Vigilante, « Idéologie sanitaire et projet politique : les congrès internationaux d'hygiène de Bruxelles, Paris et Turin (1876-1880) », in Patrice Bourdelais (éd.), *Les hygiénistes : enjeux, modèles et pratiques*, Paris, Belin, 2001, p. 241-265.

OZDEMIR 2002
Hikmet Ozdemir, *The Ottoman Army, 1914–1918: Disease and Death on the Battlefield*, Salt Lake City, University of Utah Press, 2002.

OLIER, QUENEC'HDU 2017
François Olier, Jean-Luc Quenec'hdu, *Les hôpitaux militaires dans la guerre de 1914-1918*, t. V : *Répertoire général – marques postales sanitaires – indice de rareté*, Louviers, YSEC éditions, 2017.

Palmer 2009
Alan Palmer, *The Gardeners of Salonika: The Macedonian Campaign, 1915–1918*, Londres, Faber and Faber, 2009 (1re éd. 1965).

Pantazidis 1987
Ksenofon Pantazidis, *Η ιστορία του Ελληνικού Ερυθρού Σταυρού* [*L'histoire de la Croix-Rouge hellénique*], Athènes, s.n., 1987.

Pantelakis 1988
Nikos S. Pantelakis, *Συμμαχικές πιστώσεις: Κράτος και Εθνική Τράπεζα, 1917-1928* [*Crédits alliés : État et Banque nationale, 1917-1928*], Athènes, MIET, 1988.

Papastathis 1978
Charalambos Papastathis, « Ένα υπόμνημα για την πυρκαγιά της Θεσσαλονίκης στα 1917 και την περίθαλψη των θυμάτων » [Un texte sur l'incendie de Salonique en 1917 et les soins aux victimes], *Makedonika* 18, 1978, p. 143-171.

Papastathis, Hekimogloy 2010
Charalambos Papastathis, Evanghelos Hekimogloy, *The Great Fire of Thessaloniki (1917)*, Thessalonique, E. N. Manos, 2010.

Papapoluviou 2018
Petros Papapoluviou, *Η κυπριακή παρουσία στην «ένοπλον νύμφην του Θερμαϊκού» στα χρόνια του Μεγάλου Πολέμου* [*La présence chypriote dans la « fiancée armée du Thermaïkos » au temps de la Grande Guerre*], Thessalonique, University Studio Press, 2018.

Paraskeuopoulos 1998
Leonidas Paraskeuopoulos, *Βαλκανικοί Πόλεμοι (1912-1913): επιστολές προς τη σύζυγό του Κούλα* [*Guerres Balkaniques (1912-1913) : lettres à sa femme Coula*], in Eleni Gardikas-Katsiadakis (éd.), Athènes, Kastaniotis, 1998.

Porte 2007
Rémy Porte, « L'Armée française en Grèce (1916-1918), entre contradictions politiques et militaires », in Rémy Porte, Abdil Bicer (éd.), *Les relations militaires franco-grecques : de la Restauration à la Seconde Guerre mondiale*, Vincennes, Service historique de la Défense, 2007, p. 83-101.

Pournaropoulos 1963
Georgios Pournaropoulos, « Κωνσταντίνος Γ. Σάββας: ο εισηγητής της προληπτικής ιατρικής και μικροβιολογίας εν Ελλάδι (1861-1929) [Konstantinos G. Savas : l'introducteur de la médecine préventive et de la microbiologie en Grèce (1861-1929)] », *Akadimaiki Iatriki* 289, 1963, p. 313-349.

Proctor 2010
Tammy M. Proctor, *Civilians in a World War, 1914–1918*, New York, UP, 2010.

RASMUSSEN 2001
Anne Rasmussen, « L'hygiène en congrès (1852-1912) : circulation et configurations internationales », in Patrice Bourdelais (éd.), *Les hygiénistes : enjeux, modèles et pratiques*, Paris, Belin, 2001, p. 213-239.

RASMUSSEN 2004
Anne Rasmussen, « Du vrai et du faux sur la Grande Guerre bactériologique : savoirs, mythes et représentations des épidémies », in Christophe Prochasson, Anne Rasmussen (éd.), *Vrai et faux dans la Grande Guerre*, Paris, La Découverte, 2004, p. 189-217.

RASMUSSEN 2007
Anne Rasmussen, « Dans l'urgence et le secret : conflits et consensus autour de la grippe espagnole, 1918-1919 », *Mil neuf cent. Revue d'histoire intellectuelle* 25, 2007, p. 171-190.

RASMUSSEN 2008
Anne Rasmussen, « À corps défendant : vacciner les troupes contre la typhoïde pendant la Grande Guerre », *Corps* 5, 2008, p. 41-48.

RASMUSSEN 2014
Anne Rasmussen, « La grippe espagnole », in WINTER 2014c, p. 369-390.

RENÉ-HUBERT 2002
Mathieu René-Hubert, « L'instruction sur la conservation et la recherche des antiquités : à propos d'une instruction originale de l'état-major de l'Armée d'Orient », *Revue historique des armées* 226, 2002, p. 71-80.

RENÉ-HUBERT 2010
Mathieu René-Hubert, « Des hellénistes en guerre : le parcours atypique des membres de l'École française d'Athènes durant la Première Guerre mondiale », *Revue historique des armées* 261, 2010, p. 88-105.

RENÉ-HUBERT 2021
Matthieu René-Hubert, « Des militaires en fouilles : traces et archives des activités archéologiques de l'Armée d'Orient », in Maximilien Girard (éd.), *La France et la Grèce au XXe siècle : des archives à l'histoire*, Athènes, EFA, 2021, p. 39-55.

REZNICK 2004
Jeffrey S. Reznick, *Healing the Nation: Soldiers and the Culture of Caregiving in Britain during the Great War*, Manchester, UP, 2004.

RIZAS 2019
Sotiris Rizas, *Βενιζελισμός και Αντιβενιζελισμός στις απαρχές του Εθνικού Διχασμού (1915-1922* [*Vénizélisme et anti-vénizélisme au début du Schisme national (1915-1922)*], Athènes, Psichogios, 2019.

ROY 2004
Isabelle Roy, *La gendarmerie française en Macédoine (1915-1920)*, Vincennes, Service historique de la Gendarmerie française, 2004.

Saint-Ramond Roussanne 2000
Francine Saint-Ramond Roussanne, *La Campagne d'Orient 1915-1918, Dardanelles-Macédoine, d'après les témoignages de combattants, des premiers départs vers les Dardanelles, fin février 1915, à l'armistice bulgare du 29 septembre 1918,* Lille, Atelier national de reproduction des thèses, 2000.

Salomon-Bayet 1986
Claire Salomon-Bayet, « Présentation », in Claire Salomon-Bayet (éd.), *Pasteur et la révolution pasteurienne*, Paris, Payot, 1986, p. 11-13.

Sardet 2014
Michel Sardet, « Le Service de santé de la Marine dans la Guerre 1914-1918 et les évacuations sanitaires par les navires-hôpitaux », *ASNOM* 127, 2014, p. 40-46.

Sarrail 2012
Maurice Sarrail, *Mon commandement en Orient, 1916-1918*, éd. Rémy Porte, Paris, Soteca, 2012.

Satrazanis 2012
Antonis D. Satrazanis, *Η Γαλλική Στρατιά στη Θεσσαλονίκη: το ειρηνικό έργο της στη Μακεδονία (1915-1918)* [*L'Armée française à Thessalonique : son œuvre pacifique en Macédoine (1915-1918)*], Thessalonique, University Studio Press, 2012.

Satrazanis 2015
Antonis D. Satrazanis, *Οι τρεις Γάλλοι Αρχιστράτηγοι «της Στρατιάς της Ανατολής» στη Θεσσαλονίκη* [*Les trois commandants français de « l'Armée d'Orient » à Thessalonique*], Thessalonique, University Studio Press, 2015.

Sauerteig 1998
Lutz D. H. Sauerteig, « Sex, Medicine and Mortality during the First Word War », in Roger Cooter, Mark Harrison, Steve Sturdy (éd.), *War, Medicine and Modernity*, Somerset, Sutton Publishing, 1998, p. 167-188.

Savvaidis, Demertzas 2017
Paraskeuas Savvaidis, Savas Demertzas, *Η χαρτογραφική παραγωγή στο μέτωπο της Θεσσαλονίκης* [*La production cartographique sur le front de Thessalonique*], Thessalonique, University Studio Press, 2017.

Schiavon 2014
Max Schiavon, *Le front d'Orient : du désastre des Dardanelles à la victoire finale, 1915-1918*, Paris, Tallandier, 2014.

Schizas 2000
Nikolaos D. Schizas, « Η Υγειονομική Υπηρεσία του στρατεύματος κατά τους Βαλκανικούς Πολέμους [Le service sanitaire des troupes pendant les Guerres Balkaniques] », in Union scientifique des Forces armées sanitaires, *Ιστορία της Στρατιωτικής Ιατρικής στην Ελλάδα* [*Histoire de la santé militaire en Grèce*], Athènes, 2000, p. 65-88.

Schizas, Skabardonis, Kardoulis 2000
Nikolaos D. Schizas, Grigorios I. Skabardonis, Alexandros G. Kardoulis, « Η επιδημία της χολέρας στον ελληνικό στρατό και στους κατοίκους της Μακεδονίας κατά το 1913 [L'épidémie de choléra dans l'armée grecque et chez les habitants de Macédoine en 1913] », *Deltos* 19, 2000, p. 14-21.

Serefas 2015
Sakis Serefas, *«Δεν υπήρξαν ήρωες εδώ...» (Λογοτεχνικά κείμενα και μαρτυρίες)* [*« Il n'y avait pas de héros ici... » (Textes littéraires et témoignages)*], Thessalonique, University Studio Press, 2015.

Stavrinou 1996
Miranda Stavrinou, « Gustave Fougères, l'École française d'Athènes et la propagande en Grèce durant les années 1917-1918 », *Bulletin de correspondance hellénique* 120.1, 1996, p. 83-99.

Stoyannidis 2016
Giannis Stoyannidis, *Το κοινωνικό ζήτημα της φυματίωσης και τα σανατόρια της Αθήνας, 1890-1940* [*La question sociale de la tuberculose et les sanatoriums d'Athènes, 1890-1940*], thèse de doctorat, université de Thessalie, 2016.

Strachan 2005
Hew Strachan, *The First World War*, Londres, Penguin Books, 2005.

Suntomorou 2016
Gavriil N. Suntomorou, *Η Θεσσαλονίκη στον Α΄ Παγκόσμιο Πόλεμο και η γενικότερη ελληνική εμπλοκή* [*Thessalonique dans la Première Guerre mondiale et l'implication grecque en général*], Thessalonique, Zitros, 2016.

Sutphen 1998
Molly Sutphen, « Striving to be Separate? Civilian and Military Doctors in Cape Town during the Anglo-Boer War », in Roger Cooter, Mark Harrison, Steve Sturdy (éd.), *War, Medicine and Modernity*, Somerset, Sutton Publishing, 1998, p. 48-64.

Taithe 1998
Bertrand Taithe, « The Red Cross Flag in the Franco Prussian War: Civilians, Humanitarians and War in the "Modern Age" », in Roger Cooter, Mark Harrison, Steve Sturdy (éd.), *War, Medicine and Modernity*, Somerset, Sutton Publishing, 1998, p. 22-47.

The Salonica Theatre of Operations 2005
The Salonica Theatre of Operations and the Outcome of the Great War: Proceedings of the International Conference, Thessaloniki, 16–18 April 2002, Thessalonique, Institute for Balkan Studies, 2005.

Thébaud 2013
Françoise Thébaud, *Les femmes au temps de la guerre de 14*, Paris, Payot, 2013.

Theodorou 2002
Vaso Theodorou, « Οι Γιατροί απέναντι στο κοινωνικό ζήτημα: ο αντιφυματικός αγώνας στις αρχές του 20ου αιώνα (1901-1926) [Les médecins face au problème social : la lutte contre la tuberculose au début du xxe siècle (1901-1926)] », *Mnimon* 24, 2002, p. 145-178.

Theodorou 2017
Vassiliki Theodorou, « Προσπάθειες μεταρρύθμισης της Δημόσιας Υγείας στην Ελλάδα του Μεσοπολέμου: εμπλοκές και όρια [Efforts pour transformer la santé publique dans la Grèce de l'entre-deux-guerres : complications et limites] », in Efi Avdela *et al.* (éd.), *Η Ελλάδα του Μεσοπολέμου* [*La Grèce de l'entre-deux-guerres*], Athènes, Alexandreia, 2017, p. 233-257.

Theodorou, Karakatsani 2008
Vassiliki Theodorou, Despoina Karakatsani, « Health Policy in Interwar Greece: The Intervention by the League of Nations Health Organisation », *Dynamis* 28, 2008, p. 53-75.

Theodorou, Karakatsani 2010
Vasiliki Theodorou, Despoina Karakatsani, *«Υγιεινής Παραγγέλματα»: ιατρική επίβλεψη και κοινωνική πρόνοια για το παιδί τις πρώτες δεκαετίες του 20ου αιώνα* [*« Consignes d'hygiène » : supervision sanitaire et prévoyance sociale pour l'enfant dans les premières décennies du xxe siècle*], Athènes, Dionikos, 2010.

Theodorou, Karakatsani 2019
Vasiliki Theodorou, Despoina Karakatsani, *Strengthening Young Bodies, Building the Nation: A Social History of Children's Health and Welfare in Greece (1890–1940)*, Budapest, New York, Central European University Press, 2019.

Triadafullou 1950
Triadafullos Triadafullou, « Η εξέλιξις της κρατικής υγειονομικής υπηρεσίας της Ελλάδος και η σημερινή θέσις αυτής [L'évolution du service sanitaire étatique de la Grèce et sa place aujourd'hui] », *Arxeia Ygieinis*, 1950, p. 247-271.

Tricha 1993
Ημερολόγια και Γράμματα από το Μέτωπο: Βαλκανικοί Πόλεμοι, 1912-1913 [*Journaux et lettres du front : Guerres Balkaniques, 1912-1912*], éd. Lydia Tricha, Athènes, ELIA, 1993.

Tsiamis 2006
Konstantinos Tsiamis, « Μετακινήσεις στρατευμάτων και δημόσια υγεία: η περίπτωση της επιδημίας χολέρας στην Κεφαλονιά το 1850 [Mouvements de troupes et santé publique : le cas de l'épidémie de choléra à Céphalonie en 1850] », in *Πολεμικές συγκρούσεις και δημόσια υγεία στην ευρύτερη περιοχή της Μεσογείου κατά το 19ο και αρχές του 20ου αιώνια* [*Conflits guerriers et santé publique dans le Bassin méditerranéen au xixe et au début du xxe siècle*], Athènes, s.n., 2006, p. 65-71.

Tsiamis, Piperaki, Tsakris 2013
Costas Tsiamis, Evangelia-Theophano Piperaki, Athanassios Tsakris, « The History of the Greek Anti-Malaria League and the Influence of the Italian School of Malariology », *Le Infezioni in Medicina* 1, 2013, p. 60-75.

VALENTI 2001
Catherine Valenti, « L'École française d'Athènes pendant la Grande Guerre : une institution universitaire au service de l'Entente », in *Guerres mondiales et conflits contemporains* 204, 2001, p. 5-14.

VAN BERGEN 2009
Leo Van Bergen, *Before my Helpless Slight: Suffering, Dying and Military Medicine on the Western Front, 1914–1918*, Aldershot, Ashgate, 2009.

VAN BERGEN 2014
Leo Van Bergen, « La médecine militaire », in WINTER 2014c, p. 317-342.

VIET 2012
Vincent Viet, « Droit des blessés et intérêt de la nation : une casuistique de la guerre (1914-1918) », *Revue d'histoire moderne et contemporaine* 59, 2012, p. 85-107.

VIET 2015
Vincent Viet, *La santé en guerre, 1914-1918 : une politique pionnière en univers incertain*, Paris, Presses de SciencesPo, 2015.

VINET 2018
Freddy Vinet, *La Grande Grippe, 1918 : la pire épidémie du siècle. Histoire de la grippe espagnole*, Paris, Vendémiaire, 2018.

VLADIMIROS 1997
Lazaros Vladimiros, *Το υγειονομικό στον ελληνοτουρκικό πόλεμο του 1897* [*La question sanitaire pendant la guerre gréco-turque de 1897*], Athènes, Logothetis, 1997.

VLASSIDIS 2016
Vlassis Vlassidis, *Μεταξύ μνήμης και λήθης: μνημεία και κοιμητήρια του Μακεδονικού Μετώπου, 1915-1918* [*Entre mémoire et oubli : monuments et cimetières du front macédonien, 1915-1918*], Thessalonique, Musée du combat macédonien, 2016 (publié en grec et en anglais).

VLASSIDIS 2017
Vlassis Vlassidis, *Η μνήμη του Μεγάλου Πολέμου: κοιμητήρια του Μακεδονικού Μετώπου στη Θεσσαλονίκη* [*La mémoire de la Grande Guerre : cimetières du front de Macédoine à Thessalonique*], Thessalonique, University Studio Press, 2017.

WAKEFIELD, MOODY 2011
Alan Wakefield, Simon Moody, *Under the Devil's Eye: The British Military Experience in Macedonia, 1915–1918*, Barnsley, Pet & Sword Military, 2011 (1re éd. 2004).

WEINDLING 2004
Paul Weindling, « From Germ Theory to Social Medicine: Public Health, 1800–1930 », in Deborah Brunton (éd.), *Medicine Transformed: Health, Disease and Society in Europe, 1800–1930*, Manchester, UP, 2004, p. 239-265.

WEINDLING 2008
Paul Weindling, « The League of Nations, the Rockefeller Foundation and Public Health in Europe in the Interwar Period », in Giannis Kuriopoulos (éd.), *Santé publique et politique sociale : Eleuthérios Venizélos et son époque*, actes du colloque, Athènes, Papazisis, 2008, p. 53-75.

WINTER 2003
Jay Winter, *The Great War and the British People*, Basingstoke, Palgrave Macmillan, 2003 (1re éd. 1986).

WINTER 2014a
Jay Winter, « Le choc traumatique », in WINTER 2014c, p. 343-368.

WINTER 2014b
Jay Winter, *Sites of Memory, Sites of Mourning: The Great War in European Cultural History*, Cambridge, UP, 2014 (rééd.).

WINTER 2014c
Jay Winter (éd.), *La Première Guerre mondiale*, vol. 3 : *Sociétés*, Paris, Fayard, 2014.

ZACHAROPOULOS 1997
Nikolaos Gr. Zacharopoulos, *Ο Ελευθέριος Βενιζέλος στη Θεσσαλονίκη: το κίνημα της εθνικής άμυνας στη Θεσσαλονίκη στο ιστορικό του πλαίσιο* [*Éleutherios Venizélos à Thessalonique : le mouvement de la Défense nationale à Thessalonique dans son contexte historique*], Thessalonique, Éditions des frères Kuriakidis, 1997.

ZILIDIS 2008
Christos Zilidis, « Η επιδημιολογική πραγματικότητα στην Ελλάδα την περίοδο του Μεσοπολέμου και η πολιτική για την οργάνωση των υπηρεσιών υγείας [La réalité épidémiologique en Grèce dans l'entre-deux-guerres et la politique d'organisation des services de santé »], in Giannis Kuriopoulos (éd.), *Δημόσια Υγεία και κοινωνική πολιτική: ο Ελευθέριος Βενιζέλος και η εποχή του* [*Santé publique et politique sociale : Eleuthérios Venizélos et son époque*], actes du colloque, Athènes, Papazisis, 2008, p. 131-149.

INDEX

TOPONYMES

NOMS DE PERSONNES

LISTE DES FIGURES

TABLE DES MATIÈRES

PLANCHES

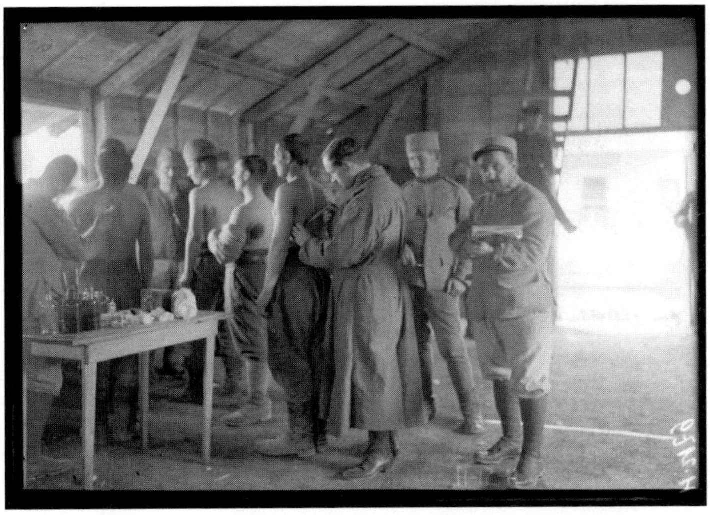

Fig. 1. Corfou. La vaccination anticholérique des soldats serbes (17-3-1916). Établissement de communication et de production audiovisuelle de la Défense (ECPAD).

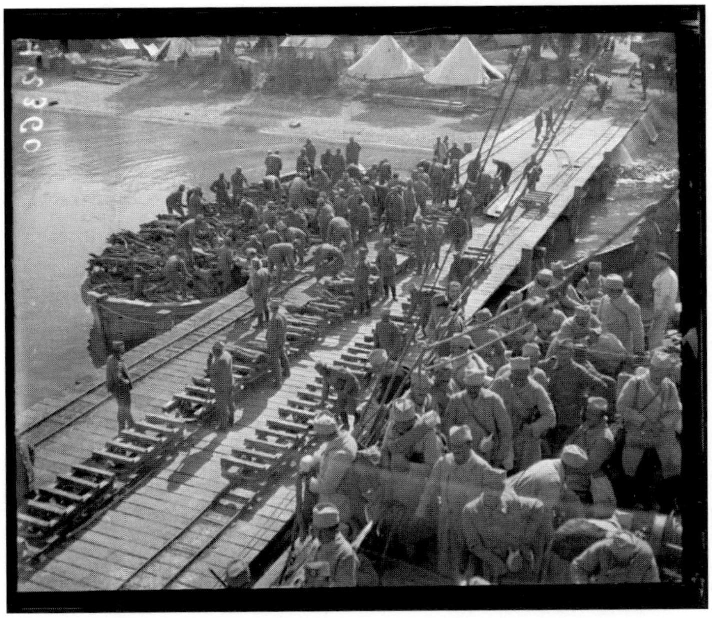

Fig. 2. Moraitika (Corfou). Embarquement des troupes serbes. L'appontement (28-4-1916). ECPAD.

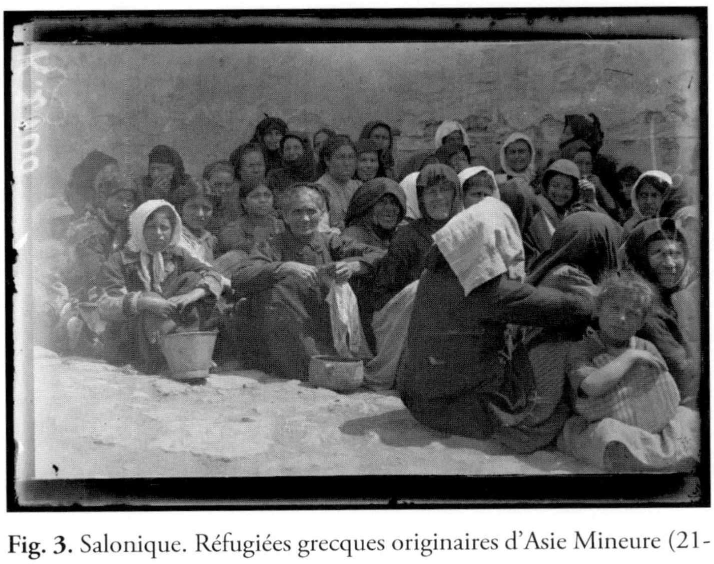

Fig. 3. Salonique. Réfugiées grecques originaires d'Asie Mineure (21-4-1916). ECPAD.

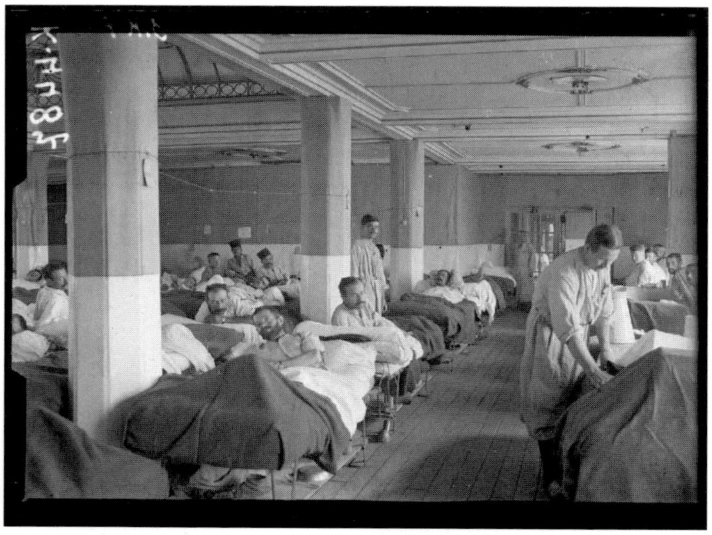

Fig. 4. Salonique. À bord du *France*, navire-hôpital. Salon transformé en salle des malades (octobre 1916). ECPAD.

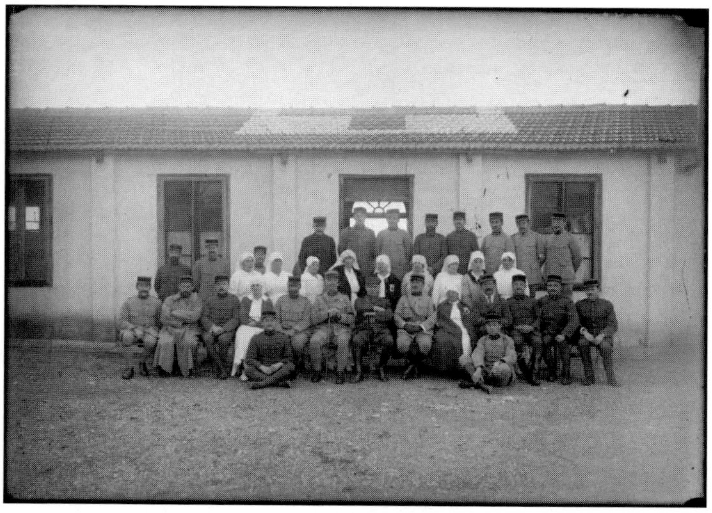

Fig. 5. Salonique. Hôpital temporaire n° 2. Groupe du Service Médical (1919). ECPAD.

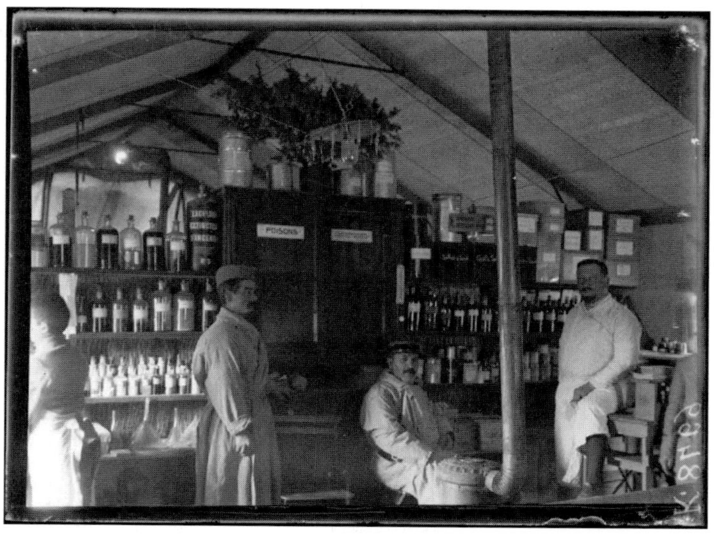

Fig. 6. Eksisu, Xino Nero. Hôpital d'évacuation n° 2. La pharmacie (février 1918). ECPAD.

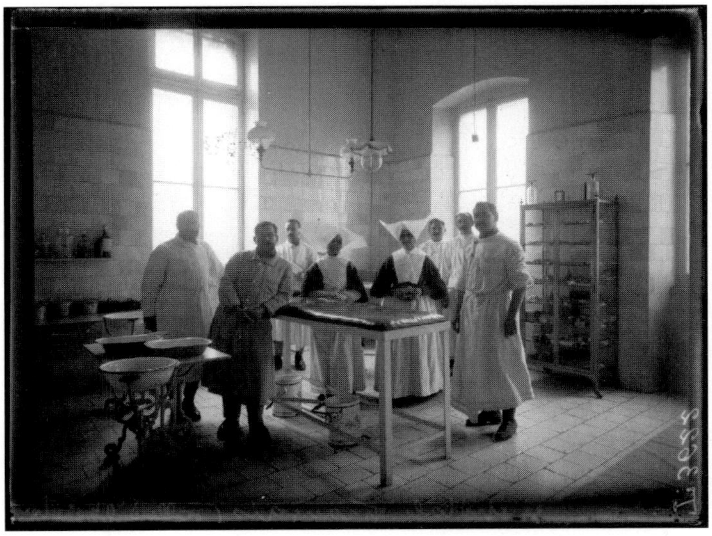

Fig. 7. Salonique. Hôpital français. Salle d'opérations (février 1918). ECPAD.

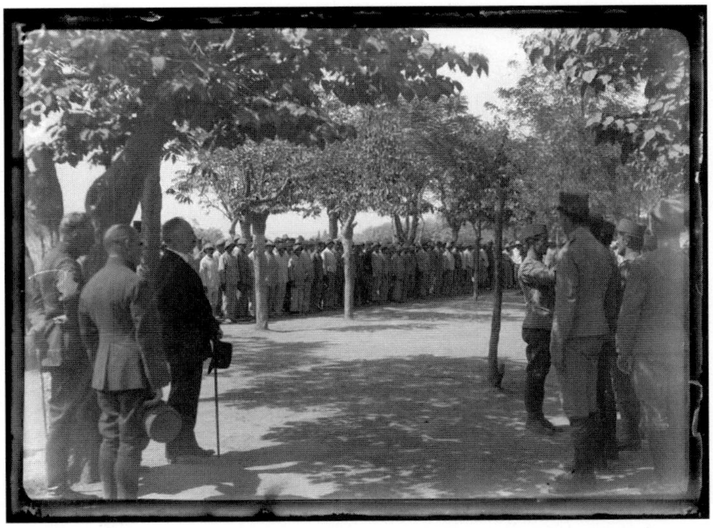

Fig. 8. Zeitenlik. Visite de M. J. Godart aux hôpitaux. Hôpital des convalescents serbes. Convalescents serbes chantant la *Marseillaise* devant M. Justin Godart (août 1917). ECPAD.

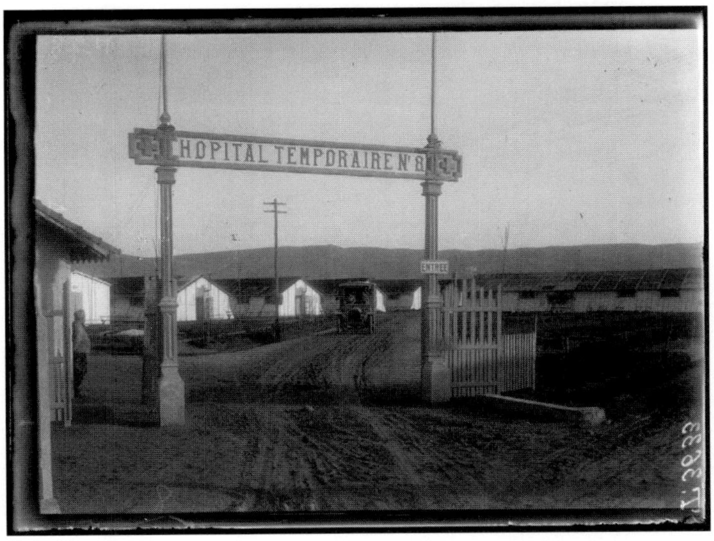

Fig. 9. Salonique. Hôpital temporaire n° 8. Vue générale (février 1918). ECPAD.

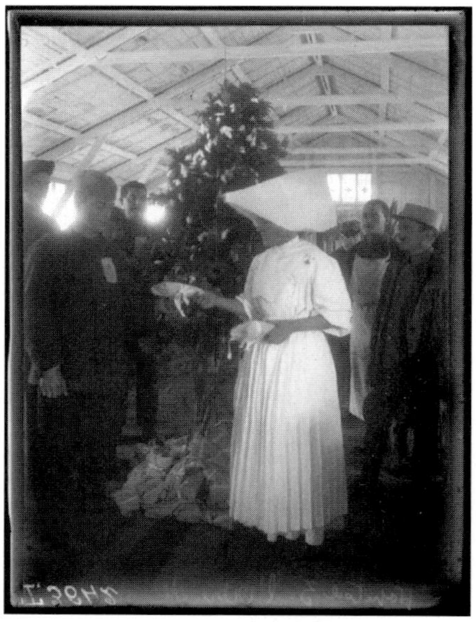

Fig. 10. Salonique. Hôpital n° 3. L'arbre de Noël (février 1918). ECPAD.

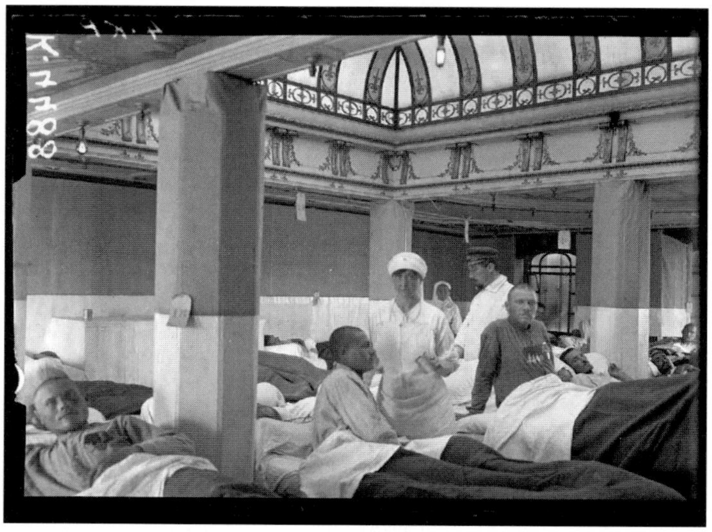

Fig. 11. Salonique. À bord du *France*, navire-hôpital. Salon transformé en salle des malades (octobre 1916). ECPAD.

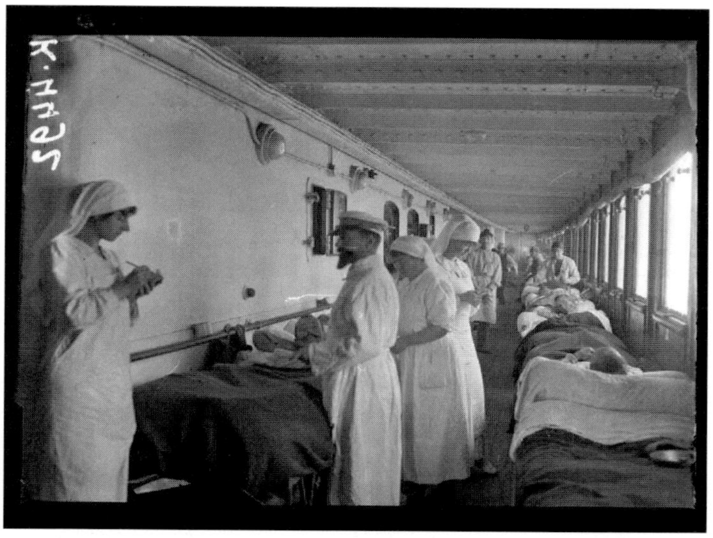

Fig. 12. Salonique. À bord du *France*, navire-hôpital. Coursive tribord aménagée en salle d'hôpital (octobre 1916). ECPAD.

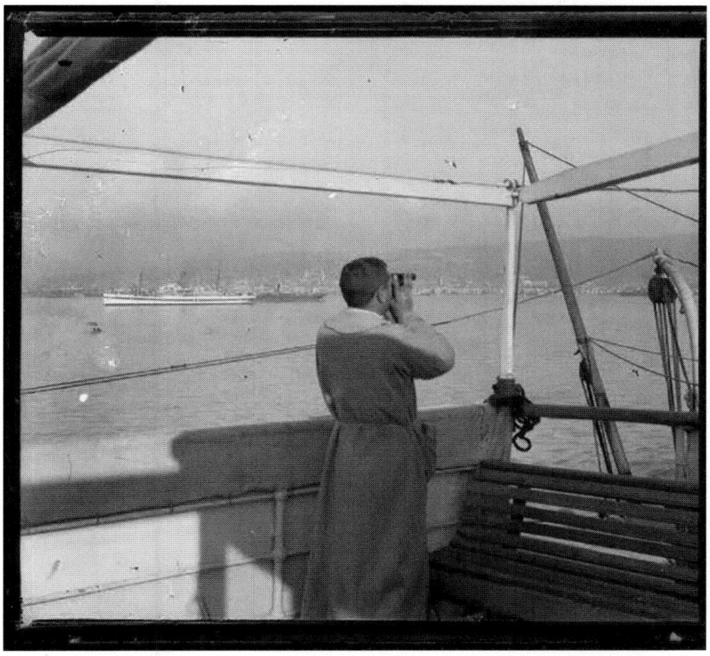

Fig. 13. À bord du *Charles-Roux*, navire-hôpital français. Vue sur Salonique (7-1-1916). ECPAD.

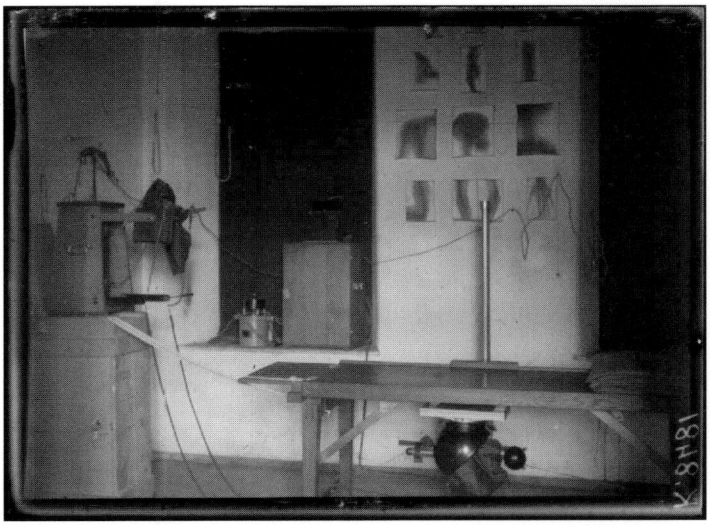

Fig. 14. Florina, Hôpital militaire. La radiographie (février 1918). ECPAD.

Achevé d'imprimer
en avril 2022
par l'imprimerie n.v. Peeters s.a.
à Herent (Belgique)

Dépôt légal : deuxième trimestre 2022
Imprimé en Belgique